鄢圣英 著

# 中医药与健康

南京大学出版社

**图书在版编目（CIP）数据**

中医药与健康 / 鄢圣英著.—南京：南京大学出版社，2015.5

ISBN 978 - 7 - 305 - 15020 - 3

Ⅰ.①中…　Ⅱ.①鄢…　Ⅲ.①中医学—保健—基本知识　Ⅳ.①R212

中国版本图书馆 CIP 数据核字（2015）第 073777 号

出版发行　南京大学出版社
社　　址　南京市汉口路 22 号　　　　　　邮　编 210093
出 版 人　金鑫荣

书　　名　中医药与健康
作　　者　鄢圣英
责任编辑　林奕锋　苗庆松　　　　　　编辑热线　025 - 83592146
照　　排　南京紫藤制版印务中心
印　　刷　南京玉河印刷厂
开　　本　718×960　1/16　印张 16.5　字数 287 千
版　　次　2015 年 5 月第 1 版　2015 年 5 月第 1 次印刷
ISBN　978 - 7 - 305 - 15020 - 3
定　　价　35.00 元

网址：http://www.njupco.com
官方微博：http://weibo.com/njupco
官方微信号：njupress
销售咨询热线：(025)83594756

# 内 容 简 介

　　本书主要内容包括：中医药与健康概述；生活起居与健康；饮食宜忌与健康；精神情志与健康；运动锻炼与健康；四季气候与健康以及维护人体健康的常用中药与方剂。全书以讲座形式展开内容，虽有较强的专业性，但文字通俗易懂，幽默风趣，不落俗套，是一本具有较强趣味性和可读性的保健读物。

　　作者鄢圣英(ysy5981@163.com)有 30 多年从事中医药教学和临床工作的经历，书中除了历代著名医家对中医理论与人体整体保健的论述，多是作者对中医药理论与养生保健做了大量研究之后的心得。以普通人群健康与中医药的关联性为主线，将中医药的基本理论与实践技能巧妙地渗透到健康养生中，是本书的特点。我们期望读者读完本书后，能根据自身的体质，在不同的季节找到适合自己的生活起居、饮食、精神、运动等方面有用的知识，进行身心的调理，以促进健康，预防疾病，延缓衰老；另一方面，通过阅读本书，能对中医药基本理论有一些了解，同时找到适合自己的常用药食两用的食物、药物和方剂。

　　本书可以作为大中专学校健康教育方面公选课的教材，也可作为普通大众自我保健的指导性通俗读物，书中大量的药膳食谱、验方更可作为百姓家庭的"健康词典"。

# 前　言

　　"血拼"是年青人形容大城市大商场节假日品牌商品打折时,人们抢购商品的壮观景象。如今的中国什么地方长年累月都处于"血拼"的状态? 毫不夸张地说,是医院。中国几乎所有二级甲等以上的医院,一年360天从早到晚都处于人满为患的状况。这说明身体健康水平并非与生活水平和经济状况成正比,相反,由于经济不断发展,人们急于求成的心理更明显,想一夜成名成富的人越来越多。随之而来的是工作不分白天黑夜,长期处于疲劳状态,适度的休息和运动都被抛在脑后;饮食不管软硬冷暖,营养、卫生可否,更谈不上有规律;心理调适更不用提,有很多人不会平视和俯视,只会仰视,看到的只是成功人士,看不到更多普通劳动者,不顾自己的实际能力和水平,盲目追逐成功者,最终弄得身心疲惫,健康状况每况愈下,成为众多求医者的同类。还有一些精英人士,自感责任重大,压力更大,没有时间顾及自己的健康与身体调理,有病也没能早期发现和治疗,最后病入膏肓,错过了治疗的最佳机会。近几年来,常有媒体报道企业家、学者英年早逝,以及青年才俊因压力大导致疲劳死甚至自杀。因此,身心潜在疾病的威胁,已经成为社会问题,不容小视。这也促使人们重新渴望健康,重视健康。

　　人们有了渴望健康、重视健康的内在驱动力,就会留意各种与健康有关的信息。在笔者的记忆里,人们开始重视健康,茶余饭后谈论健康,与大多数老百姓家里拥有电视机,以及电视节目里健康知识的普及有十分密切的关系。其中,洪绍光教授起到了"领头羊"的作用。十余年前,洪绍光教授在电视上进行了题为"生活方式与身心健康"的健康知识讲座,他倡导的"适当运动,合理膳食,心理平衡,戒烟限酒"十六字方针,几乎成了家喻户晓的促进健康的箴言。年长一些或时间空余一些的人,实实在在地开始了健身运动,他们或是三五成群散步,或是形成一个庞大的有组织、有领队的中老年舞蹈队,长年累月坚持锻炼,或是以家庭为单位进行各种体育运动等。

　　由此可见,健康问题的普遍存在,以及大众健康意识的不断增强,使得科学、实用、易于理解和操作的健康养生方法成为当下的急切需求。中医药是在中华民族传统文化深刻影响下,经过了数千年历史积淀而形成的,有着系统的保养身体、增强体质、预防疾病、增进健康的理论知识与技能。本书正是这样一本突出中医药特色,渗透现代医学科学知识,符合国情的指导百姓健康生活的读物。本书从概述中医药与健康的关系开始,详细论述了生活起居、四季气候、饮食、精神情志、运动锻炼等对人体健康的影响,给出了符合中医药理论的具体指导方法。为方便读者日常的养生保健,在本书的最后一讲还给出了大量用于健康调理的常用中药与方剂。本书具有以下主要特色:

1. 以医学理论为指导,资料翔实。全书贯穿了《黄帝内经》中主要的健康学理论及思想,引用了《黄帝内经》顺时调形和调神的全部经典论段。书中还收集了古今中外的一些实际案例,如华佗、张仲景、孙思邈、张子和等著名医家的病例和养生方法等。本书也融合了作者以及国内外的许多最新科研成果,资料涉及范围较广,实用性强,有较强的说服力。

2. 编著形式新颖,纲目分明,趣味性强。本书以调形和调神为纲,以生活起居与健康、饮食宜忌与健康、精神情志与健康、运动锻炼与健康、四季气候与健康、常用中药与方剂为目。以纲为指导,目为补充,将调形和调神渗透到每一讲中,条理清楚,层次分明。同时,注重了形与神的辩证关系,用大量的生活实例来阐述调形与调神的辩证关系。全书以讲座的形式书写,文字幽默风趣,不落俗套,既融入了中医药与健康的基本理论与基本技能,又结合了当前社会实际,具有较强的趣味性和可读性。

3. 简洁易学、操作性强。中医药学知识高古渊微,难以理解。本书力求科普化,白话化,对《黄帝内经》和其他古医著原文都进行了通俗易懂的解释,易于理解学习。全书始终贯穿中医辨证调理和整体观念的精神,在生活起居与健康、饮食宜忌与健康、精神情志与健康、运动锻炼与健康、四季气候与健康、常用中药与方剂几个方面,强调了以人为本、因人制宜、因时而为、顺应阴阳的基本原则。所述理论简洁明了,方法简单,可操作性强。本书不仅适宜于专业人士阅读,亦适宜于所有重视健康、爱惜生命者阅读。

希望本书的出版,能给普通大众的日常养生保健提供一些有益的参考,也为全民健康运动出一点微薄之力。

鄢圣英

2014 年仲冬于浙江

# 目 录

# 第一讲　中医药与健康概述

　　人类健康的促进、维护有很多因素起作用。在诸多因素中，中医药养生保健是一种最常用、廉价、最方便和易学易懂、易于掌握的知识体系。因为它就存在于我们的日常生活中，存在于我们的饮食中，存在于我们的思维习惯中。因此，了解中医药的基本知识、基本技能，利用其为我们的健康服务，是十分必要的。

## 第一节　中医药概述

　　中医药是在中华民族传统文化的深刻影响下形成的，运用其独特的理论体系，研究人体生理功能、病理变化和疾病的诊断，以天然植物药为主，兼以矿物、动物药为辅来预防治疗疾病，用中医独特的理论与方法和药物来养生、康复的一门综合性学科。因此，中医药学是具有浓郁的中国传统文化特色的医药学，是中国人民在几千年的生产、生活和医疗实践中逐渐积累总结而成，具有独特的理论体系和丰富的诊疗手段，以及以天然植物药为主治疗、预防疾病的医药学。几千年来，由于其显著的疗效，尤其在治"未病"和体质调理方面体现了独特的价值，深受老百姓青睐。那么，中医药有哪些独特的体系与特点呢？

### 一、中医学的理论体系内容

　　中医学的理论体系主要包括了阴阳五行学说，藏象学说，精、气、血、津液学说，经络学说，体质学说，病因病机学说，诊断、辨证，养生、防治、康复等内容。这些内容的详细知识将会在书中不同的章节进行阐述，在这里只是给读者作一个简单的介绍，以便大家了解如何运用这些知识来促进和维护自己的健康。

（一）阴阳五行学说

阴阳学说是古代一种朴素的世界观和方法论。最初古人是以日光的向背来表达它的原始含义的，即向日为阳，背日为阴，实际上"阳"、"阴"也代表了温热和寒凉、明亮和晦暗、动与静、升与降等意思。哲学意义上的阴阳在春秋战国时期逐渐形成，此时的哲学家不断认识到事物内部存在着对立的阴阳两个方面，也认识到这两个方面是不断运动变化和相互作用的，还认识到阴阳的相互作用是推动宇宙万物产生和变化的根本动力。这一时期的哲学家们，已经把阴阳的存在及其运动变化视为宇宙的一种基本规律，并广泛地运用阴阳双方的对立互根、消长转化等关系，解释宇宙万物的形成和万物之间的普遍联系。

中医学把阴阳学说作为一种说理工具，广泛用于人体生理、病理、疾病的诊断、辨证、预防治疗、养生康复中。如从人体的结构分，上、外为阳，下、内为阴；从生理功能分，功能为阳，物质为阴；病因上有阳邪、阴邪，病理上有阳盛、阴盛，或阳衰、阴衰等；诊断辨证上有阳证、阴证；治疗上也有补阳、滋阴；药物也可分阴阳，温热为阳，寒凉为阴，等等。延伸到我们认识具体问题时也就有了阴阳之分，比如有些年轻人经常生"美丽"的青春痘，多长在头面部或背部，这一般都属于有热的表现，因为上部和背部都属于阳的部位，多是阳邪为患。反之下半身的病证以阴邪为多。

五行学说认为，自然界的万事万物可以在不同层面上分为木、火、土、金、水五个方面，这五个方面不是孤立、静止的，而是始终处于不断的运动变化中。五行有相生相克关系，即木生火，火生土，土生金，金生水，水生木；木克土，土克水，水克火，火克金，金克木。相生使事物保持发展，相克使事物保持平衡。

中医学采用取象比类和间接的推演法，将人体五脏归为五行。如木具有生长、升发、舒畅、条达等特性，人体五脏中肝性喜条达舒畅，恶抑郁，与木相似，属木的范畴，这就是取象比类。在人体内，凡与肝有关的组织器官、精神情志、体液等，如胆、目、怒、液、筋、爪，均归为木行，这就是间接推演法。其他脏腑依此类推。同时，中医学将各脏腑代入五行范畴，用相生相克的关系解释其在生理上的相互联系和病理上的相互影响。如心属火，脾属土，心阳（火）可温暖脾阳，即火生土；脾主运化水湿，可防止肾水泛滥，即土克水。五行的生克关系亦可用来指导临床上的治疗，如肺癌的病人，可采用健脾益气兼软坚散结的方法来治疗，即蕴含了土生金的意思。总之，五行的特性及其关系作为一种重要的理论基础，广泛应用于中医的各个方面。

### （二）藏象学说

中医藏象学说的基础是脏腑。脏腑是内脏的总称，包括五脏、六腑、奇恒之腑。五脏包括心、肝、脾、肺、肾；六腑包括胆、胃、大肠、小肠、膀胱、三焦；奇恒之腑包括脑、髓、骨、脉、胆、女子胞。脏腑是中医理论体系的核心部分。虽然中医的脏腑也来源于古代的解剖，但不单纯是解剖学的概念，更重要的是人体生理和病理的概念，是一个综合性功能单位，概括了生命现象与本质的统一，及天人相应的联系。脏腑的功能与西医所描述的同名脏腑的功能有较大的差异。如肝主疏泄，是指肝具有疏通人体气机的作用，包括影响血液、情志、消化、水液、生殖五个方面的功能。也就是说，肝疏泄气机的功能正常，血液的运行，情志的调节，饮食的消化吸收，水液的运行，以及生殖功能的正常就有了一份保障，因为这些功能的正常与很多脏腑的功能均有关系。如果肝的疏泄功能失调，就会导致这些方面的功能异常，或某一方面的异常特别明显等。如果要保持良好的心态，首先是要使肝的疏泄功能正常，反过来，情志异常也可影响肝的疏泄功能。再比如膀胱具有贮藏尿液、排泄尿液的作用，必需依赖肾阳的帮助，膀胱才能完成这一功能，如果肾阳不足，可导致膀胱气化失调，从而引起小便的异常。所以，中医还特别强调脏腑之间的相互联系、相互影响，这也体现了中医的整体观。

### （三）经络学说

中医所说的"经络"其实质究竟是什么，是中医现代研究的一个热门话题，引起了很多自然科学界如物理、数学、生物、现代医学等学者的关注，也做了不少这方面的研究。从最初的血管神经说，到现在的生物场说，到最新的免疫调节网络假说，等等，都没有完全明了经络的实质究竟是什么。但经过几十年全世界科学工作者的研究，可以肯定的是：经络是客观存在的，经络的循行路线与古代经络图谱上的描述几乎是一致的，只是当人处于疾病状态下，其循行路线会产生变异。

经络系统实际上就是人体的网络系统，具有联络组织器官、沟通表里上下、通行气血阴阳、感应与传递信息、调节机能活动等功能。经络将人体组织器官、表里上下连接成一个有机的整体，人体内脏有病可以通过经络反映在外，外部的病邪也能通过经络侵袭人体导致人体发病。医生可以用推拿、针灸的方法，根据经络治病的理论，取相应的穴位对病人进行治疗。老百姓可以学习经络的循行和常用穴位，通过按摩来缓解病痛，增强体质，延缓衰老。

那么，经络循行的规律是什么呢？说到经络循行，首先必须对重要经络的名称有个大致的了解。人体经络系统的组成包括经脉、络脉、连属部分三方面内容。经脉是主干线,像树干一样,络脉是分支,像树枝一样。其中联系人体脏腑的主要干线就是十二经脉,而连属部分可以理解为十二经脉的末端部分。

十二经脉有脏经和腑经,有手经和足经。在上肢循行的经脉叫手经,在下肢循行的经脉叫足经,联系五脏的、循于人体肢体内侧的经脉叫阴经,联系六腑的、循于人体肢体外侧的经脉叫阳经。六腑有六条,五脏有五条,加上一条心包经共六条,一共十二条。其具体名称为:手太阴肺经、手厥阴心包经、手少阴心经,这三条是脏经,循于人体上肢的内侧;手阳明大肠经、手少阳三焦经、手太阳小肠经,这三条属于腑经,循于人体上肢的外侧。具体循行分布见下表:

**手经循行分布部位表**

| 经络名称 | 上肢内侧 | 经络名称 | 上肢外侧 |
| --- | --- | --- | --- |
| 手太阴肺经 | 前缘 | 手阳明大肠经 | 前缘 |
| 手厥阴心包经 | 中线 | 手少阳三焦经 | 中线 |
| 手少阴心经 | 后缘 | 手太阳小肠经 | 后缘 |

注:前缘是靠大拇指一侧,后缘是靠小指一侧;在脏腑里肺与大肠相表里,在经络里肺与大肠经也是表里的经脉,其循行部位是对应的。

其余六条经脉是足经,分别是:足太阴脾经、足厥阴肝经、足少阴肾经,这三条是脏经,循于人体下肢的内侧;足阳明胃经、足少阳胆经、足太阳膀胱经,这三条属于腑经,循于人体下肢的外侧。具体循行分布与上表类似。

这十二条重要经脉的循行部位,对我们平时利用按摩来调理身体,具有重要的作用。如肠胃不好的人,饮食稍不慎就有胃不适或拉肚子的现象,平时就可以在胃经和脾经循行的部位上进行推拿和拍打,以增强体质。如果心情抑郁,就可在心、肝经上进行推拿和拍打。

(四)精、气、血、津液

精、气、血、津液是构成人体和维持人体生命活动的最基本物质,与现代医学的六大营养物质相似,这些物质不仅是人体生成的必需营养物质,还是构成人体结构的基本物质。它们主要来源于我们的饮食和自然界的清气,经过人体脏腑所化生,再通过经络运行到全身各组织器官,以维持人体的生命活动。从这个意义上说,饮食质量、数量对人体的健康起着非常重要的作用。

(五)体质

中医学特别重视人体体质。体质与人体健康息息相关,中医在对病人诊断、辨证、用药时,均要考虑体质因素。有关体质的详细内容在第二讲里将会全面介绍,在此不作赘述。

（六）病因病机

病因是导致人体发病的原因;病机是指疾病发生、发展、变化的机理。中医的病因病机完全不同于西医,它是从传统医学的角度来阐述其特性的。病因包括外因、内因、病理性致病因素和其他因素。外因主要是指自然界的一些致病因素,如风、寒、暑、湿、燥、火、疫气(导致传染病的微生物);内因包括七情(喜、怒、忧、思、悲、恐、惊)、饮食、劳逸;病理性因素包括瘀血、痰饮、结石等;其他因素包括外伤、寄生虫、药邪、医源性因素、先天因素等。这些因素致病均是从中医学的角度来诠释其致病的特点。如瘀血,它既是人体在疾病的过程中产生的一种病理产物,反过来又会阻塞人体气机或血运或脏腑组织,导致局部不通,引起一系列症状,如疼痛、肿胀、青紫、出血等。所以治疗时就应该采取活血化瘀的方法,选用针对性的药物来进行治疗。因为形成瘀血的原因很复杂,在了解瘀血形成的过程中,要详细了解瘀血形成的原因,是因寒、因热、因气虚、因气滞,还是因外伤,再考虑具体用哪一类活血化瘀药,配伍哪些针对病因治疗的药。

病机也是从中医的角度来诠释的,如阴阳失调、邪正盛衰、气血失调等。如因痰热导致的咳嗽,其病机概括为痰热阻肺,肺失宣降。因为正常时肺有主宣发和肃降的功能,也就是肺气向上向外、向下向内的运动是十分有规律的。通过肺气有规律的运动,人不仅能吸入新鲜氧气,将氧气通过血液循环输送到全身,而且能将全身代谢后的二氧化碳排出体外。同时,在运送气的前提下,肺气的规律运动对血、津液的正常输送、布散也有重要作用。现在有痰热阻于肺,肺气就不能按原来的方式和路线运行了,就表现为上升过度,中医称"肺气上逆",就出现了咳嗽的症状。所以在治疗的时候既要考虑除痰热,又要考虑降肺气,这样才有好的效果。这就是中医的病因病机。

（七）诊法与辨证

望、闻、问、切是中医传统的四大诊断方法,现代的中医除了利用望、闻、问、切来诊断病情外,也结合现代实验室的各种检查方法和手段,来诊断疾病,有时候甚至通过一些化验检查来帮助辨证。

诊断主要是收集病情资料,通过一系列的症状和体征,也就是人生病时的一些表现(如自己感觉到的头痛、身体酸痛、发热、疲倦,和别人感觉到的发黄、水肿等),还有实验室检查出来的结果(如白细胞增多、肝功能异常、肺纹理增粗等)。诊断是什么病。中医不同于西医,只知道是什么病,基本上不能开处方,关键是要弄清楚是什么证。中医讲究的是辨证论治,只有知道是什么证,才能开药。如同样是慢性胃炎,表现为胃痛,有的人可能是因寒,有的人可能是因热,还有的人可能是因为气滞,还有的人可能是因为有瘀血,所以不同的证,用的药完全不同。而寒、热还有虚实的不同。如实寒导致的,以良附丸为主进行治疗,虚寒用黄芪建中汤。实热又可分肝郁化热犯胃,胃脘湿热积滞等,前者用化肝煎,后者用化肝煎去吴茱萸,加黄芩、蒲公英等,虚热用益胃汤。其他疾病的诊治依此类推。但中医学目前诊断疾病均会参考西医的诊断,不纯用中医学中各科的诊断病名,这是什么意思呢?比如以咳嗽为主的病证,在中医内科学中诊断为"咳嗽",也就是说"咳嗽"就是一个病名,但现在会参考西医的诊断结果,如支气管炎、肺炎、尘肺、肺癌等等,再根据现代医学的病名来进行辨证。

(八)防治原则

所谓防治原则,就是预防疾病和治疗疾病所遵循的规矩,这其中包括了预防、养生和治疗的内容。预防,就是采取一定的措施,防止疾病的发生与发展。中医历来注重预防,早在《黄帝内经》中就有"治未病"的预防思想。《素问·四气调神大论》指出:"圣人不治已病治未病,不治已乱治未乱……夫病已成而后药之,乱已成而后治之,譬犹渴而穿井,斗而铸锥,不亦晚乎?"就是说高明的医生不是在人已经病了才开始治,而是在没有病的时候就预防,这叫作"治未病"。如果病已经有了而治疗,仗已经打起来了才治理国家,就好像人口渴了才开始挖井,仗打起来了才开始造武器一样,不是晚了吗?其实这就是中医学的主要预防思想。中医的养生与预防异曲同工,均是为了增强体质,减少疾病的发生,从而延长寿命。

中医防治的主要措施有未病先防和既病防变。未病先防包括养生以增强正气。什么是人体的正气?增强正气有哪些具体的方式方法?这些我们将在后面的章节进行论述。未病先防还包括防止病邪侵害,主要是避开病邪,如夏日避暑,秋天防燥,冬天防寒;传染病流行时,要及时避开传染源,少到公共场所去;注意环境卫生,防止水源和食物污染;等等。

既病防变,就是要正视疾病,有病不能拖延。中国农村老百姓有病喜欢拖,尤其是老人,心疼子女的钱,小病不治拖成大病,大病无钱治就放弃。所以,越是经济状况不太好的,越应该及早诊断,将疾病消灭在萌芽状态。同时,通过医生的专业技能,防止疾病的恶化。

中医的治疗与西医也有较大的不同,辨证论治是其精髓,同时也强调整体观,这些具体内容将在中医学体系特点里进行阐述。

## 二、中医学理论体系的特点

中医学理论体系有两个最突出的特点,一是整体观念,二是辨证论治。

### (一)整体观念

整体观念是中医学关于人体自身的完整性及人与自然、社会环境的统一性的认识。整体观念认为,人的机体是由许多"零件"组成的,但每个"零件"都不是独立的,都需要连接起来才能构成一部机器。而这部机器又是一个活的机器,在生理上相互联系,主要体现在两个方面:一是构成人体的各个组成部分在结构与机能上是完全统一的,即五脏一体观;二是人的形体与精神是相互依附、不可分割的,即形神一体观。

中医学的五脏一体观,是指以五脏为核心,与六腑、五体、五官分别有对应的联系。如心与小肠为表里关系,与五体中的脉、五官中的舌有对应联系;肝与胆为表里关系,与五体中的筋、五官中的目有对应联系;脾与胃为表里关系,与五体中的肌肉、五官中的口有对应联系;肺与大肠为表里关系,与五体中的皮肤、五官中的鼻有对应联系;肾与膀胱为表里关系,与五体中的骨、五官中的耳及二阴(包括外生殖器、尿道、肛门)有对应联系。这些整体关系是前人在几千年的生产、生活与医疗实践中总结出来的,表现为:一是依赖于这些组织器官,有经络的联络关系。如心经属心,络小肠,小肠经属小肠,络心。心与舌也是通过经脉相互联系,《灵枢·经脉》说:"手少阴之别……循经入于心中,系舌本。"就是说心的经脉循行入心中,联系舌。二是这些组织在生理上相互联系,病理上相互影响。如疏通气机(肺宣发与肃降)的功能正常,则大肠气机通畅,大便正常。若肺气不降,易致大肠气机郁滞,出现便秘,治疗时以降肺气为主。与此同时,也可因大便不通引起肺气不降,而导致咳嗽、喘气。采用通大便的药物,可减轻咳嗽气喘。

中医的整体观在生理上还体现为形神一体观,即形体与精神的结合与统一。在活的机体上,形和神是相互依附、不可分离的。形是神的藏舍之处,神是形的生命体现。有时候,当一个人显得无精打采,注意力难以集中,可能有人会认为他精神出了问题,但大多数情况下,是机体出了问题,如疲劳过度或体内气血亏虚等。

在病理上的整体性。由于人体在生理上是一个有机的整体,一旦得病就会相互影响,局部病变大都是整体生理功能失调在局部的反映,内脏的病变往往反映在外部。如目的病变,既可能是肝血、肝气的生理功能失调的反映,也可能是五脏精气的功能失常的表现。所以,对目病的病理机制,不能单从目的局部去分析,应从整体上去分析。

诊治上的整体性。中医有些特殊的诊断方法,如望舌、诊脉。为什么通过小小的舌和局部的脉象,就能帮助诊断疾病呢?这体现了一个整体观念。因为许多脏腑都直接或间接地通过经脉与舌相联系,如"手少阴之别系舌本,足少阴之脉挟舌本,足厥阴之脉络舌本,足太阴之脉连舌本,散舌下"等等,这些都是说明脏腑通过经络与舌联系。内脏有病可以通过经脉反映在舌上,通过诊舌可以了解全身的情况。

现在中医诊脉多在寸口部位,此处是手太阴肺经循行的部位,因为"肺朝百脉",就是说全身的经脉都要朝向肺。按现代解剖学的观点,肺吸入的氧气通过血液循环进入全身,全身代谢后的二氧化碳,也需通过肺排出体外,这就是生理学上循环系统的小循环(肺循环)。全身所有的器官都通过这一方式与肺相联系,因此,诊寸口脉能了解全身的情况。

中医的形神一体观,在诊断上也起着重要的指导作用。当面对一个精神情志有问题的人,中医在诊治上就不会单纯认为是精神方面的问题,如张仲景《伤寒论》中的热入血室证,以及《金匮要略》中的脏躁证等。前者是在患外感病的时候正好来月经,或者是经水适断(就是月经刚刚干净),得了外感病。经水刚来也好,月经刚断也好,血室比较空虚,这个时候就容易使外邪趁虚内入,化热和血相结,这样就形成了热入血室证。当血热、血室的瘀热上扰,就出现了肝不藏魂的临床症状。肝不藏魂的表现是什么呢?"暮则谵语,如见鬼状,语无伦次。"如果这个时候去看西医,有可能诊断为精神分裂症,但中医用小柴胡汤和解少阳就好了,以后也可能不会再犯。

脏躁证,张仲景如是描述:"妇人脏躁,喜悲伤欲哭,像如神灵所作,数欠伸,甘麦大枣汤主之。"是指妇女患"脏躁证"时表现为精神恍惚,郁郁寡欢,常悲伤欲哭,频繁打哈欠、伸懒腰,像是神在主宰一样,不能自控。中医认为是因为五脏阴血不足,尤其是心血不足,心神失养,导致心神不安,用甘麦大枣汤养心安神,和中缓急,一般都会起到满意的疗效。

长期精神紧张、焦虑、烦躁或过度的恼怒,或突然、剧烈的精神创伤,都会导致躯体的疾病,最常见的有慢性胃炎、胃溃疡、心血管类疾病、内分泌失调类疾病、肿瘤等等。这就是形神一体的具体体现,身体的疾病可以影响心神,长期精神紧张,焦虑又可导致身体患病。

除了自身是一个有机的整体外,人与自然环境、社会环境息息相关。自然环境、社会环境的好坏可以直接影响到人体的健康。如现在我们经常听到有"癌症村",或某个地方患某种疾病的人比例很高,这都与环境污染有密切的关系。

人生活在自然界,自然环境不仅影响人的生理,也影响人的病理。在对疾病诊断治疗时医生也需要考虑自然环境的因素,调养机体更当顺应春生、夏长、秋收、冬藏的自然的特点。

整体观念还体现在人与社会环境的统一性上。人生活在社会中,社会的治与乱对人体有重要的影响。良好的社会环境,有力的社会支持,融洽的人际关系,可使人精神振奋、勇于进取,有利于身心健康;反之,社会不安定,到处都出现偷、抢、杀的现象,公平正气得不到伸张,就可使人精神压抑,或紧张、恐惧,从而影响身心机能,危害身心健康。据研究表明,具有一定的经济、政治地位,对人身心健康也有促进作用。

（二）辨证论治

辨证论治是中医的精髓,中医重要的特点之一。那么,什么是辨证论治?要弄清什么是辨证论治,首先要弄清"症""证""病"这三个字的概念。

"症",就是我们经常说的症状和体征的总称,是人患病后出现的不适感,如头痛、发热、水肿等。有的是自己感觉到的,如头痛、腰痛、疲乏无力等,叫自觉症状;有的是别人(医生)看到的,如舌像、脉象、黄疸等,叫他觉症状。自觉症状往往称"症状",他觉症状往往称"体征"。"症"是疾病过程中表现的个别、孤立的现象,医生仅凭一个症状或体征无法弄清疾病的本质。

"证",又叫"证候",是疾病过程中某一阶段或某一类型的病理概括,是许多症(症状和体征)的相加,也就是由一组相对固定的、有内在联系的、能揭示疾病某一阶段或某一类型病变本质的症状和体征构成。"证"能反映疾病的本质,包括病因、病机、病位、病性等内容。根据"证"能确定治疗方法,遣方用药。如风寒感冒、肝阳上亢、气滞血虚、痰湿阻滞等,都属证候的概念。

"病",就是疾病,就是从病邪作用于人体发病开始到身体完全康复的整个过程。这个过程,中医认为人体内始终是处于正与邪的斗争中。由于每个病人的体质不同,所感病邪的轻重不同,病邪的性质不同,再加上患病的时间长短不同,所呈现的"证"也是多种多样的。比如,妇科的痛经,有的病人是气滞血瘀,有的是寒凝血瘀,有的是湿热郁阻,有的是肝肾亏虚,有的是气血不足,这在中医治疗中是完全不一样的。

当了解了这三个概念后,我们再来看看什么是辨证论治。所谓"辨证",就是将望、闻、问、切四诊所收集的有关疾病的所有资料,包括症状和体征,运用中医学理论进行分析、综合,辨清疾病的原因、性质、部位及发展趋向,然后概括、判断为某种性质的证候的过程。这一过程实际上是弄清疾病病因、性质、部位、邪正关系的过程。"论治"就是根据辨证的结果拟定相应的治疗原则和方法,开出相应的药方。也就是只有知道了证,才能开药;知道症和病都不能开药方,病的范围太广,症的范围太窄,都没办法确定一个合理的治疗方案和确切的药物。辨证论治的过程就是认识问题、解决问题的过程,其精神实质就是针对疾病发展过程中不同的矛盾用不同的方法解决的法则。

我们常常听说谁有一个秘方可以治疗某某病,或通过药理实验发现某一个方剂具有抑制某种细菌或病毒的作用,就用这些方去治疗这一类病人。20世纪 70 年代初期,日本的津村顺天堂制成了小柴胡汤颗粒制剂,同时有地滋教授发表了"津村小柴胡汤颗粒对慢性肝炎有治疗效果"的报告,一时间在日本引起不小的反响。小柴胡汤成了畅销药,舆论认为日本汉方走向了现代化。短短的几年里,津村顺天堂便成了日本乃至世界注目的制药企业,财富积累走向巅峰。但自 20 世纪 90 年代初起不断爆出小柴胡汤有副作用的新闻,1991 年 4 月日本厚生省向医师、药剂师下达了要注意小柴胡汤导致间质性肺炎的通告。1994 年 1 月至 1999 年 12 月,因小柴胡汤颗粒的副作用发生了 188 例间质性肺炎,其中 22 人死亡。结果津村顺天堂于 1997 年破产,2000年津村顺天堂社长津村昭被判刑 3 年。用秘方去治疗某种疾病也可能会出现这种现象。小柴胡汤明明能治疗慢性肝炎,但用其治慢性肝炎为什么会出现上述结果?这就是因为没有按中医辨证论治的规律来进行诊治疾病。小柴胡汤能治疗慢性肝炎不假,但只能治疗某一类型的慢性肝炎,即邪踞少阳、胆胃不和这种类型。这就说明中医必须辨证论治,辨证论治是中医学最重要的特点之一,是其不同于西医的重要内容。

## 三、中药理论体系的内容

中药治病有其独特的理论体系,和西医学的理论体系不一样,其核心内容是"以偏纠偏"。"以偏纠偏"是对中药治病体系的高度概括。什么是"以偏纠偏"?是指用中药的偏性,纠正人体的偏差。比如,人体呈现热的病证,就选择寒凉的药物来治疗;人体呈现寒的病证,就选择温热的药物来治疗;呈现虚的病证,就选择具有补益作用的药物来治疗;呈现实的病证,就选择通泻的药物来治疗。这就叫"热者寒之,寒者热之,虚则补之,实则泻之"。如"热者寒之",就是一个辨证论治的过程。先是要弄清楚"热者"的具体状况,"热者"实际上就是热证,而热证的范围非常广,有实热、虚热之分,实热里又有表热、里热之分,里热中还有心热、肺热、肝热、胃热、肠热等等的不同,这就需要运用我们前面提到的所有中医的内容,最终弄清楚人体确切的"偏差"在哪里。

了解了人体的偏差,就需要用药物的偏性来纠正。中药的偏性也叫药性,它包括药物发挥疗效的物质基础和治疗过程中所体现出来的作用,是药物性质与功能的高度概括。研究药性形成的机制及其运用规律的理论称为药性理论,其基本内容包括四气五味、升降浮沉、归经、有毒无毒、配伍、禁忌等。

**(一)四气五味**

1. 四气 《神农本草经·序录》云:"药有酸咸甘苦辛五味,又有寒热温凉四气。"这是有关药性基础理论之一的四气五味的最早概括。所谓"四气"(也叫四性),是指中药寒、热、温、凉四种不同的药性。其实就是两性,即寒凉和温热。寒和凉,温与热性质是一样的,只是程度不同而矣。寒凉的药均具有清热泻火、凉血解毒、滋阴除蒸、泻热通便、清热利尿、清热化痰、清热除湿等作用;温热的药均具有温里散寒、暖肝散结、补火助阳、温阳利水、温经通络、引火归原、回阳救逆等作用。理解了中药的药性,运用药性就显得比较简单,热证选择寒凉的药物,寒证选择温热的药物,根据病证寒热程度的不同,合理选择寒凉或温热程度不同的药物。

2. 五味 五味是指药物辛、甘、酸、苦、咸真实的滋味,也就是当你用舌头尝药的时候感觉到的味道。由于每味药物所含的化学成分不同,所呈现的味道不同,作用也就不一样。

① 辛味的药具有发散解表、行气行血的作用。一般解表药、行气药、活血药多具辛味,故辛味药多用治外感表证及气滞血瘀等病证。

② 甘味的药具有滋补和中、调和药性及缓急止痛的作用。一般滋养补虚、调和药性及制止疼痛的药物多具甘味,故甘味药多用治正气虚弱、身体诸痛及调和药性、中毒解救等。

③ 酸味的药具有收敛固涩的作用。一般固表止汗、敛肺止咳、涩肠止泻、固精缩尿、固崩止带的药物多具酸味,故酸味药多用治体虚多汗、肺虚久咳、久泻久痢、遗精滑精、遗尿尿频、月经过多、白带不止等病证。

④ 苦味的药具有清泻火热、泻降逆气、通泻大便、燥湿坚阴(泻火存阴)等作用。一般清热泻火、降气平喘、止呕止呃、通利大便、清热燥湿、祛寒燥湿、泻火坚阴的药物多具苦味,故苦味药多用治热证、火证、气逆喘咳、呕吐呃逆、大便秘结、湿热蕴结、寒湿滞留等病证。

⑤ 咸味的药具有泻下通便、软坚散结的作用。一般泻下或润下通便及软化坚硬、消散结块的药物多具咸味,故咸味药多用治大便燥结、瘰疬瘿瘤、癥瘕痞块等病证。咸味药多入肾经,有较强的补肾作用,用治肾虚。还有些咸

味药走血分,有清热凉血作用,主治热入营血的病证。

五味之外,还有淡味及涩味。淡味能渗能利,有渗湿利小便的作用,一些渗湿利尿药多具有淡味。淡味药多用治水肿、脚气、小便不利等病证。由于《神农本草经》没有提到淡味,后世医药学家多宗五味之说,不言六味。涩味与酸味药作用相似,也有收敛固涩的作用,故本草文献常以酸味代表涩味功效,或将涩味与酸味并列来标明药性。

中药的功效大多来源于中药的气味,如生地性寒具有清热的作用,味甘具有补益的作用,因此,生地是一味具有清热凉血、养阴生津作用的药物。四气五味是中药治病的主要依据,是我们的祖先在几千年的生活、生产及医疗实践中总结出来的,具有较强的临床价值。

（二）升降浮沉

升降浮沉是指药物作用于人体后对病位和病势所产生的趋向。升降浮沉是中药药性理论的基本内容之一,也是四气五味理论的补充和发展。人体的病证不仅有寒热、虚实的差别,也有机体气机升降出入障碍的不同病位病势,应根据不同病位病势采取相应的治疗方法。升降浮沉理论就是医家根据不同的病位病势采用不同药物所取得的治疗效果而总结出来的用药规律。各种疾病常表现出不同的病势:向上,如呕吐、呃逆、喘息;向下,如泻痢、崩漏、脱肛;向外,如盗汗、自汗;向内,如病邪内传等。在病位上则有:在表,如外感表证;在里,如里实便秘;在上,如目赤头痛;在下,如腹水尿闭等。消除或改善这些病证的药物,相对来说需要分别具有升降或浮沉等作用趋向。升浮与沉降是两种对立的作用趋向。一般来说,升浮药能上行向外,有升阳举陷、解散表邪、透发麻疹、托毒排脓、涌吐、开窍、散寒等作用。病变部位在上在表、病势下陷的宜用升浮药。沉降药能下行向里,有泻下通便、清热降火、利水消肿、重镇安神、潜阳熄风、消积导滞、降逆止呕、止呃平喘、收敛固涩等作用。病变部位在下在里、病势上逆的宜用沉降药。

常用中药中哪些是升浮药,哪些又是沉降药呢? 这与药物本身的质地和性味、炮制方法、配伍应用均有关。一般来说,花、叶、枝、皮等质轻的药物大都为升浮药,如苏叶、菊花、桂枝、蝉衣等,分别有解表散邪、透发麻疹等升浮作用;凡种子、果实、介壳、矿石等质重的药物大都是沉降药,如葶苈子、枳实、牡蛎、代赭石等,分别有降气平喘、消积导滞、潜阳熄风等沉降作用。

凡味属辛甘、气属温热的药物大都为升浮药,如麻黄、桂枝、黄芪等,分别有发散风寒、升阳举陷等升浮作用;凡味属苦酸咸、气属寒凉的药物大都为沉降药,如大黄、芒硝、山楂等,分别有泻下通便、消积导滞等沉降作用。

　　药物炮制后升降浮沉会发生变化:酒炒则升,姜炒则散,醋炒收敛,盐炒下行。如大黄泻热通便,主治下焦热结便秘,若用酒炒,可治疗目赤肿痛上焦热证。再如知母主清肺胃之火,盐炒知母则主泻下焦肾火。

　　配伍的不同也可改变药物的升降浮沉作用,如升浮药在一组沉降药中也能随之下降,反之,沉降药在一组升浮药中也能随之上升。

　　此外,脏腑气机的升降出入与春、夏、秋、冬四时之气也有关,即春夏宜加辛温升浮药,秋冬宜加酸苦沉降药,以顺应春升、夏浮、秋降、冬沉的时气特点。这说明药物的升降浮沉特性还会在各种条件下发生相应的变化。

### (三)归经与毒性

　　西药治病有个靶点(靶器官、靶细胞)的问题,通俗点说,就是一个准确的作用点。中药学中所说的归经相当于西药的靶点,就是指药物作用的定位概念,即表示药物作用部位,或药物对人体某一部分奏效作用强,而对另一部分作用弱或无作用的一种趋向。如同为清热药,黄连偏于清心火,黄芩偏于清肺火,黄柏偏于清下焦火,龙胆草清肝火。这些药的归经就是:黄连归心经,黄芩归肺经,黄柏归肾、膀胱经,龙胆草归肝经。同为滋阴药,北沙参偏于滋肺、胃之阴,女贞子偏于滋肝、肾之阴,百合偏于滋肺、心之阴,等等。中药的归经是以脏腑经络理论为基础,以所治病证为依据而确定的,与五行学说有一定的关系。如色青、味酸的药多归肝经,色红、味苦的药多归心经,色黄、味甜的药多归脾经,色白、味辛的药多归肺经,色黑、味咸的药多归肾经等。其实中药的归经归根结底是医家经过数千年的临床经验的积累,它大大提高了现在临床用药的准确性。

　　老百姓经常会说看中医服中药比较安全,没有毒副作用。这实际上是个误区,如日本的小柴胡汤事件,国内长期服用龙胆泻肝汤引起的肾功能衰竭事件,还有科技期刊报道的服用中药引起的各种毒副作用的现象,如吃桑葚子导致过敏致死案,注射鱼腥草注射液导致的死亡案,注射茵栀黄注射液导致的死亡案,以及经常听到的某某在街上买了中药服用后导致中毒,服用鱼胆中毒,服用蟾酥中毒,等等。所以说"中药没有毒副作用"是一种错误的说法。

　　那么,什么是中药的毒性? 首先,中药有广泛意义上的毒性,即"是药三分毒"。例如人参,运用不当也可置人于死地,就有报道称三岁的小孩服用人参致死,还有高血压的人服用人参导致中风等。小柴胡汤中的中药没有一味药物是具有毒性的,服用后也致人死亡。这些都是属于运用不当,属于违背了中医辨证论治的规律,如果运用不当,轻者可导致人不适,重者可致人死亡。其次,中药的毒性还体现在有些药物就是毒药,如马钱子、生川乌、生草乌、生半夏、生南星、雷公藤、木通等,这些药含有有毒成分,有的甚至是剧毒,小剂量就可置人于死地。

中药在历史上,又可以西汉以前和西汉以后为分界。西汉以前所说的毒药,就是指所有的中药。所谓的毒性,就是指药物的偏性,运用不当都会对人体不利。西汉以后所说的毒药,多指含有有毒成分的药物,运用后对人体器官有实质性的损伤。如列入国务院《医疗用毒性药品管理办法》中的中药品种就有几十种,包括砒石、砒霜、水银、生马钱子、生川乌、生草乌、生半夏、生南星、生白附子、生巴豆、斑蝥、青娘虫、红娘虫、生甘遂、生狼毒、生藤黄、生千金子、生天仙子、闹羊花、雪上一枝蒿、红升丹、白降丹、蟾酥、洋金花、红粉、轻粉、雄黄等。除此之外,还有我们平时经常使用的一些药物,有些是有毒的,有些是因为运用不当引起了明显的不良反应,比如细辛、苍耳子、苦豆子、三棵针、贯众、七叶一枝花、山豆根、白头翁、鸦胆子、半边莲、白花蛇舌草、山慈菇、四季青、青蒿、白薇、番泻叶、火麻仁、京大戟、芫花、商陆、牵牛子、独活、蕲蛇、青风藤、丁公藤、昆明山海棠、秦艽、广防己、雷公藤、穿山龙、关木通、虎杖、川楝子、青木香、娑罗子、刀豆、山楂、隔山消、使君子、苦楝皮、雷丸、鹤虱、乳香、没药、红花、桃仁、丹参、益母草、土鳖虫、莪术、水蛭、虻虫、白芥子、皂荚、桔梗、黄药子、苦杏仁、马兜铃、白果、矮地茶、华山参、满地红、朱砂、磁石、刺蒺藜、罗布麻叶、天麻、地龙、全蝎、蜈蚣、僵蚕、麝香、人参、仙茅、罂粟壳、肉豆蔻、常山、瓜蒂、胆矾、硫磺、蛇床子、樟脑、木鳖子、土荆皮等。

所以非中医药专业人员运用中药时,哪怕是保健品,也要在专业人员的指导下运用。因为,我们不仅要掌握中药的性味、归经、功效、应用范围,还要了解自身的身体状况。只有药对证了,才是有效和有益的,反之会产生毒副作用。

(四)中药的配伍

所谓配伍,是指按照病情的不同需要和药物的不同特点,有选择地将两种以上的药物合在一起应用。临床上应用中药之所以要进行配伍,其目的很明确,一是增强疗效,因为病情是复杂的,一味药物治病很难达到治疗目的;二是多种药物配伍在一起,除了增强疗效外,也会有些不良反应,通过配伍还能有目的地降低毒副作用。

目前中药在临床上应用的药物有上万种,常用的也有三百种左右,而医生开一张规范的处方常用药物经常在 5 到 20 味之间(当然,规范处方也有多到 50 味药的大方,如大活络丹)。这么多药物要组在一起,不是简单的堆砌,而是有规范和要求的。

早在《神农本草经》中就记载有药物配伍关系的内容，即"有单行者，有相须者，有相使者，有相畏者，有相恶者，有相反者，有相杀者，凡此七情，合和视之"。这里所说的"七情"就是指中药配伍中的七种内容，即单行、相须、相使、相畏、相恶、相反、相杀。这"七情"中除"单行"外，均是谈药物的配伍关系。

1. 单行　是指单用一味药来治疗某种单一的疾病。对于病情比较单纯的病证，往往选择一种针对性较强的药物即可达到治疗目的。如古方独参汤，就是用一味人参，治疗大失血所引起的元气虚脱的危重病证。

2. 相须　是两种功效类似的药物配合应用，可以增强原有药物的功效。也就是治疗某种疾病，针对病因和主要病证，一种药作用太轻，需要加大这种药的效果，一般配以功效类似的药。如一个气虚的人，用了党参作用还不够，即配伍太子参，因为它们都属于补气药。

3. 相使　是指以一种药物为主，另一种药物为辅，两药合用，辅药可以增加主药的疗效。如黄连配木香治疗湿热痢疾，黄连为清热燥湿、解毒止痢的主药，木香调中宣滞，行气止痛，可增强黄连清热燥湿、行气化滞的功效。

4. 相畏　是指一种药物的毒副作用能被另一种药物所抑制。如熟地畏砂仁，砂仁可以减轻熟地滋腻碍胃、影响消化的副作用。一般有经验的医生在较大剂量运用熟地时，均会加上砂仁一起使用。

5. 相杀　是指一种药物能消除另一种药物的毒副作用。如羊血杀钩吻毒，绿豆杀巴豆毒，金钱草杀雷公藤毒，等等。可见，相畏与相杀两种配伍关系没有质的区别，是同一种关系两种不同的提法。

6. 相恶　是指一种药物能破坏另一种药物的功效。如人参恶莱菔子，莱菔子能消弱人参的补气作用。一般情况下临床医生会避开这种配伍关系，甚至把这种配伍关系运用到食物中，如服用人参时不吃萝卜。但在有些特殊情况下也会利用这种配伍关系，如气虚兼有气滞的人，在用补气药时，适当吃一些萝卜，防止药后胀气。

7. 相反　是指两种药物配伍后能产生剧烈的毒副作用。如甘草反甘遂，半夏反乌头，等等。中医在开方时会避开相反的药物。

几千年来，中医依照这些配伍内容，将几百种甚至上千种药物有机组合成千差万别的方剂，来给人治病与保健。而方剂的组成除了依据这些配伍内容外，还有自身的组方原则和结构。

方剂的组成原则，即依法选药，主次有序，辅反成制，方证相合。根据治法选药，如治法是清热解毒，就主要选择清热解毒的药为主；治法是活血化瘀，就主要选择活血化瘀的药为主，这就叫"依法选药"。每个病都有主要的病证和病因，有次要的病证和病因，如有些人患胃炎，胃痛是其主要症状，食欲不佳是其次要症状，胃痛因阴虚是主要原因，气滞是次要原因，所以选择药物要"主次有序"。在一个方剂里，除了针对主要病因、主要病证选择药外，还要选择一些辅助治疗药，选择一些与主要药完全相反的药，这就叫"辅反成制"。最终形成一个药方的功效与病证相符合的方剂，病人是因为胃阴虚兼气滞导致的胃痛，方剂就具有滋养胃阴、行气止痛作用。

方剂的基本结构，即君、臣、佐、使。赵法新教授言："君者，一国之主；臣者，辅主之谋；佐者，司臣之策；使者，应佐之使也。大至一个国家、一个单位，小至一个家庭、一对夫妻、个人脏腑，欲要和谐与共、团结奋进、乐观向上、共创伟业，必须主明、臣谋、佐司、使和，各司其职，各显其能。相互信任、相互尊重、相互包容、与人为善、大公无私，力行不息，诚能事半功倍、成绩斐然。故应倡君子风度，戒小人之见。治国、治家、治病皆然也。"

《素问·至真要大论》云："主病之谓君，佐君之谓臣，应臣之谓使。"《神农本草经·序例》云："药有君臣佐使，以相宣摄合和。"

由上可知，一个国家，需要上下协作，君臣一心，国家才能富强，人民才能幸福。一个方剂就像一个国家，需要组方的所有药物协调一致，才能发挥更好的疗效，所以就有了君、臣、佐、使的结构。

那么，究竟什么是君、臣、佐、使？

君药：是指针对主病或主证起主要治疗作用的药物。君药是方剂中不可缺少的药物，疗效如何关键在于君药，如麻黄汤中之麻黄。

臣药：有两层意思，一是指辅助君药加强治疗主病或主证作用的药物，如麻黄汤中之桂枝；二是指针对重要的兼病或兼证起主要治疗作用的药物，如小青龙汤中之干姜、细辛。

佐药：有三层意思，一是佐助药，就是辅佐君、臣药以加强治疗作用，或直接治疗次要兼证的药物，如麻黄汤中之杏仁，治疗喘证；二是佐制药，就是指用以消除或减弱君、臣药的毒性，或能制约君、臣药峻烈之性的药物，如十枣汤中之大枣；三是反佐药，是指病重邪甚可能拒药时，配用与君药性味相反而又能在治疗中起相成作用的药物，以防止药病格拒。

使药：有两层意思，一是引经药，是指能引领方中诸药至特定病所的药物。如病情在下焦，配伍牛膝能引药下行，病在肺，配伍桔梗引药入肺等。二是调和药，是指具有调和方中诸药作用的药物，主要是调和不同性质的药物使其发生协调作用。一个方中有时候是两到三类药物组成（如有解表药，有温里药,还有止咳化痰药),更多的时候可能是十几种或几十种药物混合组方。要使这些不同功效的药物协调一致,发挥几乎相同的效果,就需要配合调和药,这就是方剂的奥妙所在。

方剂是中医在临床上治病的重要武器,这一武器是否精良,除了药物本身的质量以外,就要看制造它的工程师是否有水平。如果临床上用汤剂治病,制造它的工程师就是医生本人;如果是用中成药,如冲剂、片剂、丸剂、胶囊剂、贴剂、注射剂等等,制造它的工程师就包括了诸如各类研发人员、药剂师等。

以上就是中医药防治疾病的整个理论体系及大致的程序。

## 第二节　健康的内涵

有人说:"健康是金——是事业成就的前提,生命活力的基础;健康是财——是体力资源的积累,人生最大的财富;健康是福——充分享受健康权利是人生最大的幸福。""健康是1,其他事业、金钱、财富、美貌、婚姻、家庭等等均是0,有了1后面的0才有价值。"也有人说:"修身不修心,你仍然是一个病人;有钱没健康,你依然是一个穷人。"这些新时代的谚语充分说明了健康的重要性,也体现了新时期人们有了健康意识,并重视健康。但对于什么是健康,很多人认识模糊,包括莘莘学子,他们认为健康就是躯体不生病,没有头痛脑热,更不清楚评价健康的具体标准,或如何规避影响健康的因素。因此,引导人们重视健康,并了解什么是健康、影响健康的因素,以及如何通过自己的行为来维护健康,是十分重要的,也是医务工作者义不容辞的责任。

### 一、健康概念的历史演变

自从有了人类,就有了疾病,随之就有人类对健康的理解和描述。人类的发展和演变经过了一个漫长的历史时期,在整个人类的历史进程中,由于各个时期生产、经济、科技等水平的不均衡,人们对事物和现象的认识水平有着天壤之别,包括对身体的问题,对健康的诠释,不同的时代有不同的认识。

#### (一)古代的健康观与医学模式

人类对健康的认识是伴随医学模式的转变而转变的。那么,什么是医学模式呢?医学模式又叫医学观,是人们考虑和研究医学问题时所遵循的总的原则和总的出发点,即人们从总体上认识健康和疾病以及它们之间相互转化的哲学观点,包括健康观、疾病观、诊断观、治疗观等。它影响着某一时期整个医学工作的思维及行为方式,从而使医学带有一定的倾向性及习惯化了的风格和特征。通俗地说,也就是某个时段人们对疾病的产生、疾病的症状及如何来分辨诊断疾病、治疗疾病的总体看法和解决方法。

医学模式最早表现为古代神灵主义的医学模式。大约在一万年前和原始社会时期,人类由于对人体生命活动本质和规律的认识极为肤浅,加上受到原始信仰的束缚,对健康和疾病的判断全凭直觉,不能正确解释疾病的实质,认为人的生命与健康是神灵所赐,疾病和灾祸是天谴神罚。因此人们主要依赖求神问卜、祈祷赎罪来作为治疗疾病的主要手段,形成了唯心的不科学的健康观。

随着生产力的发展,人们逐步摆脱了迷信与巫术,以朴素的唯物论和辩证法来解释疾病,概括防治疾病的经验,摒弃了"神"对人体及环境的束缚。这就是自然哲学医学模式的时代。我国古代中医中"天人合一"、"形神一体"的观念,以及被誉为"现代医学之父"的古希腊著名医生希波克拉底的"四体液病理"学说均属于此模式。古希腊的医学认为,生命是由土、气、火、水四种元素组成,四元素与冷、热、干、湿四种物质配合成四种体液,即血液、黄胆汁、黑胆汁和痰。四种体液的协调与平衡决定人体的体质和健康。而古代中医认为,人体自身协调,人与自然协调,就能适应自然;人形体与精神统一,人就健康,反之就会生病。这些健康观具有较先进的意义,与现代三维健康观近似。

## (二) 近代的健康观与医学模式

17 世纪以来,由于经典力学、机械学的伟大成就和机械唯物论思想的影响,科学家对于一切自然现象均用力学原则来解释,使全部的自然科学都带有了浓厚的机械色彩,医学也不例外。17 世纪法国著名的哲学家、科学家和数学家勒内·笛卡尔和 18 世纪法国机械唯物主义的主要代表人物之一朱利安·奥夫鲁瓦·德·拉美特利等人认为,人就是自己发动自己的机器,生命活动就是机械运动,人生病了就是机器的某个零件失灵了或者完全不能用了,看医生就是请医生识别哪些零件出了问题,并帮助修理零件或换零件。这就是机械论医学模式时代,许多人认为生病就是机体这一机器出了故障。

18 世纪以后,机械论使得解剖学、生物科学获得了很大进步。在法国著名的微生物奠基人路易·巴斯德和德国著名的细菌学奠基人罗伯特·科赫等人开拓性研究的基础上,疾病细菌学理论形成了,认为疾病是由飘浮在空气中的病原微生物引起的。巴斯德证明了细菌是导致疾病的原因而不是结果。科赫提出特异致病因子的病因理论,认为每一个疾病总是由特异的病原微生物所引起的。这就是生物医学模式时代,认为健康就是"身体无病无残,体格健壮不虚弱",身体没有被细菌侵犯。

（三）三维、四维健康新概念与医学模式

随着时代的变迁,社会经济的发展,科学技术的不断进步,人们的生活水平逐渐提高,精神、物质需求日益增长,生活的节奏也越来越快,随之而来的是健康问题越来越多。人类疾病谱发生了很大的改变,影响人类健康与生命的主要疾病已由感染性疾病变成非感染性疾病、代谢性疾病、心血管病、各类肿瘤,应有尽有,新病、怪病、时代病、富贵病不断袭来。人们在与疾病的抗争中认识到:人体得病不仅仅是感染了微生物,或身体受到的外伤导致肉体上的伤害,还包括精神因素的影响等也可导致人体发病。1977 年 4 月号的《科学》杂志曾刊发了美国纽约州罗彻斯特大学医学院精神医学教授乔治·恩格尔的一篇长文——《呼唤新的医学模式,对生物医学模式的挑战》。这便是后来成为当代医学之旗帜的"生物·心理·社会医学模式"的首次亮相。当时,刚刚从"文革"梦魇中苏醒过来的中国医学界,还处在与世界医学资讯的半隔离状态中,未必有很多人在第一时间读到了这篇檄文。一直到 1979 年《医学与哲学》杂志创刊,新医学模式才正式受到中国医学界的推崇,很快成为医学职业语境中流行的公共话语。

早在 1948 年,世界卫生组织（WHO）就提出了"健康不仅是没有疾病或不虚弱,而是身体的、心理的和社会的完美状态"。当新的医学模式问世后,WHO 在 1978 年阿拉木图世界卫生年会上重申:"健康不仅是没有疾病或不虚弱,而是身体的、精神的健康和社会幸福的完美状态。"并提出多维健康观,健康被理解为是生物学、心理学和社会学的三维组合。1989 年,世界卫生组织进一步定义了四维健康新概念,即"一个人在身体健康、心理健康、社会适应健康和道德健康四个方面皆健全"。

四维健康的概念中增加了道德健康的内容,道德健康主要指能够按照社会道德行为规范准则约束自己,并支配自己的思想和行为,有辨别真与伪、善与恶、美与丑、荣与辱的是非观念和能力。把道德纳入健康范畴是有科学依据的。巴西著名医学家马丁斯研究发现,屡犯贪污受贿的人易患癌症、脑出血、心脏病和精神过敏症。品行善良,心态淡泊,为人正直,心地善良,心胸坦荡,则会心理平衡,有助于身心健康。相反,有违于社会道德准则,胡作非为,则会导致心情紧张、恐惧等不良心态,有损健康。

综上所述,医学模式经历了:"神灵医学模式→自然哲学医学模式→机械论医学模式→生物医学模式→生物—心理—社会医学模式"的转变。

健康的概念也完成了由躯体健康(生理)演变为生理、心理、社会均健康,再到生理、心理、社会、道德健康的转变。

引起疾病的病因也经历了"天遣神授→四种体液平衡失调→感染病菌→生物因素、心理因素、社会因素→生物因素、心理因素、社会因素、道德因素"的转变。

随着疾病谱的变化,各国医学家在进行深入研究的基础上进行了创新性的总结,认为健康不仅不是天遣神授,反而是可以把握的,可以通过自己的生活习惯、饮食习惯、思维习惯来规避影响健康的因素。健康也不是单纯的躯体发生疾病或虚弱状态,而是一个多维的问题,心理出现了问题,社会适应不良了,道德出了问题,也属不健康。这些认识对医学的发展、保障人们的健康起到了促进作用。

(四)中医学的健康观与医学模式

中医的健康观没有像西医那样变化巨大。早在春秋战国时期,《黄帝内经》中就蕴藏了四大健康观。

一是"天人合一"。中医认为,人生活在自然界,与自然界具有相通相应的关系,不论是日月星辰的运行、地理环境,还是四时天气、昼夜晨昏,各种变化都会对人体的生理、病理产生重要影响。例如,自然界的四时天气变化就能直接影响到人的情感、气血、脏腑以及疾病的产生。

二是"形神一体"。这种理论始终都是建立在客观生理结构的基础上。首先从生命起源来看,是形具而神生,即先有生命、形体,然后才有精神情志活动的产生。精神情志活动以脏腑所化生和贮藏的精气血为物质基础。脏腑的精气血充盛,生理功能正常,则人体对外界客观事物的刺激才能产生喜、怒、忧、思、悲、恐、惊各种不同的正常情志变化。若脏腑精气血不足或运行异常,就会引起精神情志的异常。如《灵枢·本神》云:"心气虚则悲,实则笑不休。""肝气虚则恐,实则怒。"有研究表明,高血压、冠心病和糖尿病等病症与情绪焦急、心态不平衡有着紧密的关系,开朗的性格、平和的心态是健康长寿的根本所在,这与中医的"形神一体"的健康观是一致的。

三是"正气为本"。中医学中的正气是相对邪气而言的,是指人体的机能活动和对外界环境的适应能力、抗病能力及康复能力。中医以为疾病发生和早衰的根本原因就在于机体正气虚衰。正气充足则人体阴阳协调、气血充盈、脏腑功能正常,能抵御外邪,不易生病;正气不足,易受病邪侵袭,导致疾病发生。正气在疾病发生中起着决定性作用,因此,《黄帝内经》有"正气存内,邪不可干"和"邪之所凑,其气必虚"之说。也就是说人体正气充于体内,邪气是不能干扰人体,让人患病的。邪气之所以能侵犯人体,一定是正气虚了。

　　四是"阴阳平衡"。中医把古代的阴阳学说拿来作为研究人体生理、病理、诊断、辨证等内容的工具,认为从宏观的角度来说,人体是由阴阳两部分内容组成的,正常人就是阴阳平衡,病人就是人体的某一部分或部位的阴阳失调。如拿人体的物质来说,有阴精与阳气的区别,正常时是对等的,一旦因某种原因破坏了,导致了阳气的不足,就会出现阳虚阴盛的状态,人就会表现为全身怕冷,精神萎靡,四肢无力,或大便清稀,小便清长,舌淡苔白,脉沉迟无力。从现代医学的角度出发,阴阳平衡表现在生命活动的不同方面和不同层次上,如酸碱平衡、血糖平衡、代谢平衡等。此外,阴阳平衡还表现在人体活动的一种有序稳态上,这类似于科学所指的"内稳态"。"内稳态"是指人体在生理上维持平衡状态的倾向,如人体的体温、血压、血液内的酸碱度、血糖浓度等均为"内稳态"所调控,如果我们的身体达到这种稳态的话那就是健康的状态。

　　可见,中医学多维度的健康观已经有几千年的历史了。早在二千余年前,《黄帝内经》在构建了中医学理论体系的基础上,同时也确立了"天人合一"、"形神合一"的中医整体医学模式的基本精神。有人将中医医学模式与生物心理社会医学模式进行了比较,发现这两种模式有很多内在共同点:研究对象一致,都把人作为医学模式的核心;医学模式的基本特征一致;思维方式基本一致。同时,中医医学模式比生物心理社会医学模式更丰富、更全面:中医学理解的"生命"比"生物"更深刻,"心神"比"心理"更丰富,"环境"比"社会"更全面。

　　因此,用中医与现代医学相结合的健康观和医学模式来指导我们防治疾病,养生延年,将会更全面,更客观。

## 二、健康的标准

　　从健康概念与医学模式的历史演变可以看出,健康是一个相对的概念,是与时代息息相关的。社会的变迁,经济、物质、科技水平的变化,均会引起人们行为的变化,同时引起疾病谱的变化。健康和疾病是一个动态的统一体。从中西医的角度来看,健康不仅仅是生理健康,而是生理、心理、社会、道德、环境等均健康的总和。因此,健康的标准也体现在多方面。20世纪90年代,世界卫生组织提出了健康的十大标准:

1. 充沛的精力,能从容不迫地处理日常生活事宜和担负繁重的工作而不感到过分紧张和疲劳。

2. 处世乐观,态度积极,乐于承担责任,事无大小,不挑剔。

3. 善于休息,睡眠好。

4. 应变能力强,能适应外界环境中的各种变化。

5. 能够抵御一般感冒和传染病。

6. 体重适当,身体匀称,站立时头、肩位置协调。

7. 眼睛明亮,反应敏捷,眼睑不发炎。

8. 牙齿清洁,无龋齿,不疼痛,牙龈颜色正常,无出血现象。

9. 头发有光泽,无头屑。

10. 肌肉丰满,皮肤有弹性。

此外,世界卫生组织还提出了心理健康的七条标准:

1. 智力正常。

2. 情绪良好。

3. 人际和谐。

4. 适应环境。

5. 人格完善。

6. 具有较强的意志品质。

7. 心理行为符合年龄与性别特征。

以上健康的标准缺少了道德健康的具体标准。笔者以为,道德健康应该首先是遵守当下社会公认的道德原则,遵纪守法,认真履行一个公民应尽的责任和义务,并且敢于与一些社会上违背法律、道德的人抗衡,不畏权势,不欺弱势;其次是行善积德,乐于助人,有悲天悯人之心,乐善好施;第三是为人正直,胸怀坦荡,正确对待自己和他人,敢于批评与自我批评,等等。

## 三、影响健康的相关因素

人类的健康时时刻刻受各种因素的影响,而影响健康的因素包括人类衣食住行所涉及的各个方面。从医学的角度说,主要有生物学和非生物学两大因素。其中生物学因素是指导致人体发病的各种病原微生物,如细菌、病毒、立克次氏体、寄生虫等,也包括人自身的生物遗传特性对健康的影响。非生物学因素是指环境(自然、社会)、心理及个人的行为习惯和生活方式等。20世纪 70 年代,加拿大学者从预防医学的角度提出了影响健康的四大因素,即生物学因素、环境因素、卫生服务因素、行为与生活方式因素。世界卫生组织经研究提示,有四大因素影响个人健康和寿命:生物学基础(占 15％)、环境因素(占 17％)、保健设施(占 8％)和生活方式(占 60％)。

（一）生物学因素

生物学因素主要包括两大内容对健康的影响,一是生物遗传因素,如生物特征中的年龄、性别,还有种族、家族也会对健康有影响;二是生物致病因素,这是影响健康的主要因素。

1. 生物遗传因素

① 生物特征。人类是一种生物,必然遵循生物的基本规律,即"生→长→壮→老→已"的过程,从生到死是一个必然的自然规律,也是一个漫长的过程,谁都逃不了。在这个过程中有其健康的共有规律,也就是我们常说的年龄对健康的影响。一般而言,年幼和年老的健康状态要差一些,青壮年健康状态要好一些。除了年龄因素,性别也是影响健康的常见因素,如女性由于有不同于男性的月经、怀孕、生产、哺乳等特有的功能,相对男性健康状况要差一些,尤其是在这些特殊的生理时期,体现得更为明显。

② 种族特征。人类在遗传基因和环境的长期作用下,形成了不同的种族。不同的种族其体质状况不一样,疾病谱也不一样,有些是与遗传基因有关,有些是与生活环境有关。如印第安地理人种(或称美洲印第安地理人种)过去曾依外表特征而归于蒙古人种,如直黑发、铲形门齿出现率高、体毛稀疏、男子秃顶者少,等等。但其肤色较蒙古人种更浓重,且具偏红色调。其血型特征也与蒙古人种不同,如无 B 型及 Rh 阴性血型的人,N 型血型的人也很少,而 Diego 阳性血型出现率高。再如美拉尼西亚地理人种,外貌上近似澳大利亚人种,属于黑种人的一种,但铲形门齿出现率高,B 型和 S 型血型出现率高,有 6－磷酸葡萄糖脱氢酶缺乏症和地中海贫血基因。

③ 家族特征。由于人类的遗传基因不同,所形成的身体状况也不同,呈现在健康方面最典型的是遗传疾病,如已知的血友病、白化病等,还有遗传倾向的高血压、糖尿病等。临床医生还经常碰到某一家人母女三人,或父子、父女、母子都患同样的病,但到目前为止世界上还没有找到遗传学的证据。有的家族容易患妇科病,有的易患消化系统病,有的易患心血管类疾病,这些可能与家族某个系统功能薄弱或易感性强有关。

2. 生物致病因素

尽管目前全世界置人于死地的主要因素不再是生物致病因素,但生物致病因素也不能小视,如危害人体健康甚至致命的人类免疫缺陷病毒(HIV)、埃博拉病毒(Ebola)、拉撒热病毒(Lassa)以及 SARS 病毒等。而传统的常见的细菌和其他微生物也是危害人体健康的常见因素,尤其是当人体抵抗能力下降时,会乘虚侵袭人体影响健康。

（二）环境因素

1. 自然环境因素　自然环境因素主要分为生物环境因素、化学环境因素、物理环境因素。其中生物环境因素包括动物、植物、微生物;化学环境因素包括各种化学元素和化合物;物理环境因素包括光、热、气体等。这些因素均有对健康有利和有害的两个方面的影响。在现代化飞速发展的今天,人类生存的环境受到了严重污染,每个国家都不能幸免。目前老百姓口中说得最多的雾霾和PM2.5,这对呼吸系统造成了最大的威胁。有些城市的水污染,部分地区土地重金属超标,等等,对健康也是严重的威胁。

2. 社会环境因素　社会环境因素主要包括政治制度、社会稳定状况（治与乱）、法律秩序、教育经济状况、人文关怀、人际关系、工作环境、生活状况、领导作风、文化风俗等。人生活在社会中,社会的治与乱,法律秩序的规范与否,教育的公平与否等,均可影响到人体的健康。比如最近曝光的高考加分事件,如果加分暗箱操作,极度的不公平,就会引起考生本人和家长的愤怒,当这种愤怒无处发泄或诉说时,就会影响身心健康。

（三）医疗卫生服务因素

医疗卫生服务因素包括医疗卫生服务机构的设置与布局,医务人员的合理配置,医疗卫生服务的态度与水平,居民就医的方式和便利程度,药品的质量,就医的费用是否公平合理,卫生保健方式,健康教育与健康促进的形式,等等。

1. 预防保健服务　预防保健就是中医的治"未病",是指在人未患病前进行一些保健措施以防止疾病的发生。本书第二、三、四、五、六讲将从生活起居、饮食、情志、运动、顺应自然几方面进行论述,引导大众群体选择健康的生活方式、良好的行为习惯,以促进健康。预防保健还应大力推广预防接种,改善环境卫生,提供清洁的饮用水,以及减少职业有害因素损害健康。

2. 医疗服务　医疗服务就是帮助病人恢复健康。及时、有效的临床医疗服务是保证人们治疗疾病、恢复健康的重要手段,是影响健康的重要因素。

3. 康复服务　现代康复服务是解决目前不可治愈性疾病的重要措施,是改善许多慢性非感染性疾病或伤残患者健康状况的重要因素。

（四）行为与生活方式因素

据世界卫生组织研究报道,影响人类寿命的四大因素中,生活方式占60%的比例,其他分别是生物学因素占15%,环境因素占17%,医疗卫生因素占8%。人类所患疾病中,有45%与个人行为与生活方式有关。在美国,不健康个人行为与生活方式占死因的48.9%,在中国占37.3%。可见,人类大部分疾病都来源于自己,人类的健康和寿命不是医生说了算,是自己说了算,难怪有"自己是最好的医生"之说。人类的行为有很多种,主要分为生活行为、工作与学习行为、娱乐休闲行为等。应该说,一个人的一举一动均属于行为的范畴。

1. 生活行为　生活行为是个人必需的生活行为与方式。如生活起居行为,也就是几点起床,几点睡觉,每天睡多长时间,睡在什么环境里,穿衣的习惯,喜欢穿什么材质的衣服,什么样式,等等。经常穿化纤的衣服,容易得皮肤病,为爱美而喜欢少穿的女士容易患风湿。再如饮食习惯等,均会对健康有影响。

2. 工作与学习行为　工作与学习是人类生成不可或缺的部分,在部分人的人生中占有较重的比例。工作与学习的习惯、条件、环境甚至是努力的程度,对工作、学习的预期,及思维方式、习惯,都会成为影响健康的重要因素。例如一个工作狂,只知道工作,不知道休息,工作是进步了,有成效了,在领导那里是好职工了,在同事那儿是榜样了,可身体健康没有了,明明可为祖国健康工作50年,却只能工作20年,甚至更少。

3. 娱乐休闲行为　人类除了生活、工作外,还有娱乐和休闲的需要,其内容包括吸烟、饮酒、饮茶、体育锻炼、外出旅游、唱歌跳舞、打麻将等。各种娱乐休闲方式的选择,和选择的度与时间,是影响健康的重要因素。如饮酒、饮茶过量均会对健康有伤害;长期沉迷于某种娱乐方式也会影响健康,如过度的锻炼、打麻将等等。

# 第二讲 生活起居与健康

起居指什么？最狭义的含义就是睡觉和起床，实际是指日常生活。本讲的内容，包括穿衣戴帽、睡卧、居处环境等。

## 第一节 穿衣的学问

中国有句很俗的俗语叫着"嫁汉嫁汉，穿衣吃饭"，这句话是否有道理我们暂且不论，却可见穿衣是人生存的第一要务。一个即将临产的准妈妈，首先为她宝宝准备的不是吃的，而是穿的。人来到这个世上，第一需要就是衣被。我们平时常说"衣食住行"，也是衣打头，可见保养身体不能忽视了"衣"对人健康所起的作用，穿衣戴帽是生活起居中的一个重要内容。

### 一、穿衣要注意卫生

明代汉中教授方孝孺在《逊志斋集》卷六提到"服食之品"。他的文章主要是针砭当时从医者不认真研读《素问》、《难经》，用药不认真分析病情，喜好依从前人的一法一方治病，导致误人病情。他认为"医之为术，于生民之用最切"。而病之形成包括很多因素，其中"服食之品，劳逸之差，静躁之度，奉养、嗜好、居处、习业"等都与疾病的形成有关，分析病情，只有全面地考虑导致疾病发生的各种因素，全面深入地分析病情，才可能不会失之偏颇。这里的"服食之品"就是强调衣服和饮食的等第，即不同品质的衣服会对人体健康产生影响。这说明中医很早就注意到服饰对人体健康的影响。那么，在穿衣上究竟有哪些是要重点关注的？

（一）防止买了旧衣服

服饰对健康是否会有直接的影响，最关键的是卫生问题。现在服装市场上到处都是品牌服装，样式应有尽有，各种年龄、职业以及不同经济实力的人几乎都能买到自己喜爱的服装。可上世纪80年代至90年代早期，服装市场并没有像现在这样"花枝招展"，人们很难买到自己喜爱的服装样式。一些精明的商家就从日本和欧洲弄进很多旧服装，在全国各地出售。有些人缺乏关于服装卫生的知识，买来洗洗就穿，结果穿了那些残存有致病微生物的服装，就患上某些皮肤病，甚至是严重的传染病。后来人们渐渐有了这方面的知识，加上国家加强了这方面的监管，旧服装好像已经不存在了。实际上旧服装虽然大大地减少了，但并没有完全、彻底地退出市场。前些年在广东的某个地方，工商部门就查封了一个很大的旧衣服批发市场，这里的服装都流向了全国各地，你去买衣服时根本就不知道哪些是旧货，那些是新装，防不胜防。

中华服装网在 2006 年 5 月 29 日报道一则消息称：广东边防海警查获涉嫌走私旧衣服 200 多吨。广东边防总队海警二支队 10 日在汕头港附近海域查获一宗涉嫌走私旧衣服的案件，当场查扣涉嫌走私船只 2 艘、犯罪嫌疑人 12 名以及旧衣服 200 多吨。据船上人员供述，这两艘船上的衣服是从香港运往内地的，经过翻新将进入一些服装店卖给顾客，从中牟取暴利。（http://www.51fashion.com.cn/BusinessNews/2006-5-29/126859_1.html）

《广州日报》2009 年 10 月 7 日报道：广东碣石万户人家年销"洋垃圾"服装上亿件。陆丰碣石年销"洋垃圾"服装上亿件，非法行当经营十多年被打击后今年又再抬头。陆丰碣石，一个拥有 33 万人口的海边大镇。大海给碣石人带来了生猛鲜活的海鲜，也给碣石人带来了透着霉味的服装。据说有 1 万个碣石家庭靠贩卖那些外国人的旧服装发家致富，他们把这些衣服卖进了中国的千家万户。（http://news.sina.com.cn/c/2009-10-07/040618785223.shtml）

现在很多人都知道买高档商品，最好的无非是限量版的，旧服装也多是"限量版"的。旧衣服都是收的别人不穿的衣服，甚至是死人的衣服，一般有第二件的情况比较少，这是旧衣服的第一个主要特征；第二是这种服装尽管说是经过翻新了，其实大多数还是有颜色晦暗的现象；第三是因为这些服装是别人穿过了的，一般会有污渍。

（二）防止买了由洋垃圾制成的服装

绝大多数人不会有这方面的相关知识，其实这种问题还是应寄希望于国家行政部门严格的监管。什么问题呢？就是用洋垃圾制成制衣的材料。我第一次知道这个问题，是一个学生在前几年跟我说的。他告诉我，前几年他们那里很多家庭小作坊是做染料的，家家户户染制作坊里的污水都排到了附近的河道，污染很严重，患癌症的病人很多。后来大家可能意识到污染对健康的危害，再加上经济状况改善了，也可以说是赚到了第一桶金，就都不做这一行当了。他还告诉我，那些染坊有神奇的本领，能把从国外拉来的洋垃圾加上一些化学物质,放进机器里,出来的就是雪白的棉花,还有彩色的,想要什么样子就做成什么样子。可能是我孤陋寡闻,在这之前的确没有听到这一类的事情。那是我第一次真正明白,为什么有人说要注意服装安全问题。过去以为服装不安全,无非是由于你选料不当,选了一些不适合你皮肤的化纤材料做的服装,引起皮肤过敏罢了。大多数人也不会想到,一旦患了某些"无头病",说不定这个病就是源于你穿衣不慎。人们大多对于食品、药品安全比较敏感,对于服装安全脑子里可能更多的是怕孩子衣服穿紧了,不利于呼吸,不利于活动,或引起皮肤过敏的问题,根本就不知道还有这种闻所未闻的事情。

对于这种问题我们该怎样去规避?最重要的是靠国家相关部门的监管。说实在的,靠个人自己解决,很难有好的办法。因为普通老百姓、工薪阶层不可能总是到大商场去买衣服,也不可能人人都买得起品牌服装,更没有服饰材料方面的专业知识。要规避这些问题,有经济实力的要到大商场去买服装,或尽量买品牌服装,或者到你熟悉的诚信的商家去买。

（三）穿衣防皮肤过敏或感染

有的人穿上新衣服,几分钟就全身发痒,像虫子咬一样,一会皮肤就发红、起红斑。或者换季节时,穿上直接从衣柜里取出来的衣服,也会出现这种情况。其实这就是一种皮肤过敏或感染的现象。

无论什么年龄段的人都会出现这种情况,相对来说,孩子、老人和女性容易多发一些,因为孩子皮肤娇嫩,老人、女性皮肤比较敏感。

穿衣引起的皮肤过敏十分常见,可能有以下原因:

一是我们上面说的由于衣料有污染问题;二是可能染料里的物质有致敏原;三是新衣没有洗干净,存在过敏物质或致病微生物;四是衣服换季后放在衣柜里时间太长,有霉变或致病微生物滋生,穿衣前没有洗干净;五是有些衣料(如化纤)容易导致皮肤过敏等。

穿衣影响健康,皮肤过敏或感染是最常见的病症,怎样杜绝呢?

其一,凡是与皮肤接触的衣服,冬天最好买质地较好的纯棉织品,夏天除了棉织品外,真丝或棉麻等质地的都可以;其二,新衣服买回来后,一定要认真清洗,晒太阳后再穿;其三,衣服存放前要洗干净,换季后,再拿出来穿时,也要重新再洗干净;其四,不要随便与别人换衣穿。

## 二、四季穿衣有讲究

一年四季由春夏到秋冬,自然气候由热变寒,再由寒变热,始终处于一个阳长阴消或阴消阳长的过程。中医特别强调四季养生的重要性，所以《黄帝内经》有专门的顺时养生内容，亦即按春生、夏长、秋收、冬藏的规律，来进行养生。那么就穿衣来说，该如何顺应四时变化，才有利于人体健康呢？

（一）春生——春天穿衣宜轻软宽松，以黄色为宜

我们常常用"春暖花开"来形容春天的景象。大家都有体会，春天时，当你仔细去观察那些植物，会发现它是"一天一个样"，今天是刚出新芽，明天就长了两片叶了；今天看到整个树枝只是有点带绿色，明天就是绿茵茵的了。这就是春天，就是春生。

《黄帝内经》形容春生是："春三月，此谓发陈，天地俱生，万物以荣。"怎么理解呢？何谓"发陈"？发，有生发、发散之意；陈，有敷陈之意。发陈，即发生、敷陈之意，指春天一派万物生发的景象，布陈于大自然之中。唐代医家王冰云："春阳上升，气潜发散，生育庶物，陈其姿容，故曰发陈也。"冬去春来，自然气候阴消阳长，春季即意味着自然界阳气逐渐上升，万物俱生，植物呈现出一派生机勃勃、欣欣向荣的景象，动物开始孕育，《黄帝内经》将其高度概括为"发陈"。

春生是自然界客观存在的现象，我们祖先将其高度概括为一个"生"字。以自然界木本植物的特点为例，木是五行中之一行，在春天，木升发、生长的特性最突出，也最易融入人的眼帘。

五行的有关知识，在第一讲里已经提到过，在此，主要是对五行的特性及事物属性的五行归类内容作些简单的介绍。

"木曰曲直"，是指树木具有能屈能伸的生长特性。大家会有这种体会，把正在生长的树枝折一下，是很难折断的，木的柔韧性很强。还有一种现象，每当大雪之后树枝会被积雪压弯，可雪溶化后树枝很快能恢复原态，这就是木的特性。

"火曰炎上"，是指火具有炎热、向上的特点。这不难理解，火在燃烧时具有发光放热的特点，看得见的火苗都是向上的。无论你烧什么材质的东西，只要看得见发光的火苗都是向上的，都具有温热感，这就是火的特性。

"土爱稼穑"，是指土地可供人类从事种植和收获的农事活动。其中，稼是指播种庄稼，穑指收割庄稼。土能存载万物，化生万物，这就是土的特性。

"金曰从革"，"从革"用以说明金属是通过对矿石的冶炼，顺从变革，去除杂质，从而纯净的过程。可见金是土经过变革而成的，所以自古有"革土生金"之说，故曰"金曰从革"。金的质地沉重，且常用于杀戮，因而金还有沉降、肃杀、收敛的特性。

"水曰润下",是指水具有滋润向下的特点。大家经常说"人往高处走,水往低处流",没有水时大地会干裂,生命也会枯竭。

物质除了有自身明显的特性外,木、火、土、金、水这五种物质始终是处于运动变化的,相互之间既有促进,也有制约。

五行之间的促进,叫五行相生。即木生火:火要依靠柴薪来维持燃烧;火生土:土要依靠太阳来普照;土生金:金要依靠山岩来储存;金生水:水要依靠铁器来开导疏通;水生木:木要依靠雨露来灌溉。五行相生促进了自然界一切事物的发展。

五行之间的制约,叫五行相克。即木克土:树木可以入土;火克金:烈火可以溶金;土克水:土可以覆水;金克木:金可以伐木;水克火:水可以灭火。五行的这种相克关系保持了事物之间的平衡,这也是我们如今常说的"生态平衡"。

五行学说用五行的特性、归类方法(直接的取象比类法和间接的推演法)以及相生相克的规律,来解释自然界的一切事物和现象及其发展规律,是中国古代唯物论和辩证法的主要内容。中医学把它拿来作为说理工具,广泛用于解释自然现象和人体的生理、病理现象,以及解释自然与人的系统联系。

**事物五行属性归类表一**

| 自然界 | | | | | | 五行 | 人体 | | | | | | |
|---|---|---|---|---|---|---|---|---|---|---|---|---|---|
| 五味 | 五色 | 五化 | 五气 | 五方 | 五时 | | 五脏 | 五腑 | 五官 | 五体 | 五志 | 五液 | 五华 |
| 酸 | 青 | 生 | 风 | 东 | 春 | 木 | 肝 | 胆 | 目 | 筋 | 怒 | 泪 | 爪 |
| 苦 | 红 | 长 | 暑 | 南 | 夏 | 火 | 心 | 小肠 | 舌 | 脉 | 喜 | 汗 | 面 |
| 甜 | 黄 | 化 | 湿 | 中 | 长夏 | 土 | 脾 | 胃 | 口 | 肉 | 思 | 涎 | 唇 |
| 辛 | 白 | 收 | 燥 | 西 | 秋 | 金 | 肺 | 大肠 | 鼻 | 皮 | 忧 | 涕 | 毛 |
| 咸 | 黑 | 藏 | 寒 | 北 | 冬 | 水 | 肾 | 膀胱 | 耳 | 骨 | 恐 | 唾 | 发 |

以上之所以说了这么多关于五行的内容,是因为从穿着这个角度看,我们后面讨论的很多内容都会与五行有关。比如,为什么说春天要强调穿轻软宽松的服装?因为春天按五行学说属于木行,主生,主气为风;人体肝主升发,性喜条达,也属木行,与春相应。

人生在自然界,与自然息息相关,如人体夏天热时自然出汗,冬天冷时自然全身发抖,就是一种适宜自然的最好的调节体温的方式。在春生之时,人宜保持适应春生。

《内经》言:"夜卧早起,广步于庭,被发缓形,以使志生。"这是什么意思呢？被，通披。披发，即不束发而使头发披散。因为古时候无论男女都是束发，男子戴个冠，女子戴个簪子。缓形，《灵枢·经脉》有"缓带被发"之语，意即宽松衣带，披散头发，使形体舒缓，气血流畅。据此，疑"缓形"乃"缓带"之误。以使志生，意为使志意应春天生发之气而舒畅条达。《素问注证发微》卷一注："被发而无所束，缓形而无所拘，使志意于此而发生。"就是说春天要披着头发，穿着宽松轻软的衣服，在自家庭院里散步，使自己的身体充分舒展，无拘无束。因宽松衣带，披散头发，能使形体舒缓，气血流畅，使志意应春天生发之气而舒畅条达。亦即是形体舒适了，精神也畅快。

《内经》记载春天穿衣就是"缓形"，也就是不要束带。现代人为了形体美或职业需要，多数时候都穿一些紧身服装，个人和单位都比较忽视服饰对健康的影响。

春天自然界阳气升发，万物生长，人体肝主令，肝气喜条达、舒畅，穿上质地轻柔、形状宽松的服装，对身体没有任何约束，是经脉舒展的最佳方式之一。经脉通畅，肝气条达，人的精神情志也会舒畅。

要达到春天服装质地轻柔、形状宽松的要求，在服装款式上，如果要符合职业要求，在款式不变的情况下，衣服尺寸可适度放宽。没有严格职业要求的，春天以运动型、休闲款式为最佳，它们可适应各种年龄和职业的人群。服装面料以纯棉、棉麻或者混有棉的面料为主，工作之余多穿纯棉休闲服较好。

要注意厚薄适中。虽说是春天穿衣要"缓形"，但不要敞开衣服，要注意"春捂"。因为春天是冬天过渡而来，冬去春来，自然气候是阴消阳长的过程，阳气升发是一个渐变的过程，人体适应自然气候的变化也是一个渐变的过程。因此，不要过早地把冬天衣服减掉，要逐渐减衣服，防止春天感受寒邪，损伤人体阳气。尤其是小孩、老人以及体质相对弱的人，更要注意这点。

为什么在前面我们提到了春天穿衣当以黄色为宜呢？还是依据五行的原理，因为春属木，木主令，木克土，这是防木克土过盛。在人体是防肝木旺，过度克制脾土，凡与脾有关的事物或现象均可适当加强。黄色入脾，适当穿一些黄色服装，可益脾，防主令之木过度克脾。就好比脾虚之人或肝盛之人，我们在装修房子时，可将房间的墙壁或窗帘颜色弄成淡黄，是一样的道理。

（二）夏长——夏天穿衣宜淡雅透气，以白色为宜

《黄帝内经》言："夏三月，此为蕃秀。天地气交，万物华实，夜卧早起，无厌于日，使志无怒。"

什么意思呢？就是说，夏天的三个月，是草木繁衍秀丽的季节。天气下降，地气上升，天地阴阳之气相交，一切植物都开花结果。在生活方面，人们

还应早睡早起，不要厌恶白天太长，骄阳似火，应该情志畅快，不要发怒。

也就是说，夏季是万物昌盛的季节，白天长，夜晚短，光照时间长，气候炎热，人们容易由于自然界这些特点而产生情绪烦躁、体热气闷的现象。

从五行归类分析，夏季主气是暑热，主长，与心相应。因心为火脏，具有温热的特点，夏季火热盛，容易导致人体心情烦躁。缓解这种状况，除了用意志去克服暑热导致人体的不适感外，更重要的是通过一些行为方式来达到解暑降火的目的，如"夜卧早起"。

夏天衣服以白色为宜也是基于五行相克的理论。夏属火，主色为红，火克金，金色白。为防心火过度克肺金，适当增加一些白色元素，具有一定的作用，且亦符合现代科学的原理。

实际上我们大多数人都有亲身体会，当炎炎夏日时，你看到火红的颜色，就会有躁热感。这里的"躁"不是干燥的燥，而是烦躁的躁，是因为红影响了你的心情，从而带来一种心烦气躁的不适感，刚好与白色带给人安静、清凉之感相反。

根据辐射理论，同样材质的深色物体比浅色的更加容易吸热。夏天穿上红色、黑色或深色大花纹的服装，比穿上浅色服装或浅色淡雅碎花或者水波花纹的服装，要热得多，无论从心理层面还是身体层面均如此。

一年四季，寒暑更替，说了千百年了，实际上按中医五行学说，虽不是说五季，但有五时之说，就是春、夏、长夏、秋、冬。长夏，是指夏秋之交，具体说是夏季第三个月，即农历六月。长夏，气候湿热，万物生化长养，归土行。在人体，脾具有消化吸收人体各种营养物质的作用，是人体各脏腑组织营养物质的来源，有如自然界之土，化生万物，承载万物，故脾为土脏，脾气通于长夏。长夏不仅暑热盛，而且湿气重，长夏之季人容易患湿病、脾病。《素问·金匮真言论》言："长夏善病洞泄寒中。"就是指出长夏容易患腹泻的病证。这种腹泻表现为食已即泻，完谷不化，这是因为感受寒邪导致的。

可能大家会糊涂了，长夏究竟是有寒湿还是湿热？长夏的主气是暑湿，亦是湿热。脾与长夏相应，脾喜燥恶湿，湿邪很容易伤脾。而且夏或长夏人体外强中干，加上人们贪凉饮冷，往往容易被寒邪所伤，比如，晚上睡觉腹部很容易受寒，导致腹泻。我们也常常看见几乎全裸的儿童，肚皮上要穿个小布兜，防止肚子受凉。

因此，夏季穿衣还要考虑服装面料的透气性，以利于排汗祛湿，比较好的材质是麻类，棉类，绵绸之类等。同时，夏季不要轻易穿露脐装，弄不好会动不动就拉肚子。有的女孩子在夏天容易有痛经的病证发生，或拉肚子的情况,不妨自查一下,是否因为美丽"冻"人,伤了脾阳?

另外,夏季别忘了戴上一顶养生的遮阳帽(因为紫外线会引起的疾病,在此不赘述)。那什么样的帽子是最有益于保健的呢?麦秆草帽和白平面布帽的防护性能最好,据科学实验证实,它们对太阳辐射热的遮阳力分别是48.4%和50.1%,而黑平面布帽对太阳辐射热的遮阳力仅为1.6%。那你看看该选哪一类颜色和材质的帽子?打上防紫外线的伞也是不错的选择。不要在炎热的夏天骄阳似火时与太阳较劲,你可没有它的"火"大!因工作原因不得不与它打交道,那就得想法治治它。

(三)秋收——秋天穿衣宜注重色彩,以绿色为宜

秋收,简而言之,是指秋天万物生长处于停顿、成熟的状态,是收获的季节。《黄帝内经》称:"秋三月,此谓容平。天气以急,地气以明。"容,受盛,容纳;平,平定。秋季万物成熟,生长平定。也就是说在秋季事物的面貌不再有太明显的变化,植物停止了生长,夏季里结出的果实,也似乎不再变化了。这是因为阳渐衰,阴渐盛的缘故。自然界阳热气候也逐渐收敛,天气开始转凉。《内经》称:"天气以急,地气以明。"《素问·顺养》注:"天气急者,风清气凉也;地气明者,山川景净也。"《素问直解》卷一注:"天气以急,肃杀将至也;地气以明,草木将凋也。"是指秋天秋风劲急,地气清明,世间万物出现凋零肃杀之象。自然界一派"秋凉"景象,人在此时会产生"悲秋"的情感,若原来有精神类疾病,往往会在此时发作,正常人也会心情抑郁。

现代医学研究证明,人体大脑里的松果体会分泌一种"褪黑激素",这种激素能诱人入睡,还可使人消沉忧郁,而阳光能使褪黑激素分泌减少。秋凉以后,常常是阴沉沉的天气,阳光少而且弱,松果体分泌的褪黑激素相对增多。此外,褪黑激素还有调节人体内其他激素,如甲状腺素、肾上腺素的作用,从而使甲状腺素、肾上腺素受到抑制,生理浓度相对降低。而甲状腺素和肾上腺素等又是唤起细胞工作的激素,它们如果相对减少,就会使细胞"瘫痪懒散",人们也因此而情绪低沉,多愁善感。所以,过去有"秋风秋雨愁煞人"之说。

在这"悲秋"的季节,怎样通过穿衣来缓解情绪呢?色彩是最简单、实用、有效的调节内容。秋在五行里属金的范畴,自然界五色中的白色与秋有关。

而秋天着装以绿色为宜,仍然是基于五行相克的理论。秋归于金的范畴,金克木,为防止金过度克木,肝属木,凡与肝有关的事物或现象均可适当加强。绿色入肝,适当穿一些绿色服装,以疏肝养肝,可减少肺金对肝木过度克制。

因此，秋天适当增加不同种类的绿色服装，有益于缓解"悲秋"情绪。大多数人也有体会，在万物凋零的秋季，看到绿色，就有好心情。

除了绿色，暖色中的黄色、棕色、橙色和茶色等，都是秋天里服饰颜色不错的选择。比如茶色可减轻人的寂寞感，黄色可使人振奋，尤其是对肺虚弱的人，黄色比较适宜，因黄属土，土生金。秋季应慎重选择黑色、紫色、深蓝色等，因为这些颜色均容易导致人体情绪低落。

秋季穿衣除了考虑颜色外，衣服的厚薄是十分重要的。我们有些人从炎炎夏日到凉凉秋日，一不小心感冒了，就以为穿得太少，赶快加上厚厚的毛衣，结果不但感冒不减，反而还经常感冒。他们不知道因受凉可感冒，受热也可感冒。中国有句俗语叫着"春捂秋冻"，是很有道理的。秋天是由夏天渐变来的，夏天的暑热之气有一个渐消的过程，人体适应自然气候的变化也有一个过程，过早、过厚地增加衣服，会破坏人体与自然逐渐平衡的机制。如果过早或过厚地增加衣服，引起因热出汗，再经风一吹，就会感冒了。所以秋天加衣要"循序渐进"，不要陡添衣。

对于肺有病的人，要注意保暖。《素问·脏气法时论篇第二十二》言："病在肺，愈在冬，冬不愈，甚于夏，夏不死，持于长夏，起于秋，禁寒饮食、寒衣。"就是说肺脏有病，愈于冬季，若至冬季不愈，到夏季病就加重，如果在夏季不死，至长夏时病情就会维持稳定不变状态，到了秋季病即好转。肺有病应禁忌寒冷饮食及穿得太单薄。因肺气通于秋，秋季西风劲吹，气候逐渐转凉，肺本有病，应防被寒邪所伤，因此说"禁寒饮食寒衣"。

（四）冬藏——冬季穿衣宜保暖厚实，以红色为宜

《黄帝内经》言："冬三月，此为闭藏。"闭藏，有收藏、闭塞之意，指生机潜伏、阳气内藏的景象，如昆虫冬眠、人体阳气内趋等。

冬天时，"水冰地坼"，即水结冰，地开裂。这时草木凋谢，种子埋藏在冰雪之下，动物冬眠，地面的一切生机都看不到了，这就是"藏"的具体表现。

在冬藏的日子，人应该怎样养生呢？人在冬天就是要"藏匿"。藏匿什么呢？藏匿人体的阳气，通过一些行为习惯的改变，顾护人体阳气，使之不外泄。所以《内经》言："无扰乎阳，早卧晚起，必待日光。"大意是说，冬天应该早睡晚起，晚起什么时候为好呢？待到日光照耀时起床最好。

冬主闭藏，主气为寒，属水。自然界五味中的咸，五色中的黑，五化中的藏，五方中的北，均属水的范畴。人体肾属水，六腑中的膀胱，五官中的耳，五体中的骨，五志中的恐，都属于水的范畴。肾主藏精，为人体元阴元阳之根，也就是说肾既是人体贮气罐，也是人体的贮液罐，人体的火、水都源自肾火和

肾水。肾为封藏之本,故肾气通于冬。

　　肾藏人体的元阴元阳,从穿衣的角度,该如何冬藏? 冬季养生的主旋律是顾护阳气,穿衣也必须考虑如何顾护阳气。但又不能盲目护阳,穿得过于暖和或厚重,使人体动不动就出汗,这样就有违"冬藏"的特点,会既伤阳,又伤阴。有一种提法叫冬天穿衣要重视"衣服气候"。什么是"衣服气候"呢? 是指所穿衣服的表面温度大约在 0℃左右,而衣服里层与皮肤间的温度始终保持在 32℃—33℃。很显然保持这种温度,最符合冬养"藏"的原则,人感觉暖和的同时,不会轻易出汗。

　　要达到这种理想的"衣服气候",与人体所穿衣服的材质和厚薄有关系。穿件单薄的衣服肯定形成不了如此高的温度,但如果穿得太厚实,又是透气性不好的面料,可能会高过这一温度,所以冬天穿衣的原则是既要保暖厚实,又要轻便,尤其是老年人,更应达到这一要求。

　　保暖的衣服其实是很有讲究的。现在服装市场上有很多款式或各种颜色搭配的毛衣,一些女孩们很喜欢穿上一件或几件毛衣配上牛仔裤,非常美。人是漂亮了,可不一定能保暖。到了数九寒冬,其实无论穿多少件毛衣,如果不穿外套,风就会透过毛衣针眼,吹进你的身体,让你感觉跟没穿衣似的冷。即使是穿了外套,也没有穿上棉衣暖和,所以中国有句俗语叫"千层纱抵不了一层花"。现在我们保暖的棉袄,不再是用单一的棉花了,羽绒、蚕丝、驼绒等应有尽有,但都得是要能真正御寒保暖。美丽还要不"冻人",那才是真正符合养生原则和理念。

　　患肾病的人,冬天不能穿用火烤过的衣服。《素问·脏气法时论篇第二十二》言:"病在肾,愈在春,春不愈,甚于长夏,长夏不死,持于秋,起于冬,禁犯焠焕热食,温炙衣。"就是说,病在肾脏,到了春天能够痊愈,如果春天好不了,到了长夏之时病情就会加重。长夏如果不死,到了秋天就呈执持状态,到了冬天,肾病逢到冬水本气,就会有些好转,但要注意应该禁忌煎烤和过热饮食及烘热过的衣服,以免引起燥热。过去不像现在条件这么好,有空调和暖气,冬天很冷时,父母怕孩子冻坏了,穿衣服时都把衣服拿去用火烤热了来穿,现在这种情况已不多见了。衣服烤热了穿对人体并没有什么好处,一是导致孩子娇生惯养,畏惧困难;二是衣服烘烤过度,易导致伤阴。

　　肾开窍于耳,耳朵是肾的外形。肾精充盛,外养其窍,则耳朵厚实,有光泽,反之,耳朵瘦薄、干枯,在冬季多有冻伤。因此,冬天戴上一顶护耳帽,也是冬养"藏"的一个重要内容。市场上各种款式和颜色的帽子,适合自己的就是好的,原则是选棉的,或绒的,或羊绒的,或羊毛等材质的比较好。女性多选择颜色和款式与其围巾、服装、手套相协调的,既起到保暖作用,又不失美观功能,在保暖的同时,还兼顾了自己的心情,何乐而不为呢!一顶小小的帽子,可能就让你拥有整个冬天的好心情,这可是一笔很实惠的买卖。

冬季出门时,再配上一条与帽子相应,既保暖且防灰尘和微生物,还有很强装饰作用的围巾,也是必需的,将会给你的身体和心理增色不少。

冬季选择服装颜色以红色为宜。这还是基于五行相克的理论,冬属水,水克火,心属火的范畴,与红有关,通过红色益心,防肾水过度克心火。这就是为什么当人们冬天看见红色会感到温暖的缘故。当然,除了红色,其他暖色都是冬天的主打选择颜色。

### 三、因人穿衣

#### (一)因年龄不同穿衣有差异

1. 儿童穿衣要适宜,不要过暖 儿童因为穿衣的误区导致经常患病的大有人在。在上世纪 80 年代,我曾经仔细观察过住医院的小孩,不是孩子天生体质不好,也不是家庭条件不好,营养不良。可能这原因让你猜都猜不到,是这些孩子都有一个十分仔细的妈妈,或有强大的亲友团。他们患病有些共同点,一是多患呼吸系统的疾病,如上呼吸道感染、肺炎等;二是在喂养过程中过度包办,穿衣过度。

什么是穿衣过度?为什么穿衣过度,会让孩子经常患病?还是让我们先了解一些儿童的生理、病理特点后,再来讨论这些问题。

儿童和成年人不同,尤其明显的是儿童的生理特点。《灵枢·逆顺肥瘦》云:"婴儿者,其肉脆,血少,气弱。"这是指从出生 28 天到 1 周岁以内的孩子,肌肉脆弱,气血均不足。

我国最早的儿科专著《颅囟经》首先提到小儿属"纯阳"之体。"纯阳"并不是说小儿只有阳没有阴,而是指小儿生机蓬勃,又没有情志致病,脏气清灵,反应灵敏,疾病比较单纯。所以小儿患病,只要诊断、治疗正确,护理得当,很容易康复。

北宋儿科名医钱乙在《小儿药证直诀》里,将小儿生理、病理特点高度概括为:"脏腑柔弱,易虚易实,易寒易热。"就是说,小儿脏腑柔嫩虚弱,既容易引起正气不足,导致虚证,也容易感受病邪,导致实证。正气不足或邪气盛,既容易形成寒证(表现为一系列寒的现象),也容易形成热证(表现为一系列热的现象)。

所谓正气,指人体结构与功能活动及其抗病、康复能力。包括脏腑、经络、精气血津液等物质及其所产生的维护健康的能力。比如，血不够叫正气不足；体内正常的水液不够也叫正气不足；气不够，动不动就疲劳，也叫正气不足。如果人出生的时候，心脏还有个小地方没有长好，西医叫先天性心脏病，动不动就会感冒、发烧、呼吸困难，中医也叫正气不足。或者脾的功能比较低下，经常因饮食不慎拉肚子，这个也叫正气不足，等等。

正气不足就对身体健康埋下了隐患，稍有不慎就会生病，也为邪气的侵犯提供了条件。如果你正气充足，邪气就不会侵犯你。比如我们经常看到某个学生和其他同学衣、食、住、行几乎是一样的，可是经常感冒，而其他同学很正常。邪气之所以侵犯你，一定是你的正气有所不足。这就是《素问·刺法论》所说的"正气内存，邪不可干"和《素问·评热病论》所说的"邪之所凑，其气必虚"。

邪气，就是指一切导致人体发病的原因，中医将其概括为：六淫、七情、饮食、劳逸，以及体内一些病理产物，如痰饮、瘀血等等。

六淫，就是自然界风、寒、暑、湿、燥、火六种气候。六气是自然界一切事物生、长、化、收、藏的必然条件，为什么又是病因了呢？六气过度了，冬天本该寒，而不寒反温，这种气候让人体得病了，它就成为六淫了。或者自然界的气候并没有反常，有的人也受寒感冒了，是因这个人平时就抵抗力差，那么这个寒对这个人来说，也成六淫了。所以，凡是能导致外感病发生的六气，就叫六淫。

七情，就是喜、怒、忧、思、悲、恐、惊七种正常的情志活动，是人体对内外环境刺激的不同反应。只要不是机器人，不是脑子有问题的人，都会有正常的情志活动，为什么它也成了病因呢？我们在前面已经提到了，不小心买到了假服装，非常愤怒，轻者只是会暂时感觉不快，重者可能因为恼怒过度会头痛，几天都睡不好觉，这就是情志导致的问题。因此，过度的或持久的情志刺激正常的情志会成为病因。

在介绍儿童的生理、病理特点的过程中，我们给大家介绍了一些关于正气、邪气的概念，以及正气与邪气在发病中的一些简单的问题。其他病因的概念和相关内容，我们将在有关章节再讨论。

由于儿童具有不同于成年人的生理、病理特点，因此，儿童容易患病，患病时病情发展快，变化快，好得也快。儿童多患呼吸系统、消化系统疾病，如经常感冒发烧、咳嗽，患支气管炎、肺炎等；或经常腹泻，如患消化不良、急性肠炎、痢疾等，严重时导致脱水。

小孩不会言语，或者表达得不是十分明白，冷了、热了、饱了、饿了都需要大人去观察,去帮他解决。一些仔细认真的妈妈们生怕孩子冻了,天气稍有变化,就给孩子加上几件毛衣,有些早早地就给穿上棉衣了。结果孩子一上幼儿园疯玩,出汗了,老师又没有及时给解决,风一吹感冒了,来来回回经常感冒,几次以后孩子的抵抗力就差了,动不动就是肺炎了,变得经常要住院。

因此,孩子穿衣很有讲究。隋朝著名医家巢元方在《诸病源候论·养小儿候》里说:"小儿始生,肌肤未成,不可暖衣,一暖则会筋骨弱……当以故絮着衣,莫用新棉也。"孙思邈在《千金方·初生出腹论》中亦言:"不可令衣过厚,令儿伤皮肤,害血脉,发杂症而黄。""儿衣棉帛,特忌厚热,慎之慎之。凡小儿始生,肌肤未成,不可暖衣,暖衣则令筋骨缓弱。"明代医家万全也强调"要得小儿安,常带三分饥与寒"。上世纪50至60年代,老人带孩子很尊崇这些观点,家里十个八个孩子也好带。而后来由于独生子女政策的实施,养育孩子的条件越来越好,孩子的亲友团也越来越壮大,太多的人来娇养一个孩子,在穿衣上生怕孩子受冻了,还没有天寒地冻时,就给孩子穿上防寒服。这就是我们前面提到的"过度穿衣"。因为小儿为"纯阳"之体,衣服穿多了,就会增热,孩子自身的调节能力非常有限,就会生病,尤其是感冒。多数人认为感冒了,就是受凉了,更加注重加衣。久而久之,孩子的抵抗力就会下降。

可见,小儿服装特别应强调不要过暖。一般而言,小儿比成年人衣服要稍微多一点,比如,成年人穿件薄棉袄,小儿在这基础上,再增加一件夹层衣服,或一件薄毛衣就可以。小儿穿衣的原则是:衣着宜柔软、宽松、厚薄适宜,不宜穿得过多,按"春捂秋冻"的警语,逐渐减加衣服,不可陡增陡减。新生儿以旧棉花缝制的棉衣为佳,儿童期最好不要穿裘皮材质一类的服装。

2. 老人穿衣宜宽松,忌三紧　我国《老年人权益保障法》第2条规定,老年人的年龄起点标准是60周岁。老年人有哪些生理上的变化呢?看看《黄帝内经》的描述,我们就可略知一二了。

《黄帝内经·素问·上古天真论》云:"女子七岁,肾气盛,齿更发长;二七(14岁)而天癸至,任脉通,太冲脉盛,月事以时下,故有子;三七(21岁),肾气平均,故真牙生而长极;四七(28岁),筋骨坚,发长极,身体盛壮;五七(35岁),阳明脉衰,面始焦,发始堕……七七(49岁),任脉虚,太冲脉衰少,天癸竭,地道不通,故形坏而无子也。丈夫八岁,肾气实,发长齿更;二八(16岁),肾气盛,天癸至,精气溢泻,阴阳和,故能有子;三八(24岁),肾气平均,筋骨劲强,故真牙生而长极;四八(32岁),筋骨隆盛,肌肉满壮;五八(40岁),肾气衰,发堕齿槁……八八(64岁),天癸竭,精少,肾藏衰,形体皆极,则齿发去。"

机体生、长、壮、老、已的自然规律与肾中精气的盛衰密切相关,主要是从人体的齿、骨、发的生长状态反映出来，说明齿、骨、发的生长状态是反映肾中精气的外候，是判断机体生长发育状况和衰老程度的客观标志。中医认为，肾藏精，精生髓，髓养骨。齿为骨之余，也就是牙齿也是骨的一部分，牙齿的坚固与否与肾精关系密切。肾其华在发，是指肾精滋养头发，头发才乌黑有光泽，不容易脱落，反之，如果肾精不足，头发就会早白、枯槁、脱落。

从以上内容还可以看出，女性是以 7 年为一个成长周期，男性是以 8 年为一个成长周期。女性顶峰年龄是 28 岁，过了 28 岁以后就开始慢慢向下走了；男性顶峰年龄是 32 岁，过了 32 岁以后，他也就开始往下走了。无论男性还是女性，身体的生、长、壮、老、已的过程，实际上是一个宝塔形。女 28 岁后，男 32 后就开始从宝塔尖往下了。我们就不难理解，现在有些 30 多岁的女性连男朋友都没有交，因为月经不调，去医院一检查，发现卵巢已经开始衰竭了。真正开始明显的衰老，女性是 50 岁左右，即七七的年龄，男性是 60 岁左右，即八八的年龄。此时，无论做脑力劳动或是体力劳动，总会有力不从心的感觉。有的人才意识到我老了，该注意身体了，名利乃身外之物。但往往已经有点晚了，身体上很多"零件"已经修过多次了，打上了补丁，放进了"千斤顶"，有的甚至是换过了。

对人开始衰老的年龄，也可能有人会产生质疑。2008 年 10 月 28 日《羊城晚报》有则报道称：英国研究人员近期研究发现，人体各器官的衰老时间比预想中要早得多，在我们步入老年之前，大部分器官已开始衰老。

尤其令人震惊的是，在所有的重要器官中，最先衰老的竟然是大脑和肺，在 20 岁就开始衰老了。不少运动员的黄金时期是十来岁，他们不少人在 20 岁左右就不得不退役，这是因为肺从 20 岁时就开始衰老。30 岁时，普通男性每次呼吸会吸入约 950 毫升的空气；而到了 70 岁，这一数字降至约 473 毫升，正好减少了一半。

40 岁开始，心脏向全身输送血液的效率大幅降低，这是因为血管逐渐失去弹性，动脉也可能变硬或者变得阻塞，造成这些变化的原因是脂肪在冠状动脉堆积形成。

肾脏是 50 岁开始衰老。肾脏过滤量从 50 岁开始减少，肾过滤可将血流中的废物过滤掉，肾过滤量减少的后果是人失去了夜间憋尿功能，需要多次跑卫生间。75 岁老人的肾过滤量是 30 岁壮年的一半。

而比较晚衰老的是肝脏，它在人们 70 岁时才开始进入衰老期。肝脏似乎是体内唯一能挑战老化进程的器官。肝细胞的再生能力很强大，手术切除一块肝后，3 个月内它就会长成一个完整的肝。如果捐赠人不饮酒不吸毒，或者没有患过传染病,那么70岁老人的肝也可以移植给20岁的年轻人。

虽然说中医里说的五脏、六腑与解剖学上的同名器官不能完全画等号,但其功能特点是十分相近的。从英国人研究肾衰老的时间看,与《内经》上肾衰老的时间几乎相等。

可见,老年人全身重要脏器都有不同程度的衰老,呵护健康是老年人的头等大事,穿衣戴帽也是重要内容。老人穿衣除了求舒适、保暖、美观,更要讲求健康。

一是老年人穿衣忌三紧。老人切忌穿狭窄瘦小的衣服,尤其忌领口紧、腰口紧和袜口紧,以免导致皮肤缺氧,影响健康。领口紧会影响心脏向颈项部输送血液,导致脑供血不足,引起头晕脑胀、恶心、眼冒金星等症状,尤其是有高血压、心脏病、动脉硬化的人,容易引起意外情况发生。腰口紧会影响局部的气血流通,形成气血瘀阻,导致腰痛。过紧的腰口把腹腔内肠道束得过紧,也会影响消化功能,因此肠胃功能差的老人更不能长期穿腰口紧的裤子。袜口紧会影响气血流通,导致气血不能顺利流入足部,形成脚肿、脚胀、脚凉、腿脚麻木等症状。

二是老年人穿衣要严格遵守"春捂秋冻"的原则,春季比年轻人适当多捂几天,秋季比年轻人适当少冻几天。因为老年人正气相对不足,容易怕冷。

三是老年人冬天出门一定要戴上保暖防寒帽和围巾,以免寒邪侵袭。

(二)因性别不同穿衣有宜忌

1. 女性穿衣因特殊生理期而有差异  ① 月经期穿衣宜保暖,忌露脐。随着社会的进步,时代的变迁,男人早已不是单纯在田里用力的那个男人,妇女也并非单纯在家里拿扫帚的那个女人,他们无论在家庭角色还是社会角色上,都有了天翻地覆的改变。除此之外,男人和女人的区别主要是生殖系统解剖结构和生理上的区别,由于这一差异,使女人有了不同于男子的经、孕、产、乳的特殊生理特点。所谓"经",就是指月经。"孕",指孕育胎儿,即妊娠,也就是俗称的怀孕。"产",指临产、新产,即有生产征象到孩子出生后坐月子的这段时间。"乳",即哺乳。在各个不同的特殊生理时期,女人生理上都有较明显的变化,需要小心去呵护,弄不好会生出一些相应的病证,甚至留下终生遗憾。

月经期,是指从来月经的第一天,到月经干净为止,正常时间是3—7天。中医认为这个时期是女子血海由满而溢的过程,也是气血变化最明显的时期。打个比方,人体的血海就像一个盛水的盒子一样,月经过后这个盒子就空了,然后再慢慢有水一点点往盒子里流,到一定时间就会满,满了就会往外溢,也就是下一次月经了。这就是我们说的一个月经周期,正常的为 28 天左右。

从现代医学来看,月经是子宫内膜脱落形成的,并且宫腔与外界通过阴道直接相通,在这个过程中,很容易由于出血,抵抗力下降,导致致病微生物感染。因此,《景岳全书·妇人归》有云:"夫经者,常也,一有不调则失其常度而诸病见矣。"也就是说,月经本是女性一种正常的生理现象,但如果月经期不注意保养,就会失调,形成各种病证。如月经期不注意保暖,吃生冷食物,洗冷水,喝冷水,寒邪就可侵犯血海,血遇寒则凝,导致血液运行不畅,不通则痛,形成痛经。还会因为血液运行不畅,血海不能按时满,引起月经推迟,甚至闭经。

因此,月经期无论冬天还是夏天,都要注意保暖。冬天要适当多穿点衣服,平时不太怕冷的人,到经期也要适当多穿点;夏天经期忌穿露脐装,防止腹部受寒。如有寒致痛经者,可在腹部进行热敷,必要时采用隔姜灸,就是把生姜切片,放在神厥穴(肚脐眼)上,用艾灸(使腹部有温热感为宜),借助自然界阳气和药物的温热作用,祛邪外出。

月经期由于出血较多,加上使用卫生巾,外阴部透气不佳,容易导致外阴部有不适感和异味,因此,要及时更换卫生巾和内裤,以保证局部清洁,防止病菌感染。

② 孕妇穿衣宜宽松柔软,忌紧身衣;宜厚薄适中,忌厚实。妇女在怀孕期,由于胎儿生长发育的需要,母体发生一系列适应性的变化,临床上有其特殊的生理现象。

首先是月经停止。怀孕早期常可见头晕、厌食、择食、嗜睡、嗜酸、倦怠思睡、晨起口淡欲呕,一般在孕三个月后逐渐消失,也有少数人持续数月。同时,孕妇会感觉乳房发胀或刺痛及触痛。怀孕八周,乳房明显增大隆起,乳头乳晕着色。随着孕月的逐渐增大,小腹逐渐膨隆,四个月后开始有胎动。妊娠中晚期,随着胎儿发育的需求日增,阴血相对不足,气血易失调和,易出现血虚胎热征象。还由于胎体增大,胎头下移,膀胱、直肠受压,可能会尿频或便秘、下肢轻度肿胀等。

女性天生是爱美的,穿衣打扮是其天性,这是毋庸置疑的。它不分时代,不分年限,无论是乳臭未干、一脸稚气的丫头,青春、充满活力的年轻姑娘,还是两鬓斑白、已进更年期的老太太,美,是她们永远追求的目标和谈论的话题。甚至有人在特殊的怀孕时期,不顾孩子的健康和生命,去追求服装的时尚。据说18、19世纪的女性为了追求形体美,穿紧身内衣,结果生下肢体残疾的孩子,甚至导致孩子夭折。

因此,孕妇的服装特别强调宽松柔软。因为怀孕期间乳房发育比较快,后期腹部膨隆也很快,加上下肢肿胀,平时喜欢穿有款有型服装的,喜欢穿紧身牛仔裤的,都要改变这些穿衣的习惯,无论内衣外衣都要宽松,内衣还要纯棉的、质地柔软的。有些人很担心,孕期由于乳房发育,乳房会下垂。现在市场上有既宽松又有适当固定作用的专门为孕妇和产妇开发的胸罩,可以根据自己的实际情况,买适合自己特点的胸罩,不要继续穿怀孕前的胸罩和内衣裤。

前面我们已经提到过,妇女怀孕期间由于阴血要养胎儿,阴血相对不足,易生热证,中医形容是"产前一盆火,产后一盆冰"。怀孕多怕热,根据这一生理特点,孕妇穿衣不要过于保暖,特别是冬天,要厚薄适中。过厚的冬衣,容易引起出汗,汗出过多,又反过来伤阴,这样一来可能诱发一些疾病。

③ 产褥期穿衣宜保暖,忌"坦胸露背";宜勤换内衣,忌穿汗衣。几天前你看到怀孕的同学、同事或邻居还是大腹便便,可现在却已经卸下"包袱"。一个隆起如小山的腹部恢复到正常,需要一个过程。这个过程,医学上称"复旧",就是产妇分娩后,生理上要进行一系列的复旧变化,以恢复到怀孕前的状态。这段时间也称产褥期,大约需要6—8周的时间才能基本恢复。恢复最快的是生殖器官,可是也不能完全恢复到孕前状态,全身各系统的恢复更达不到孕前状态。

产褥期内有一系列的生理变化,如畏寒、微热自汗、腹痛、脉虚缓无力、恶露排出、乳汁分泌等。畏寒、微热自汗、腹痛、脉虚缓无力,是由于分娩时的产创和出血、进气用力、出汗,导致阴阳气血诸虚、阴阳失调的表现。腹痛、恶露排出、乳汁分泌是产后必有的生理现象。

其中腹痛是因为膨大如小山的子宫要回缩到鸡蛋大小,有一个收缩痛,医学上称宫缩痛。恶露,指子宫排出的余血浊液。恶露排出的时间为3周左右。前一周恶露带红色,称红露。后两周为白色或淡黄色,称白露。恶露的颜色和质,以及排出的时间,是中医诊断、辨证的重要依据。

通过以上对产后一些生理状况的简单概括,大家也许会对"产前一盆火,产后一盆冰"这一提法有所领悟。产前孕妇怕热,是因为阴血相对不足,阳气相对旺盛。人体的阴阳是相对平衡的,阴血不足,阳气相对旺,阳气不足,阴寒相对盛,所以阴不足的人,出现热的表现,阳不足的人,出现寒的表现。

产妇则是阴阳气血都不足,整个体质暂时下降了一个台阶,人就会怕冷。有的人平时体质好,可能没有明显的表现,但并不意味着你不需要注意产后的调理。

所以，孙思邈在《备急千金要方·求子》中告诫产妇说："勿以产时无他，乃纵心恣意，无所不犯。"还指出："妇人产讫，五脏虚羸。"也就是说，不要因为生孩子时没有任何不适，就凭着自己的心情恣意妄为，任何事情都做。生孩子后，五脏都虚。

中国的家长有很多关于产后各方面的禁忌，如不能刷牙，不能洗头、洗澡（甚至有的头都不让梳），不能吃水果，不能吃生冷，头上还要用头巾裹着，等等。并且强调"坐月子得了病，要下次坐月子才能治好"。这里我们暂且不论有些做法是否恰当，但这些都说明产褥期很容易得病，病后不容易恢复，或者现在暂时没病，以后可能会留下后患。

2012年夏天，我在某医院针灸科碰到一个30多岁的女性病人在做针灸，全身针加灸。在同她闲聊时得知：她全身冷痛，什么检查都做了，没有发现实质性疾病，什么药都吃了，就是疗效不佳，做针灸还有点效果，但如果长时间不做，又会"旧病"复发。

后来她还告诉我，她的病是因为坐月子受寒了。我仔细问了一些情况，的确与坐月子有一定关系。因为坐月子时，身体非常虚弱，生活起居不慎，感受病邪，后来又没有及时治疗，会影响体质，加上其他因素的影响，会导致疾病发生。

因此，产后的调理较之女性其他特殊生理时期更重要。那么，产后该如何注意服饰的调理呢？

注意保暖是头等重要的。即使是夏天，也要穿长衣长裤。产妇由于体表正气相对不足，很容易因穿衣不慎而感受寒邪，平时穿的过于暴露的服装，在产后就不要穿了，这个时候不是美丽"动人"的时候，是健康唯此唯大的关键时期。这个时候也不能穿得太厚实导致感受暑热，具体情况因人而异，但要有"产后一盆冰"的概念，有保暖的意识。

服装面料要轻薄透气，最好是薄棉布，或绵绸、棉麻类的服装。春秋冬季要较其他人衣服厚一些，其他人穿件薄毛衣，产妇就要穿厚一些的毛衣；其他人穿厚毛衣时，产妇就要穿薄棉袄了。

产妇还由于正气不足，固摄的能力减弱，平时很容易出汗，尤其是吃饭和睡眠时，容易出虚汗，要及时更换内衣，以免着凉。

另外，人体头部是所有阳经相交会的地方。中医有"头为诸阳之会"之说，相对来说，头部的阳气较其他地方要充足一些。平时容易寒冷的是脚，所以有"人从脚下寒"之说，正因为这样，人很容易忽视头部受寒。产妇由于气血阴阳诸虚，"产后一盆冰"，抵抗力差，稍有不慎就易感寒。所以，产后一定要戴帽,哪怕是在家里也要戴一顶薄帽。夏天如果是用空调和电扇,也要戴单层布帽,防止头部受寒,落下日后头痛的毛病。

产妇由于生产时的产伤,加上有 20 天左右的排恶露的时间,应特别注意外阴卫生,及时清洗外阴,勤换内裤和卫生巾。

④ 哺乳期宜穿特制胸衣,忌乱穿胸衣。乳汁分泌是产妇产褥期内重要的生理现象之一。产后 12 小时便有乳汁分泌,产后 1～2 天的乳汁呈浑浊淡黄色,极易被婴儿消化吸收,并且含有丰富抗体,对很多疾病都有防御作用。可惜的是,过去很多人没有这方面的常识,认为乳汁不是乳白色就是不干净的,白白将其初乳挤掉。

生产后 3～4 天,乳汁才呈清白色。母乳的乳量及营养成分随婴儿生长的需要量及母体身体的恢复而增加,每日泌乳可达 1000～3000 毫升。母乳质量高、清洁、温度适宜,方便、经济,所以母乳是婴儿最理想的食物。但 6 个月以后,乳量及营养成分均逐渐下降,因此,6 个月以后的婴儿应增加辅食喂养。

中医认为乳汁为血所化,为气所统。产妇胃气强,脾气健,则生血化乳之源充足。这么说吧,就是说脾胃是人体饮食物消化、吸收的最重要器官,人体吃进体内的五谷杂粮、山珍海味,脾胃都能将其化为气血,所以中医称"脾胃为人体后天之本,气血生化之源"。人体气血的原材料来源于饮食物,脾胃功能强健的人,饮食口味就好,吃嘛嘛香,化生的气血就足,乳汁就充足。反之,平时脾胃功能不佳的人,生孩子后,食欲也不太好,乳汁也往往不足。对这种情况,中医一般会采用健脾和胃的药物进行调理,使脾胃健,食欲增加,自然会增加乳汁。

《景岳全书·妇人归》说:"妇人乳汁,乃冲任气血所化。"同时,产妇的情绪、睡眠、饮食营养、劳逸、服饰、健康状况及婴幼儿的啼哭声均可影响乳汁的量和质。因此,注重妇女哺乳期保健,对于为婴儿提供充足的乳汁具有重要意义。

哺乳期乳房内乳汁分泌,乳房较平时充盈、胀大,穿衣是否合适,对乳房的保健至关重要。为不影响乳汁分泌和畅行,又便于哺乳,防止乳房下垂,穿衣应注意以下几点:一是衣服要宽松柔软,有一定弹性,防衣服过紧,影响乳汁分泌和畅行,导致乳痈的发生;二是穿对襟的服装,就是中间扣扣子的,便于哺乳;三是可买专门为哺乳妇女设计的有利于哺乳还能防乳房下垂的胸罩;四是一旦有乳汁浸湿了衣服,要及时更换,因为衣服被浸湿很容易发硬,对乳房、乳头会有伤害。

2. 男性忌长期穿紧身牛仔裤　较之于女人,男人没有那些特殊的生理时期,但男人的生殖器官并不比女人简单。男性性器官比女人复杂,尤其是外生殖器。而男性阴茎特殊的勃起功能、男性尿道较为狭长、男性生殖大本营睾丸在体外的阴囊内等,都是造成男性生殖器官较易受伤、较为脆弱的原因。

男性穿衣要特别考虑这一生理特点。有些男青年追逐紧身裤的时尚,常年牛仔裤不离身。殊不知,牛仔裤将阴囊和睾丸紧紧地束缚,使局部散热减少,引起睾丸温度升高,有碍精子的生成。正常情况下,阴囊的温度较腹腔的温度低 1~8℃,有利于正常精子生成,如果阴囊温度过高,就会影响精子的数量和质量。同时,紧身裤限制了阴囊部位的血液循环,尤其是妨碍静脉血液的回流,造成睾丸淤血,给精子的生成也带来了阻力。

常年穿紧身裤,也可能导致局部挤压过度,形成前列腺炎。尤其是夏天,不能及时散热,局部透气性差,容易形成外阴湿疹,或滋生微生物,导致外阴炎症等。

因此,男性穿衣虽然要讲究有款有型,但有所谓的十忌,即一忌裤腿太短;二忌裤裆太大;三忌裤腿管太大;四忌衬衫领子太大;五忌衬衫领口敞得太大;六忌衬衣太瘦,紧绷着肚皮;七忌领带颜色刺眼;八忌用涤纶面料做时装;九忌西装袖子过长;十忌西装配运动式皮鞋。这十忌主要强调的是男性穿衣美观方面的问题,也有影响健康的内容(如衬衣太瘦,紧绷着肚皮)。

男性穿适当紧身的裤子,确有助于美化男子汉形象,以利于增加男性自尊心,对健康是有利的。但一定要适度,不要过于紧身,影响了健康。另外,就是不要长时间穿紧身裤,除了一些正式的场合,或工作需要、应酬需要,平时以宽松为宜。

(三)因体质不同穿衣有别

要了解不同体质穿衣的差异性,先要弄清楚关于体质的一些基本问题。

首先要弄清什么是体质。常言道:"一母生九子,九子各不同。"何况世间之人,都不是亲兄弟姐妹。所以,傅杰英老师说:"从形态上来看,有的人高大威猛,有的人短小精悍,有的人五大三粗,有的人娇小玲珑,女性更是环肥燕瘦,体态各有不同。从皮肤上来看,有的人皮肤非常好,肤如凝脂,不用花很多的钱去买化妆品,一年四季皮肤都非常有光泽;有的人皮肤干燥,尤其到了秋天冬季,天天离不开油腻的、滋润的护肤品;而有一些人是油性皮肤,终年毛孔粗大,油光满面,时不时地脸上还长痤疮,令人烦恼。"

从人体的五官看,有人长了一双会说话的含情脉脉的大眼睛,有人长了一双暗淡无光的小眼睛,有人虽眼睛不大,但精彩内敛,炯炯有神,有人眼睛虽大,却没有神采;有人鼻梁高挺,有人鼻梁塌陷;有人耳廓肥厚,两耳垂肩,有的人耳廓瘦小,两耳透亮;有人嘴如樱桃,甚是好看,有人嘴如鲢鱼……

从脏腑功能特点看,有人饮食稍有不慎,就会腹痛腹泻;有人爬楼梯两三层就会气喘吁吁,全身是汗,有人爬五六层也心不慌气不喘;有人喝凉水都长膘,有人喝猪油都难发胖……

从性格心理特点看,有人谦虚,有人骄傲;有人勇敢,有人懦弱;有人勤劳,有人懒惰;有人遇事冷静,有人遇事慌乱;有人视名利如草芥,有人视名利如生命,无论大小事都得争个你高我低;有人十分敏感,易于触景生情,悲悲戚戚,如林黛玉;有人非常仗义,为朋友两肋插刀,如李逵、张飞,等等。

这些都是人与人之间的差异。这些差异来源于人与人先天的遗传和后天各种因素不同,最终形成人体不同的体质。

所谓"体质",就是指由遗传性和获得性因素所决定,表现在形态结构、生理功能和心理活动方面综合的相对稳定的固有特性。"体",是指形体、躯体。"质",是指"特质"、"性质"。体质也就是形和神的综合体。形就是人的躯体,包括人体的内脏器官结构;神就是人体器官的功能活动及心理特点。

弄清楚了什么是体质,其次,就是要弄清楚体质是怎样产生的。

体质的形成,先天因素起着关键性作用。先天因素为体质的形成确定了"基调"。汉代王充在《论衡·气寿》中指出:"禀气渥则其体强,体强则命长;气薄则体弱,体弱则命短,命短则多病短寿。"也就是说,禀承父母的气血津液充足,人身体就强壮,寿命就长,反之,从父母那儿得到的气血津液不足,身体就弱,寿命就短。

先天禀赋虽然为体质的形成定了"基调",但并非一成不变,饮食因素、行为习惯、精神因素、情志因素、环境因素,或者疾病、用药习惯等,都会影响体质。比如,一个人先天因素很好,即父母体质很好,父母在孕育孩子的过程中也遵循科学的育儿原则,孩子出生时体质也很好,但孩子在成长的过程中沉迷于上网,经常不按时吃饭和就寝,久而久之,体质越来越差,以至经常患病。再比如,有人迷信补药,常年服用某种保健品,最后也可形成某种偏颇体质。

体质一旦形成,尤其是偏颇体质,如气郁、痰湿、气虚等等,就会对人体的健康形成隐患,患病时有明显的易感性和易罹倾向。

中医的精髓是辨证论治,离开了辨证论治,中医就失去了生命力。离开"辨体养生",养生不仅不会有好的效果,有时候会适得其反。有的人说绞股蓝有比较好的降血脂的作用,就拿它来降血脂,用了一段时间,发现不但血脂没有降下来,反而出现了胃部不适,百思不得其解,原来是因为没有按照中医的基本用药原则。绞股蓝降血脂的作用是其药理作用,按中药学的理论,它是寒性的药物,有清热的作用,如果你是寒性体质的高血脂病人,你用它就会有不适感,甚至还会出现其他病证。体质偏寒的高血脂病人,如果要用它降血脂,就不能单独用,要配伍一些改善寒性体质的药。

因此,体质养生,必须弄清楚体质的分类。体质的分类有其悠久的历史,《黄帝内经》曾提出过阴阳含量划分法、五行归属划分法、形态与机能特征分类法等等。现在最实用或最权威的分类法,是以北京中医药大学王琦老师提出的九种分类法为主,包括了中国人群中最常见的几种体质类型。其主要内容见下表。

## 体质分类简表

| 体质类型 | 形体特征 | 常见表现 | 心理特征 | 发病倾向 | 对环境适应能力 |
|---|---|---|---|---|---|
| 平和质 | 体形匀称健壮 | 面色、肤色润泽,头发稠密有光泽,目光有神,鼻色明润,嗅觉通利,口红,唇色红润。不易疲劳,精力充沛,耐受寒热,睡眠良好。胃纳佳,二便正常。舌色淡红,苔薄白,脉和有神 | 性格随和开朗 | 平素患病较少 | 对自然环境和社会环境适应能力较强 |
| 气虚质 | 肌肉不健壮 | 语音低怯,气短懒言,肢体容易疲乏,精神不振,易出汗,大便不易成形。舌淡红,舌体胖大、边有齿痕,脉象虚缓 | 性格内向、情绪不稳定、胆小,不喜欢冒险 | 易感冒,病后不易恢复,易患内脏下垂等 | 不耐受寒邪、风邪、暑邪 |
| 阳虚质 | 多形体白胖,肌肉不壮 | 平素畏冷,手足不温,喜热饮食,精神不振,睡眠偏多,易出汗,大便溏薄,小便清长。舌淡胖嫩边有齿痕、苔润,脉象沉迟而弱 | 性格多沉静、内向 | 易感寒证,或易从寒化,易病痰饮、肿胀、泄泻、阳痿 | 不耐受寒邪、耐夏不耐冬;易感湿邪 |
| 阴虚质 | 体形瘦长 | 手足心热,易口燥咽干,鼻微干,口渴喜冷饮,皮肤偏干,易生皱纹,睡眠差,大便干燥,小便短涩,舌红少津少苔 | 性情急躁,外向好动,活泼 | 易患阴亏燥热的病变,或病后易表现为阴亏症状 | 不耐热邪,耐冬不耐夏;不耐受燥邪 |
| 痰湿质 | 体形肥胖,腹部满松软 | 面部皮肤油脂较多,多汗且黏,胸闷,痰多。喜食肥甘甜黏,口黏腻或甜,容易困倦,身重不爽,舌苔白腻,脉滑 | 性格偏温和、稳重、恭谦、豁达,善于忍耐 | 易患消渴、中风、胸痹等病证 | 对梅雨季节及湿环境适应能力差 |

续　表

| 体质类型 | 形体特征 | 常见表现 | 心理特征 | 发病倾向 | 对环境适应能力 |
|---|---|---|---|---|---|
| 湿热质 | 形体偏胖或苍瘦 | 面垢油光,易生痤疮粉刺,容易口苦口干,身重困倦,心烦懈怠,眼睛红赤,大便燥结,或黏滞,小便短赤,舌质偏红,苔黄腻,脉象多见滑数 | 性格多急躁易怒 | 易患疮疖、黄疸、火热等病证 | 对湿气重温度高及长夏季节不适应 |
| 血瘀质 | 瘦人居多 | 面色晦暗,皮肤偏暗或色素沉着,容易出现瘀斑、易患疼痛,女性多见痛经、闭经、或经血中多凝血块、或经色暗,口唇暗淡或紫,舌质暗有点、片状瘀斑,舌下静脉曲张,脉象细涩或结代 | 性格心情易烦,急躁健忘 | 易患出血、肿瘤、中风、胸痹等病 | 不耐受风邪、寒邪 |
| 气郁质 | 形体瘦者为多 | 忧郁面貌,郁郁不乐,喜叹气。胸胁胀满,或走窜疼痛,或咽间有异物感,或乳房胀痛,睡眠较差,大便多干,小便正常,舌淡红,苔薄白,脉象弦细 | 性格内向不稳定、忧郁脆弱、敏感多疑 | 易患郁症、脏躁、百合病、不寐、梅核气、惊恐等病证 | 对精神刺激适应能力较差;不喜欢阴雨天气 |
| 特禀质 | 无特殊,或有畸形,或有先天生理缺陷 | 遗传性疾病有垂直遗传,先天性、家族性特征;胎传性疾病为母体影响胎儿个体生长发育及相关疾病特征 | 因禀质特异情况而不同 | 因体质而异,如过敏体质者易药物过敏,易患花粉症等 | 适应能力差,如过敏体质易患过敏证,易引发宿疾 |

从以上简表我们可以大致了解自己是属于那种体质类型,根据不同的体质特点来指导养生,才有实质意义。

1. 平和体质在穿衣上没有什么特别的要求。这种体质的人,一般只要不违背常规,身体状况会比较好,很少患病,即使是患病大多可以不药而愈。一旦患病,或重病,大概也到了"天命"之年,该寿终正寝了,这是何等的福分呀!

2. 气虚、阳虚体质(也叫偏阴质,即寒性体质),由于人体正气不足,抵抗力下降,尤其是不耐风邪、寒邪等阴邪的侵犯,所以平时特别是换季时要注意及时加减衣服。在相对寒凉的春、秋、冬季,比平和体质者要多穿一点衣服。别人穿薄毛衣时,阳气虚者得穿厚毛衣;别人穿厚毛衣时,阳气虚者得穿薄棉袄;别人穿厚棉袄时,阳气虚者得穿羽绒棉袄。冬季要注意保暖。

3. 阴虚体质(也叫偏阳质,即热性体质),由于人体阴液不足,水不足火偏旺,不耐热邪或燥邪侵犯,穿衣不慎会生热邪,或易被热邪所伤,因此,穿衣服应适中,尤其是冬天,不宜过度保暖。衣服要厚薄适中,与比平和体质者相比,衣服要适当穿少一些。

4. 痰湿和湿热体质的人形体均偏于肥胖,分泌物、排泄物较多,气味较大,尤其是湿热体质的人。因此,穿衣应注意宽松柔软,夏天还应特别注意穿透气性好的衣服。湿热体质的人在相对寒凉的春、秋、冬季,穿衣服宜较平和体质者少。

5. 血瘀和气郁体质,主要表现在心理性格上与平和体质的差异性。我们观察发现,血瘀、气郁体质者性格均比较内向,多喜欢穿一些颜色晦暗的服装,如深灰、深蓝等。颜色晦暗,对血瘀、气郁体质者心理又有负性作用。为了纠正这种状况,在服饰上可采取循序渐进的纠正措施。建议这类体质的人,服饰可选颜色适度鲜艳一些的,如粉红、淡黄、天蓝,再到橙黄、碧绿、大红等。实践也证明,服饰颜色的改变对性格的改变有较好的纠正效果,性格的改变又可纠正偏颇体质。

6. 特禀体质,由于其体质特点比较复杂,应根据不同的具体情况采用相应的应对措施。如过敏体质者,尽量少穿含绒毛的服装,换季节时服装要清洗暴晒后再穿(因过敏体质对绒毛和灰尘、螨虫等特别敏感)。

## 第二节 科学的睡眠

可能有人会认为,睡眠不是一件再自然不过的事情了,有什么学问? 其实没有人能真正搞得清楚,究竟有多少疾病是由于长期的睡眠不规律导致的,又有多少人由于睡眠障碍而导致了其他疾病,或导致早衰早亡。据美国癌症研究会调查发现,睡眠对癌症发病率有重要影响。这个结论是在调查了马里兰州的5968位女性后做出的。研究者发现,每晚睡眠时间少于7小时的女性比积极锻炼身体、睡眠更为充足的女性患癌症的比率高出47%,但睡眠如何影响到癌症发病率尚未证实。有关睡眠与人体健康和寿命的关系越来越受到人们的关注,尤其是西方国家,现在已经有了专门的睡眠医学。

其实,早在春秋战国时期,我们的祖先就有了关于睡眠的忠告。如《素问·上古天真论篇第一》云:"起居有常,不妄作劳,故能形与神俱,而尽终其天年,度百岁乃去。"起居有常,不妄作劳,就是指生活有规律,劳动有限度。实际上,就是提醒人们应协调好休息与工作的关系,睡眠是休息的主要方式。《素问·四气调神大论》根据一年四季自然界不同气候特点明确提出:春宜"夜卧早起,广步于庭,被发缓形";夏宜"夜卧早起,无厌于日";秋宜"早卧早起,与鸡俱兴";冬宜"早卧晚起,必待日光"。

可见,无论从时间还是空间,人们都意识到了睡眠的重要性。但没有达到足够重视的程度。到目前为止,中国还没有建立睡眠医学学科。当你走进中国各大医院,基本看不到有专门的睡眠科,各级学校也很少有关于睡眠的教育。因为睡眠障碍去看医生的人,大多数是严重失眠或是嗜睡的病人,几乎没有人去咨询如何科学睡眠。提高睡眠质量,不仅能提高当下的工作效率,让你感觉身心舒适,同时能为你长远的健康长寿提供保障。那么,应如何提高睡眠质量呢?

## 一、睡眠适阴阳

睡眠是人体适应自然界昼夜节律性的变化,以维持体内阴阳协调平衡的生理现象。中医认为昼属阳,夜属阴,阳主动,阴主静。人体阴阳活动变化与之相应,严格遵守"日出而作,日入而息"的自然规律,于是有觉醒与睡眠交替出现,人体阳气消长出入随自然界阳气消长出入而动,呈现日节律现象。平旦时,人体阳气随外界阳气的生发由里外出,人起床活动;日中 11～13 点时,人体阳气最隆盛,而午后逐渐减弱,到黄昏时 19～21 点时,阳气衰减明显;入夜则阳气潜藏于内,人就上床休息。《灵枢》曰:"阳气尽,阴气盛,则目瞑;阴气尽,而阳气盛,则寤矣。"这种阴阳盛衰主导睡眠和觉醒的机制,是由人体阳气出入运动来决定的。

更具体一点,是与人体卫气和营气关系密切。人体的气主要包括元气、宗气、卫气、营气、脏腑之气、经络之气等,其中与人体睡眠有关的主要是卫气和营气。卫气和营气同源而异流,均以水谷精气为其主要的生成来源,皆出入脏腑,流布经络,但在性质、分布和功能上又有区别。营气,其性柔顺精粹,主内守而属阴,具有营养周身、化生血液之功;卫气,其性剽悍滑利,主卫外而属阳,具有温养脏腑、护卫肌表之能。一般而言,营行脉中,卫行脉外。但是营中有卫,卫中有营。营卫之气的运行,阴阳相随,外内相贯,并行不悖。分而言之,则营卫不同道;合而言之,则营卫同一气。二者之间的运行必须协调,不失其常,才能维持腠理的开合、体温的恒定、"昼精而夜瞑",以及正常的防御外邪的能力。若营卫不和,可出现恶寒发热、无汗或多汗、"昼不精而夜瞑",以及抗御外邪的能力低下等病症。

也就是说,属阴的营气和属阳的卫气要保持充足,平衡协调,按常规运行,即营行于脉中,卫行于脉外,卫出于体表时,人便醒寤;卫行于内脏时,人便入睡。而卫气出于体表和行于内脏是与自然界昼夜阴阳变化同步的,卫气白昼主要循行于体表阳经之外，夜间主要行于阴经及五脏，具体时间是在子时，即23～1点入里与营相合，这就是人最需要睡觉的时间。保证子时睡眠质量是至关重要的，因此，北京中医药大学王东坡老师提出"子时入睡，精神百倍"，这是很有道理的。

我们现在很多人，尤其是青年人认为自己精力充足，身体壮，工作不分白天黑夜，娱乐亦不管子丑寅卯，没有时间观念，认为第二天可以补觉。其实这种做法是非常错误的，完全违背了自然规律，即属阴时你没能睡眠，属阳时你就不可能有足够的精力，同时，还可能因为经常阴阳颠倒，导致人体正气受损，阴阳失调，反过来又形成睡眠障碍。久而久之，或由正气本不足而诱发疾病，或由于正气不足，邪气乘虚而入而发病，这就是睡眠不适阴阳的结果。因此，睡眠不分阴阳时辰，偶尔为之对身体没有太大的影响，经常如此，对健康会有长远的影响。虽然现在没有任何感觉，可能隐患已经在身体里潜伏，到一定年龄就会来找你算总账了。

可见，睡眠应遵循自然规律，按阴阳时辰。阴时（晚上）就得瞑，阳时（白天）就得寤，是科学睡眠的重中之重。按中医的理论，亥时（21～23点）至卯时（5～7点），也就是21～7点10小时内是最佳的睡眠时间。但我们不可能这么奢侈，既没有这么多时间，成年人也不需要这长睡眠时间，可在这区间内根据个人的工作情况和习惯选择7小时左右的时间睡眠，但子时（23～1点）一定要是睡眠时间。

## 二、睡眠不是越多越好

中国有句谚语："抠成疮，睡成病。"就是说，当你没事的时候，总是在皮肤上挠，皮肤会生疮。皮肤一旦挠伤，如果又感染了微生物，这种情况就会更严重。没事时总是睡觉，会睡出病来。有的人觉得昨天晚上没睡好，今天多睡会儿，身体就会恢复得更好，或者没事时总是呼呼大睡，会对身体有好处。实际情况是这样吗？很多人都有切身体会，当睡眠时间过长时，会越睡越想睡，所以有"瞌睡无根，越睡越深"之说，醒来后感觉全身没劲，有的连食欲也没了。《黄帝内经》在《素问·宣明五气篇》上说："久视伤血，久卧伤气，久坐伤肉，久立伤骨，久行伤筋，是谓五劳所伤。"过度卧床，影响肺吸清呼浊，不利于肺调节新鲜空气，使肺的机能不强健。而肺主一身之气，所以人体的"气"由此而伤，人就会感觉没劲。气一伤，会影响脾主运化功能（中医认为，脾是人体消化吸收的重要器官，脾的这种功能靠的就是气），食欲就会下降。

那么人究竟要睡多长时间是最好的呢？一般而言，睡眠时间的长短，首先要因年龄而异,不同年龄的人需要睡觉的时间是不一样的。2～3 个月的婴儿需要睡 18～20 小时,4～6 个月的婴儿需要睡 14～18 小时,7～12 个月需要睡 14～15 小时,1～4 岁的小孩需要睡 12～13 小时,而青少年必须保证有 8 个小时以上,成年人因人而异。历史上的一些伟人和名人睡眠时间都是很短的,如爱迪生每天睡眠不足 4 小时;邱吉尔夜间睡眠的时间很少,只靠午睡 2 小时来补足;拿破仑夜间分段睡觉,睡一会,干一会,但总共不超过 4～6 小时;美国前总统布什夫妇每天坚持 5 点起床;周总理每天只睡 3 小时;毛泽东往往是彻夜工作,天亮以后才上床,睡到 10 点就起床,同样有充沛的精力进行紧张的工作。其实,我们的睡眠不必机械地以时间的长短来衡量,应根据各人的睡眠质量、身体素质、精神状态和起床后的感觉是否良好来判断,睡得太多或太少都不好。

近年来,科学家和医学家根据对大量的实例追踪观察,对普遍认同的 8 小时睡眠习惯提出新的见解,认为成年人适当减少睡眠时间有益无害,一般 5～6 个小时就可以了,再多也没有必要。5～6 小时是个平均数,还是因人而异,有的人还是需要 8 小时,有的人 5 小时就可以了。

女性在特殊的生理时期,如月经期、妊娠期、产后期、哺乳期,要适当增加睡眠时间,并要保持睡眠质量,睡眠质量差的,要及时看医生,弄清其原因,再来进行调理。月经期很多人有嗜睡的现象,多是体内有湿或气血不足。有湿的人,体形多偏胖,舌苔比较厚,平时要多运动,吃一些祛湿的食品,如用赤小豆、薏米仁煮粥喝。气血不足者,多身体消瘦或偏胖,面色苍白或萎黄,易疲劳,多进一些补益气血的食品或常用药品,如党参、黄芪、红枣鸡汤,莲子、桂圆粥,瘦肉红枣汤,等等。

## 三、睡眠要有规律

前面我们已经提到,睡眠要按自然界和人体阴阳消长的规律来进行。人体之所以有犯困的感觉,是因为自然界阳消阴长,人体随之出现相应变化,机体的代谢也相对缓慢了。中医讲"人静则血归于肝,人动则血归于诸经",就好比医院的血库一样,血库里有血,才能满足病人用血的需要,肝就好比人体的血库,如果休息不好就很难保证血库里能贮藏充足的血液,人动时需要血的时候就难以满足。其他各脏腑都需要张弛有度,才能保证其正常的功能活动,保证人体正常的新陈代谢。因此,按自然规律睡眠和选择最佳的睡眠时间,都是基本的要求。

除此之外,睡眠有规律也是必需的。在我们身边,经常发生的事是今天老板要你赶写材料,写材料到过了子时,明天要你出差在外谈生意,喝酒吃饭陪客户娱乐到丑时,总是有各种意想不到的工作;还有因个人的兴趣爱好,今天在网上发现了一个新片,看到天亮,明天又碰上一个好久没有碰到的同学,聊到半夜三更,总没法或没有按时睡觉。没有一个相对稳定的生物钟,让身体内的"零件"都无所适从,一会加速度运转,一会又长久不开机,要么就磨损过度,要么就生锈,这机器哪有不坏之理?

有规律的睡眠不仅有利于人体的健康,还可以增强人体的思维能力、记忆力,对儿童来说还有助于增强智力。

美国研究人员发现,养成良好的睡眠习惯有助于儿童智力发育。为了解睡眠习惯对儿童成长造成的影响,美国斯坦福研究院的研究人员对 8000 名儿童的家长进行了两次电话采访。第一次采访在孩子 9 个月时进行,第二次采访在孩子 4 岁时进行。

研究人员随后对孩子进行了读写能力和数学智力测试。结果发现,智力测试成绩好坏与孩子的睡眠习惯有密切联系。如果孩子在 4 岁时有良好睡眠习惯而且每晚睡眠时间达 11 小时,他们的智力测试成绩往往很高;而那些不能按时上床睡觉且睡眠时间不足 11 小时的孩子,往往在智力测试中表现较差。

有些工种没有办法长期按自然规律睡觉,因为他们的工作性质决定了他们每隔几天就要上夜班,如护士、医生、保安、各种性质的工人等,但他们有一定的规律可循,夜班后白天能及时睡眠,这样也能基本保证身体健康。

所以,睡眠有规律,亦是保证身心健康的关键因素。

## 四、顺阴阳适度午睡

《素问·金匮真言论篇第四》云:"阴中有阴,阳中有阳。平旦至日中,天之阳,阳中之阳也。日中至黄昏,天之阳,阳中之阴也。合夜至鸡鸣,天之阴,阴中之阴也。鸡鸣至平旦,天之阴,阴中之阳也。"也就是说,拿 24 小时来分阴阳,白天为阳,晚上为阴;白天上午为阳中之阳,是一天中阳气最盛的时间,下午为阳中之阴,阳气逐渐下降阴气逐渐上升;晚上上半夜为阴中之阴,是阴气最盛的时间,下半夜为阴中之阳,阴气逐渐下降阳气逐渐上升。

因此,正常人中午就会犯困,这是人体适应自然阴阳变化的一种很正常的反应。人体一旦适应了阳气下降的特点,犯困的现象很快就消失了,此时适当午睡,使机体调整阴阳,达到新的平衡,是十分有利的,对保护人体的健康、增强人体抗病能力和提高工作效率是大有裨益的。

美国科学家采用各种不同的实验方法，对人体一天 24 小时的睡眠—觉醒周期进行研究后发现，几乎所有的人在中午都要进入睡眠准备状态，因为人体的两个主要睡眠高峰分别是凌晨 2 点和下午 2 点，而这两个高峰又恰巧和人体体温值的主要和次要低谷相符。人的体温在中午下降，脑电波缓慢，体内产生一种天然催眠剂——三角催眠肽，因此精神集中程度急剧下降。

很有趣的是，美国科学家研究的两个睡眠高峰时间即凌晨 2 点和下午 2 点，刚好与《黄帝内经》上所描述的"阴中之阳"、"阳中之阴"时间转换相吻合。我们的祖先在没有任何先进的实验仪器检测的情况下，能比较准确地用天色计时法和地支计时法将一天分为 12 个时辰，并描述其阴阳的更替变化及与人体的相互关系，的确不易。挖掘《内经》的精神实质和科学原理，看来还任重而道远。

英国科学家在特别研究了午睡的长远效果及其对心脏的影响后发现，每天坚持午睡，能使人的冠状动脉得到休息，可减少心脏病的发作。厄瓜多尔北部有个比尔卡班马巴山谷，海拔 3000 多米，居民爱吃荤食和酸奶，不爱看电视，他们最独特之处就是天天坚持午睡，因而那里成了世界上最长寿的地方。因此，人们普遍认为午睡很重要，它不仅可以消除疲劳，恢复体力和脑力，使人精力充沛，工作效率提高，减少事故，而且可以预防心脏病和达到延年益寿的目的。特别是在夏季，夜短日长，对于大部分中老年人来说，午睡更是一种养生健身的简易有效的方法。

午睡的时间不宜过长，一般以半小时到 1 小时为宜，时间过长，醒后反而觉得乏力、昏沉。也有些人午睡会睡不醒，越睡越想睡，如果是头天晚上没有睡好，这种情况很正常。如果是晚上睡得很好，而午睡时间经常睡不醒，可能是身体出了小状况，要么是体内湿气过重，要么是人体阳气不足。经常失眠的人、体重超过正常标准 20% 的老人不宜午睡。

## 五、睡当躺着忌坐立位

可能有人会质疑："睡就是睡，怎么会坐？""睡"是由"目"和"垂"组成的，即闭目安息，坐着或站着都能睡。很多人都有坐着或站着睡的经历。上班一族居处离办公室远，中午没办法回家，午休时只能趴在桌上小息一会。现在这种情况更严重了。大城市年轻人没几个买得起市中心的房子，只能住在离城市中心较远的地方，甚至是郊区或边远的小镇，每天上班在路上颠簸少则四五十分钟，多则一到两个小时，上车就抓紧时间睡觉，遇到公车上没有座位，站着睡也是常有的事。

　　无论你是站着睡还是坐着睡或躺着睡，一旦睡着，人体交感神经处于抑制状态，副交感神经则处于兴奋状态，这样就会使心脏收缩力减弱。心率减弱，心脏功能仅处于维持周身血液循环的状态，加上这时血管壁松弛，血压也相应降低，整个机体代谢相对降低，使人体的每个器官都处于一个相对休息的状态。我们平时常说"休息是为了更好的工作"，其实机体的器官也是一样的。

　　坐着或是站着睡，相对躺着睡，输送到头部的血液就会少些，从而引起脑部暂时的供血不足，使大脑得不到真正的休息，不仅达不到解除疲劳的目的，相反会对大脑的正常机能产生较大的影响。此外，趴在桌上睡时，胃部受挤压，血液供应相对不足，醒来后，有些人有明显的胃部不适。坐立而眠，周身肌肉也因得不到很好的放松，达不到休息的目的，而妨害机体的健康。因此，当困倦来临时，最好放上枕头，卧床而眠。

　　很多人会说：我们何尝不想卧床而眠，可哪里有条件？这里就要给所有用人单位提个醒，在可能的情况下，给职工安排一个能躺下一个人的空间，让他们能真正小憩一会，放松一会，这对你的企业不但不会有损失，还会增加效益和节约成本。你想想，职工能彻底休息一会，精气神足了，工作的效率不是提高了？说不定创新思维也大大提升，给你开发一个新的产品，这种可能性很大。另一方面，休息好了，健康才有保障，所有职工身体健康了，医药费的支出不是下降了？

　　我们有些人不是没有躺着休息的条件，是对健康视而不见，眼睛里只有工作和事业，每天通宵达旦地做学问、工作，困了就趴在桌上休息一会。其实这样很不好。现在大家经常提到的健康是1，其他是0，有了1，后面的0越多越好，没有了健康，0再多也没有意义。极少数人身体底子好（就是遗传基因好），经常熬夜，觉得睡觉是个负担，实在困了凑合一下，也会比较健康，这种个例，我们不要拿来做范本。大多数人还是要悠着点，该睡觉时还是选择最好的地方，躺着睡，使身心真正得到放松，尤其是那些高智商、能力强而身体又相对差的人，悠着点可能你会对人类做出更大的贡献。

　　躺着睡也有讲究。讲究什么呢？睡姿。什么样的睡姿是好的？从解剖和生理的角度看，右侧卧位是最科学的，有利于血归肝，又不妨碍心脏的血液循环（前面我们已经提到，人睡眠时，心脏的功能相对低）。仰卧也是不错的卧姿，适当的仰卧，有利于放松全身肌肉，特别是在睡着前仰卧几分钟，全身彻底放松，配合腹式呼吸（即吸气时腹部隆起，呼气时腹部凹陷），对促进内脏器官的血液循环是十分有利的。同时，枕头应高低适宜，略高于整个身体。

枕头过低,头部会向下倾斜,会有不适感;枕头过高,不符合颈椎的生理弯曲的特点,可导致颈椎病。过高和过低的枕头都是非常不适的。枕头的材质也很重要,冬天可以用各种棉质的,夏天用草质或竹质的比较好,因为人体头部是所有阳经交会的地方,有"头为诸阳之会"之说,宜凉不宜热。

另外,即使是右侧卧位,也只是一个比较固定的睡姿,也需要经常变换体位,防止长时间一个体位影响局部的血液循环。

## 六、睡前热水洗脚胜吃药

中国有句俗语叫"有钱人吃药,无钱人热水洗脚"。也就是当你有小病小灾时,热水洗脚,胜过吃药,或者说你经常用热水洗脚,基本不会患病,不用吃药。这是民间老百姓最常用、最实惠、最简单的一种养生保健方式。为什么热水洗脚会有如此大的作用? 从解剖生理学的角度看,心是人体血液循环的泵,心将血液运行到全身,带给各个部位血液和氧气,也就是能量、热量。脚是离心脏最远的一个部位,得到的热量相对不足。从中医的角度看,脚主要是足三阴三阳经交会的地方,不像头是人体所有阳经交会的地方,脚相对阳气不足,因此有"寒从脚下起"之说。我们都有体会,一到寒冷的季节,最先冷的是脚。易生冻疮的人,也多是脚容易生。

睡觉前用热水泡泡脚,不单单是温暖局部,还有疏通全身阳气的作用。如果你每天都坚持用热水洗脚(尤其是寒冷的季节),就能长期保持气血的畅通。中医认为,气血是人体生命活动的最基本物质,气血充足和畅通是保证人体生理功能正常的最基本条件。

当你感觉脚有些冷的时候,睡觉前用盆热水泡泡,会使全身有温暖的感觉,易于睡着,即使是睡眠有些障碍的人,也会有比较好的纠正作用。如果你了解一些中医药的常识,根据自己的体质,增加一些中药,效果会更好。比如,女孩子痛经,经期感觉腹部寒冷,就说明有寒,在洗脚水里加点肉桂、沉香、川芎等,既能温里散寒,又能疏通气血,可明显缓解痛经症状。

身体素有寒邪的人,即使是夏天也不能用冷水洗脚,要用温水洗脚。女性在特殊的生理时期,如月经期、产后期,在夏天要特别注意忌用冷水,更不能用冷水洗脚,防寒邪与血相结,形成寒凝血瘀,导致痛经或产后腹痛。

另外,睡前还有很多禁忌,如看易兴奋的影视片,听摇滚乐;吵架,打架;深思熟虑,解难题;吃得过饱,吃甜食、肥腻的食品、寒冷的食品等,都会影响睡眠。

# 第三节 健康的性行为

所谓房事，即房中之事，也就是男女之间那点事，亦即性生活。说它是大事，它关乎国家。古代的帝王，多有房事放纵者，长寿的很少。有人统计，从秦汉至明清，我国有生卒年可查的皇帝共有 209 人，其中活过 60 岁的只有 23 人，平均寿命只有 39 岁。皇帝龙体欠安，动不动命归黄泉，朝野上下一派混乱，难道这还不是大事？而今的贪官，背后大多数都有情妇（多数实则是捞钱妇），他们为情妇生，为情妇死，不惜侵吞纳税人的血汗钱，少则几十万、几百万，多则上千万、上亿，甚至有的将这些资金转移至国外。如果这些人多了，对一个国家来说，还不是大事吗？这些难道不是房事惹的祸？说它是小事，不就是夫妻之间极其隐蔽的私事吗？

有一年我回老家探亲，大街小巷都在议论一件事，说的是一个 60 多岁左右的老头，吃了"伟哥"，风流而死，死在了小姐的玉体上。这种案例远远不只一例两例。临床医生也经常碰到一些疑难杂症，病人面色晦暗，全身无力，腰酸背痛，精神萎靡，动辄心慌气短，小便频数，大便不实，各种检查查遍，都没有发现太大的问题，最后中医辨证是肾虚。细问其病史，发现这种人不仅生活没规律，而且还频频光顾"青楼"，哪有不肾虚的道理？

因此，无原则地放纵自己，对那些有权势的人来说，不仅影响身体，而且影响国家；对普通老百姓来说，小则导致疾病，大则丢命，同时还会影响家庭的安定团结，或者导致家庭破裂。

所以，我们的祖先在很早以前就有关于房事养生的警示。如《素问·阴阳应象大论》言："帝曰：'调此二者，奈何？'岐伯曰：'能知七损八益，则二者可调，不知用此，则早衰。'"翻译过来就是，黄帝说："如何保持阴阳二气的协调呢？"岐伯说："能懂得七损八益养生，则阴阳二气便能协调，若不懂得七损八益养生知识，就会早衰。"这里的"七损八益"就是具体的房事养生知识。这说明，房事养生对维持人体阴阳平衡具有至关重要的作用。中医认为，正常人就是阴阳平衡体，一旦生病就是阴阳失去了平衡。那么，房事养生究竟有哪些内容呢？

## 一、房事益于健康

孔子云："饮食男女，人之大欲存焉。"告子曰："食色，性也。"都强调了饮食、性是人类最基本的需求。现代心理学将人类需要的结构分为五个层次，其中最底层是生理需要，包括对食物、水分、空气、睡眠、性的需要。有人会说，人离开了食物、水分、空气、睡眠会死亡，没有性人照样活得很滋润。不知大家思考过没有，没有性，连人类的种族都不能延续，还谈什么其他需要？

生物演化的历史在人类体内留下了要与异性交媾的驱力。当然，这个驱力与饥渴一样，并非无时无刻地如影随形，它时而浮现，时而沉寂。它的来与去有生理性的直接因素，也有认知性的心理因素。

生理性的直接因素源于雄激素，亦即性欲的原动力来源于雄激素。分泌雄激素的器官是男性的睾丸与男女两性的肾上腺体。男性的雄激素约为女性的十倍，但这并不完全是男人性欲强于女人的原因（与男性性器官的位置有很大关系）。只要有微量的雄性激素，就足以维持性欲的激发和性器官的敏感度。性腺体只要能够分泌足以维持性欲的微量雄激素，之后性欲的沉浮就不在它的掌控范围内了，取而代之的主角转移到主司判断、解释、决策的大脑皮质部。也就是说性欲的维持，微量的雄激素是必需的，但有了雄激素，并不一定能产生性冲动，而是与心理因素有很大的关系。有心理学学者曾做过一些研究性实验，他们将 31 名男大学生志愿者个别分散在房间内，让他们通过耳机听一些描述性前戏的内容，同时测量生殖器官的张力。其中一部分受试者被要求听录音的同时，解决几道复杂的数学题，结果这组受试者没有像其他心无旁骛的受试者一样，产生性兴奋的反应。

性欲的产生，伴随性行为的能量释放，是一个十分复杂的生理、心理过程。弗洛伊德将性学变为了科学，性科学同其他学科一样，仍然有许多未知的东西，有待性科学工作者去探索和发现。但可喜的是，对性的认识已经有了很大的进步，大多数人不再认为性是可耻的，是肮脏的，是该被杀、被绞的。

符合人性、符合法理、有节制、美满和谐的性生活，能有效缓解人类的愤怒、紧张、焦虑、忧伤等负面情绪，还能强化免疫系统功能，缓解疼痛，对心理健康十分有利。

在对一组妇女所作的临床研究中发现，性生活美满和谐者的免疫系统功能普遍优于性生活有问题者，而且前者比后者长寿。类似的研究还表明，过度的压力会损害免疫系统，使人易患感冒、高血压和溃疡等病。性生活则可消除压力，使身体完全放松。尽管这效果仅持续几个小时，但定期的性生活可使人获得持续而稳定的轻松感。

在对患有慢性关节炎的一组妇女的调查中得知，性高潮能显著缓解疼痛。性兴奋过程中中枢神经系统会产生某些特定的化学物质，而这些化学物质具有止痛作用。因此,有人说性高潮是一种天然镇痛剂。研究者对性交过程止痛机制的形成尚持有争议。一种理论认为,性高潮所激活的内啡肽能传至全身各部位受体,产生吗啡式的镇痛效果。有一点是肯定的,内啡肽对多种疼痛都有缓解作用。性生活还是一种良好的镇静剂,它能使身体迅速放松,有助于消除失眠症。性生活越是美满,事后也越易入睡。

美满的性生活对心理健康亦有着十分重要的作用。旧金山人类性生活研究所从1990年起对此作了专门研究,从对37500名成人的调查分析中发现,性生活美满的人往往忧虑较少,脾气较好,待人较友善,很少随意将过失或不幸推诿于人。

性行为有益于健康是毋庸置疑的,但必须符合人性,符合法理,有节制,美满和谐。如果一个人与动物有性行为,那本身就是性变态,还谈何健康?

## 二、房事宜知"七损八益"

前面已经提到了,不知七损八益就会早衰。《素问·阴阳应象大论》曰:"年四十,而阴气自半也,起居衰矣。年五十,体重,耳目不聪明矣。年六十,阴痿,气大衰,九窍不利,下虚上实,涕泣俱出矣。故曰:知之则强,不知则老,故同出而名异耳。"也就是说,不懂得"七损八益"房事养生知识的人,到四十岁时,阴气已经自然减半,起居动作,渐渐衰退。到五十岁时,身体显得笨重,耳目也不聪明了。到六十岁时,生殖器官痿弱不用,肾脏精气大衰,九窍不能通利,下虚上实,鼻涕眼泪常常流出。所以说,懂得七损八益养生知识,身体就强壮,不懂就容易衰老。可见,"七损八益"的房事养生知识非常重要。那么,什么是"七损八益"呢?

"七损"是指不宜进行性生活的七种表现,包括"闭""泄""竭""勿""烦""绝""费"。

"闭",即无精。是指性交时男子阴茎疼痛,精道不通,甚至无精可泻。这叫内闭,是肝肾精气亏虚的表现。

"泄",即大汗不止。指性交时大汗淋漓不止,这叫阳气外泄,是因阳气外越,阴津随之外泄的表现。出现这种情况,要高度重视,弄不好会有生命危险。

"竭",即纵欲过度。性生活不加节制,交接无度,徒使精液虚耗,称为"竭"。

"勿",即有冲动,不勃起。性行为时有冲动,但无法勃起,说明身体或心理出了问题。

"烦",即心烦意乱。在性生活时呼吸不利,气喘吁吁,心烦意乱,没有任何甜蜜可言,多是因为阴虚,是虚热内扰的表现。

"绝",即女方无冲动,男方强行交合。是说在女方根本没有性冲动或性要求时,男方性情急躁,不善于等待,甚至态度粗暴,强行交合。这样的性生活自然极不协调,将会给女方带来很大痛苦,不仅损害其身心健康,还会影响胎孕的优劣,给下一代造成危害,因而叫"绝",意即陷入绝境。

"费",即早泄,高潮与女性无关。是指男子在交接时急速图快,滥施泻泄,徒然耗散精气而已,所以叫作"费"。

"八益"是指日常性保健及性生活过程中八种有益的行为,包括"治气""至沫""知时""蓄气""和沫""积气""待赢""定倾"。

"治气"要求练习者每天早上静心独坐,直背挺身,放松臀部,收敛肛门,以意导气至肛门。目的是调治精气。

"至沫"要求练习者调整呼吸,吞服舌下津液,常蹲马步,挺胸拔背,收敛肛门。目的是通其精气,促使阴液产生。

"知时"即性生活前戏。要求性生活前,男女双方互相爱抚,互诉甜言蜜语,体察对方的感受,在双方都情意绵绵,身体处于兴奋时,开始合阴阳。目的是促进身心健康。

"蓄气"即蓄养精气。在性生活过程中,放松背部肌肉,提肛敛气,导气下行,不轻易泻精。

"和沫"指调和津液。表面意思是在性生活过程中,男女双方可以互相拥抱、亲吻,融合彼此的津液。延伸意思是夫妻在房事中要配合默契,彼此协调一致。

"积气"是说交合适可而止,不可精疲力竭,以便积蓄精气。

"待赢"即等待和维持精气的充盈。是指男女双方性兴奋较强时,可敛气屏息,留有余地,保持精气充盈。

"定倾"是说两性交合时,男方不要恋欢不止。称为"定顷",即防止倾倒之意。

总之,"七损八益"是古人房事养生的主要内容,具有较强的指导意义,可作为现代人房事养生的重要参考资料。

### 三、房事不可早,不可纵

虽说女子"二七(14岁)而天癸至,任脉通,太冲脉盛,月事以时下,故有子……男子二八(16岁),肾气盛,天癸至,精气溢泻,阴阳和,故能有子",但并不是说女子14岁、男子16岁一定要有性行为,要结婚生子。中医认为,女子月经来潮,男子精气泻,都与"天癸"这种物质有关。这种物质有类于现代医学所说的促性腺激素和性激素。天癸至的前提条件是肾气盛,女子二七,男子二八,只是天癸初至,而不是密至,也就是说这个年龄的男女性机能与性器官并未完全发育成熟,是不宜结婚、过早接触性生活的。只有到了男女肾气平均,真牙生而长极,标志着男女性的发育已经成熟,这时才要考虑婚嫁大事。所以南齐《褚氏遗书·问子篇》写道:"合男女必当年,男虽十六而精通,必三十而娶;女虽十四而天癸至,必二十而嫁。皆欲阴阳完实。"现已证实,在这个年龄结婚是合乎生理要求的,而且从男女性机能的发展、变化而言,男子大于女子十岁左右,也是合乎男女生理实际的。

中医认为,肾为人体的先天之本,主藏精,与人体的生长发育、生殖功能有关,主管水液代谢,主管纳气。肾的系统联系是在体合骨,生髓通脑,其华在发,开窍于耳及二阴,在液为唾,在志为恐。肾在五行中属水,为阴中之阴,有闭藏的生理特性,通于冬季。也就是说从中医的角度来看,人体性欲的形成与肾有关,只有肾精、肾气充盛,才能有性欲的产生,才能实施性行为和具备生育能力。肾的生理特性是闭藏,性行为过早或过频(也就是房劳过度),就会违背肾主藏的特点,会直接伤肾。

肾又是人体的"先天之本"。中医养生把养"先天"作为重要的养生内容。因为肾精来源于先天父母和后天饮食水谷(亦即来源于五脏六腑)。《内经》有肾"受五脏六腑之精而藏之"之说。故五脏盛,乃能泻。

肾在志为恐。肾气初盛,人的心智还没有发育成熟,如果未婚同居,过早偷食禁果,往往会产生恐惧感。过度恐惧又会直接伤肾,导致肾精、肾气等受损,形成恶性循环,导致各种疾病始发。

男子以精为本,女子以血为本。"男破阳太早,则伤其精气;女破阴太早,则伤其血脉",精伤及肾,血伤及肝,肝肾亏损,根本不固,是罹患疾病的缘由。而且这种病理性的损害,不只限于年少之时,至壮年、老年还会表现出来。根据古代养生学理论,男子22岁、女子20岁才能有性行为,所以"年少之时,戒之在色"是很有道理的。

房事不仅不可早,更不可纵。凡放纵自己的性行为者,从古到今,不是早衰就是早死。故陶弘景在《养性延命录》中指出:"壮而声色有节者强而寿……壮而声色自放者弱而夭。"事实也证明,这些告诫并非危言耸听。据史料记载,明皇朱载堏因纵情施欲,阳寿仅36岁。清皇同治有众多宫室贵嫔还不满足,竟微服私下与妓女行乐,亦过早而夭。而今因纵欲而亡者不乏其例,有年老者服食"春药"嫖娼而死,有年轻者过于激动诱发疾病而亡……因纵欲导致的慢性病或"无头病"就更多了。

放纵的情况有很多种，最常见的有两种，一种是不择对象随意放纵，如包二奶、嫖娼；还有一种是在婚姻范围内性生活过度频繁。这两种情况最终均会损伤人体的肾。肾藏有人体的元阴、元阳，也就是人体阳气和阴液的根本。阳气是人体的动力，所有脏腑做功都需要有动力。阴液是人体的润滑液，人体的脏器和机器一样，只要运转就需要有润滑液。一旦人体的元动力和润滑液受损了，什么问题都可能发生。最常见的是腰酸背痛，全身无力，头晕耳鸣，或出现早衰的表现，头发花白，牙齿松动，或性功能减退，甚至影响生育。女性还会出现明显的月经紊乱，白带异常。而不择性对象，今天找情人、明天包二奶地放纵，还可能染上性传播疾病，如果是染上艾滋病，连生命都会受到威胁。

古时候有不少关于性生活频率的论述，如《玉房秘诀》说："人有强弱，年有老壮，各随气力，不欲强快，强快即有所损。故……年二十，盛者日再施，羸者一日一施；年三十，盛者可一日一施，劣者二日一施；四十，盛者三日一施，虚四日一施；五十，盛者五日一施，虚者十日一施；六十，盛者十日一施，虚者二十日一施；七十，盛者三十日一施，虚者不泻。"

**《玉房秘诀》性生活频率表**

| 年龄（岁） | 体 质 | 间隔时间（日） | 性生活频率（次） |
|---|---|---|---|
| 20 | 实 | 1 | 2 |
| | 虚 | 1 | 1 |
| 30 | 实 | 1 | 1 |
| | 虚 | 2 | 1 |
| 40 | 实 | 3 | 1 |
| | 虚 | 4 | 1 |
| 50 | 实 | 5 | 1 |
| | 虚 | 10 | 1 |
| 60 | 实 | 10 | 1 |
| | 虚 | 20 | 1 |
| 70 | 实 | 30 | 1 |
| | 虚 | | 闭 |

《千金要方》云："人年二十者，四日一泄；年三十者，八日一泄；年四十者，十六日一泄；年五十者，二十一日一泄；年六十者，闭精勿泄，若体力犹壮者，

一月一泄。"孙氏的主张较为保守,而且仅以年岁为根据,可信的成分少。

《千金要方》性生活频率表

| 年龄(岁) | 间隔时间(日) | 性生活频率(次) |
|---|---|---|
| 20 | 4 | 1 |
| 30 | 8 | 1 |
| 40 | 16 | 1 |
| 50 | 21 | 1 |
| 60 | 30 | 1或体弱者闭 |

　　从《玉房秘诀》和《千金要方》可以窥见,古人对房事频率的规定,完全立意于房中养生,对现代人仍然具有一定的借鉴意义。两部著作都根据年龄规定了不同的频率,但《玉房秘诀》还特别强调了体质的强弱。相同年龄的人由于体质不同,会有很大的差异。那么,房事的频率究竟多少是最科学的?还是应该因人的年龄和体质来决定。现代医学认为,如果你每天都有性行为,而后没有不舒适的感觉,就可以每天有。中医历来认为应"节制房事"以保肾精,从这点来说,药王孙思邈的间隔时间比较有参考价值。

　　事实上,房事频率不应有统一标准,而是因人而异,各不相同。一般规律是:新婚燕尔房事较频,婚后数月一般每周3~4次;随着年龄增长会逐步减少到1~2周1次,身体较弱者次数更少;夫妻久别重逢房事频率增加乃人之常情,但应适当节制。总之,应以不感到疲劳为度,全身没有明显的不适感为宜。

## 四、房事宜顺时而为

　　这里的顺时主要有两个方面的内容,一个是顺一年四季之时,另一个是顺一天之时。《黄帝内经》早就告诫人们:"夫四时阴阳者,万物之根本也。所以圣人春夏养阳,秋冬养阴,以从其根,故与万物沉浮于生长之门。"就是说,四时的阴阳变化,是万物赖以生成的根本。善于养生的人能做到春夏调养生长之气,秋冬调养收藏之气,以顺应四时阴阳变化这个根本,所以能同自然界其他生物一起,在生命的道路上运动不息。

　　自然界春季"天地俱生,万物以荣"。一切植物和动物呈现一派生机勃勃、欣欣向荣的景象。最有感触的是,春天小区里,在夜深人静时猫恼人的叫春声。其实这叫春声也提示,春天人应自然特性,阳气生发,"性情"亦开始萌动。亦有专家提出,在这个季节孕育胎儿是和时令性的做法。春季适当增加性生活频率,是顺应春生的要求,对人体气血的条畅有协助作用。

人体肝与春应，即"肝气通于春"。肝主藏血，主疏泄，性喜条达。也就是说，肝在人体是一个贮藏血液、调节血量的器官。人在踢足球时，肝将血液分布到你的腿部最多，人睡觉时，肝将血液调到肝部来贮藏，所以肝是人体血液的一个调度员。肝藏满了血，血属于阴，肝也说成是"体阴"。但肝还有一个重要的功能，是疏通人体的气机。什么是"气机"呢？就是人体气的运动。气的运动要始终保持畅通，肝起着很重要的作用，跟我们交警疏通交通要道一样，肝也是人体的"交警"。一旦气不畅通，就会出现一系列的连锁反应，如血也不会畅通，水液的运行也不会畅通，等等。肝主疏泄的作用始终是以"动"为主，因此，肝又叫"用阳"，联系起来肝叫"体阴而用阳"，"体阴"是基础，"用阳"是体现。而肝的本性是喜欢通畅，讨厌郁滞（中医学上叫"性喜条达而恶抑郁"），春季这一特点尤其明显。春季通过舒畅的性行为，可益于肝气的畅达，尤其是性情轻度抑郁的人，可通过与自己的亲密爱人的性行为来舒畅身体和心灵。愉悦、适度的性行为，也是春季养生的一种可行的方式。

夏季，"此为蕃秀。天地气交，万物华实"。就是说，夏天是草木繁衍秀丽的季节。天气下降，地气上升，天地阴阳之气相交，一切植物都开花结果。人体与之相应的是心，"心气通于夏"。心是人体血液循环的动力，其动力来源主要是心的阳气。夏天自然界阳气盛，心阳充足，人的性欲在这个时候是最强的。夏季是一年中性生活最多的时节，但是此时人整体的脏腑机能是相对较弱的，因此性生活不要过于频繁。

秋季，"此谓容平。天气以急，地气以明"。秋天万物成熟，生长平定。秋风劲急，地气清明，世间万物出现凋零肃杀之象。秋在五行里属金，以燥当令。人体与之相应的是肺，肺主清肃下降，与金类似。"肺气通于秋"，秋天燥，易于伤肺。此时若性生活过频，会伤阴，引起肺病。

冬季，"此为闭藏，水冰地坼，无扰乎阳"。冬天自然界天寒地冻，草木凋谢，种子埋藏在冰雪之下，动物冬眠，地面的一切生机都看不到了，谓之"冬藏"。人体与之相应的是肾，"肾气通于冬"，肾主藏精，宜藏不宜泻。冬季这一特点尤其明显，特别要注意保护人体的肾精，固护阳气。此时对性生活应严加控制，相比其他季节，应尽可能减少性生活频率，否则会导致体内的精气过多外泄，降低机体的抗病能力。

所以，古代养生家、医学家根据春生、夏长、秋收、冬藏的特点，强调根据季节来进行房事活动。如《医心方》云："春三日一施精，夏及秋天一月再施精，冬令闭精勿施。夫天道冬藏其阳，人能法之，故能长生，冬一施当春百。"意思是说，春天三天泄精一次，夏季与秋季一月泄两次精，冬季就要固守精关，不要施泄了。自然界的规律是冬季使阳气深藏，人能够效法它，就能长寿，冬天泄一次精等于春季泄一百次。

《广嗣纪要》曰："冬至阳生，真火正伏；夏至阴生，真水尚微，此一年之虚也。"就是说，冬至这天阳气初生，真火内藏，阳气不足；夏至这天阴液初生，真水常不足，这两个时间是一年中比较虚的时间。人与之相应的是，男子为阳，女子为阴，冬至时节是一年中阳气最虚弱之时，夏至时节则是一年之中阴气最不足之刻，于此交合易令男子阳气受损，易令女子阴液耗伤，故为忌也。故古人认为房事的次数宜"春二、夏三、秋一、冬无"，年老体弱者，尤宜"慎房室，春夏施泄，秋冬闭藏"。就是说春天每月 2 次，夏天每月 3 次，秋天每月 1 次，冬天无。而老年人或体质虚弱者，更应该谨慎行房事，春夏季节可以有，秋冬季节以闭藏为主。

以上说法虽有不同，但都强调了房事宜顺应春生、夏长、秋收、冬藏的自然特点，顺时而为，春夏季节房事的频率可多一些，秋冬季节少一些。尤其是冬季，应尽可能的少，以保肾精、肾气。

就一天而言，《广嗣纪要》言："天地晦冥日月，此一日之虚也。"就是指黄昏是一天中阳气最虚损之时，交合宜有所避。一日之中，人体的阴阳气血呈现着规律性的变化。夜半（23～1 点）正是人体阳气开始发生的时候，是男女交合最佳时间。据国外研究资料显示，房事的最佳时间是早晨，此时雄性激素分泌达最高峰，精力最充沛，房事可获得更大乐趣。这些均可作为选择行房事具体时间的参考，不必绝对拘泥于某一特定时间，可因人而异。

## 五、房事九宜九忌

如前所述，房事虽是极其隐蔽的私事，可于公于私都是大事。了解房事之宜忌，对每个人都有益无害。

第一，宜符合人性。如果有不符合人性的性行为，比如与动物性交，而又不能控制者，应及时看心理医生。

第二，宜符合法律。对于具有强奸、猥亵倾向者，应及时看心理医生，要不然一旦实施这些行为，警察会找你，监狱会等着你。禁止违法性行为，是维护社会安宁的内容之一，是每个公民的义务。

第三，宜符合道德。现在婚外性行为、一夜情性行为、婚前性行为等现象屡见不鲜，七老八十的人都会赶时髦去尝试一夜情性行为。对于这种现象，仁者见仁，智者见智，但不符合性道德原则。中国目前已有的性道德原则是：自愿、相爱、合法、隐秘、常规、不伤、勿仇等。并且这些原则要综合起来看，比如，婚外性行为，男女双方都自愿，爱得死去活来，如胶似漆，符合自愿、相爱、隐秘、常规、勿仇等原则，但不符合不伤、合法等原则，婚外性最大的伤害者是其双方的配偶和孩子，他们会受到严重的心理伤害。因此，禁止不符合道德的性行为，应是每个公民的责任。夫妻之间实在过不下去了，可以先离婚，不要因乱性后，再来看自己的配偶横竖都不顺眼。

第四，宜在非外物助兴时进行，忌"醉以入房"及以药催情。《黄帝内经》言："……今时之人不然也，以酒为浆，以妄为常，醉以入房，以欲竭其精……故半百而衰也。"就是说，春秋战国时期的人就不像上古时代的人，生活有规律，而是把酒当作一般的饮料来贪饮，把不正常的生活方式当作正常的生活方式，酒醉之后还妄行房事，因为贪欲过度而使精气耗竭，所以年龄到五十岁就衰老了。前些时在电视上看到一个节目，是一个离婚的案例，原因是丈夫喜欢饮酒，并且酒后一定要去娱乐场所，最后妻子提出离婚。酒后乱性是一个历史问题，也是一个现实问题，有人借酒壮胆，有人借酒助兴。酒后性行为是极其伤身体的，因酒能加速人体的血液循环，形成一种身体壮实的假象。

盲目服用催情之"春药"，更是不可取。如果是确有性功能障碍，一定要在医生指导下服药，并且要遵医嘱行房事。尤其是年事已高、性能力不足者，切忌以药助兴，强而为之，就会像前面提到的那位老兄，从小姐的玉体上直接去上帝那儿报到了。对有心血管疾病或其他一些慢性病者来说，以药助兴是非常危险的。

第五，宜在身体健康时进行。性行为是一个体力加心智的活动，弄不好会伤精耗气。因此，忌患病时有性行为，哪怕是一个小小的感冒，都会加重病情。对患重病者，更应严禁性行为，否则性命难保。临床上常常碰到因患肾病综合征或慢性肝炎而不节制性行为，加速死亡进程的病例。正在患性病的人或生殖器官炎症的人，一定要待病愈后才能有性行为。

第六，宜在定气、安心、和志时，忌情绪恼怒、烦躁、悲愤、忧伤时进行。宁心安神，泰然稳持，男女双方配合默契，性感集中，情投意合，互相激发，才能达到放松身心的作用。否则适得其反，对身体健康极为不利，甚至会诱发疾病。

第七，宜选择良辰吉日进行。此非迷信之说，是指选择风和日丽之日行房事，有利于身心健康。忌大寒大热、大风大雨、电闪雷鸣之时，以免影响人体情欲，达不到预期的效果。此亦是古人所说的"天忌"。

第八，宜选择适宜的地点进行。如安全、安静、舒适，被褥床单枕巾要整洁，室内空气要流通新鲜，房间设施具有一定的情调等。忌荒郊野外、田边地头、肮脏污秽、庙宇神堂等地。不是时有在郊外玩车震者被抢劫、杀害的案例见诸报端吗？虽然这种事情是与一些社会问题有关，但足以说明选择安全的地方进行性行为的重要性。这也就是古代所说的"地忌"。

第九，宜在无特殊生理时期进行。这里的特殊生理时期主要是针对女性，即月经期、妊娠期、产后期等。由于这些时期妇女抵抗力相对低下，容易感邪致病，因此，在月经期、新产期（45天）要严格禁止性行为。如果是难产或剖宫产以及体质素虚者，要根据恢复的情况来定，一句话：遵医嘱。妊娠期头3个月和7个月以后也要严格控制性行为，否则易致流产或早产，这种病例在临床上时有发生。

# 第三讲  饮食宜忌与健康

饮和食是有区别的,早在《周礼·医师章》就有"六食"、"六饮"之分,六食是指稌(稻)、黍(玉米)、稷(粟)、粱、麦、苽(茭白子)。六饮是指水、浆(清酒)、醴(甜酒)、醇(淡酒)、医(酒酿)、酏(薄粥)。现在人们往往把饮、食合二为一来进行讨论,其实无论是古代还是现代,因为饮而导致的疾病都不在少数。从古代六饮的内容来看,主要是以酒为主。嗜酒如命者,往往产生湿热、痰湿等病邪,与现在所说的高血脂类似。而现代各种饮料名目繁多,应有尽有,长期以饮料代水,终究会导致体质的偏颇,埋下健康隐患,而由食不科学、失调导致的疾病是众所周知的。

所以说饮食可养人,也可害人。怎样合理地利用饮食养生保健,延年益寿,趋利避害,或利用饮食的偏性来纠正偏颇的体质? 这就是饮食宜忌与健康要探讨的话题。

## 第一节  食当宜忌

众所周知,饮食是人赖以生存的基础,人体几乎所有的营养物质都来源于饮食。但在中医学上,饮食还可成为病因。什么样的情况下饮食由人体生成的必需品,变成了病因呢? 就是饮食失宜。比如说饮食没有规律,饥饱无常,冷热不均;或饮食不卫生,超过人体防御的能力;或饮食偏嗜,长期吃一个品种的食物等,都会导致疾病的产生。了解了饮食伤人的基本特点,就要根据这些特点来预防因饮食不调而导致人体发病。

### 一、食宜主次分明——忌主次颠倒

今天,很多养生专家,包括一些报纸、电视媒体,都大力提倡吃蔬菜、水果。特别是有些年轻女性,为了追求成为"窈窕淑女",甚至一餐只吃一个苹果一盘生菜。那么,这样做是不是正确呢? 事实上,我们祖先在几千年生活经验的基础上,总结出了"五谷为养,五果为助,五畜为益,五菜为充"的系统的饮食结构。也就是说,各种食物应该搭配食用,并且有不同的侧重点和摄入比例。蔬菜、水果虽然有益于身体,但如果只吃蔬菜、水果,也过于偏颇,不利于保持身体长期的健康。下面我们就来详细了解一下古人对于各种食材的系统归类。

《素问·脏气法时论》言:"毒药攻邪,五谷为养,五果为助,五畜为益,五菜为充,气味合而服之,以补精气。"就是说,凡毒药都是用来攻邪的,五谷是用来营养的,五果是用来作辅助的,五畜之肉是用来补益的,五菜是用来充养的。将谷果肉菜的气味合而服食,可以补养精气。所谓"将谷果肉菜的气味合而服食",是指食物都有四气五味,并且有一定的搭配规律,还得根据人体的不同体质来应用。这些内容在后面我们要详细讨论,这里我们首先要了解一下五谷、五果、五畜、五菜的内容。

五谷,我国古代有几种说法。一是出自《周礼》,指黍、稷、菽、麦、稻。二是见于《淮南子》,指麻、黍、稷、麦、豆。当时人们把大麻子当食物,所以把麻归于粮食作物,后来麻主要以纤维织布,便不列为粮食类。三是唐代医家王冰解释:"谓粳米、小豆、麦、大豆、黍也。"后来,"五谷"之说逐渐定型,指稻、麦、黍、稷、菽五种粮食作物。黍指玉米,也包括黄米,稷指粟,菽指豆类。

如今,"五谷"泛指各种主食,一般统称为粮食作物,或者称为"五谷杂粮",包括谷类(如水稻、小麦、玉米、高粱等);豆类(如大豆、蚕豆、豌豆、绿豆、红豆等);薯类(如红薯、马铃薯)。

五果,王冰注:"谓桃、李、杏、栗、枣也。"如今泛指各种水果。由于国内市场开放,现在市场上的水果只有你想不到的,或识其面不知其名的,没有买不到的。

五畜,王冰注:"谓牛、羊、豕、犬、鸡也。"现在泛指畜、禽、鱼、蛋、奶之类的动物性食物。

五菜,王冰注:"谓葵、藿、薤、葱、韭也。"现在泛指各类蔬菜,包括植物根、茎、叶、花、果实、种子等。

了解了古代及现代五谷、五果、五畜、五菜的内容,再来了解一下它们都能干什么。

"五谷"的营养成分主要是碳水化合物,其次是植物蛋白质,脂肪含量不高。古人把豆类作为五谷,是符合现代营养学观点的,因为豆类食品大多数营养素的含量较谷类高,尤其是蛋白质的含量。谷类、豆类一起食用,能起到补充营养素的作用。

"五果"含有丰富的维生素和微量元素、胡萝卜素、纤维素以及其他营养素等。不同的水果其所含营养成分不一样，如传统的桃含有较高的铁；李和杏含有丰富的糖、维生素、果酸、氨基酸等营养成分；栗含有维生素 A、$B_1$、$B_2$、C、胡萝卜素及钙、磷、铁、锌等；枣含有蛋白质、脂肪、糖、钙、磷、铁、镁及丰富的维生素 A、C、$B_1$、$B_2$ 等。

"五畜"属动物性食物。肉类食物含有丰富的氨基酸，可以弥补植物蛋白质的不足。

"五菜"富含胡萝卜素、维生素 C 和 B 族维生素，也是膳食纤维的主要来源。

从古到今，中国大多数老百姓的食物结构，就是按《内经》上讲的"五谷为养，五果为助，五畜为益，五菜为充"的膳食配伍原则，主食是五谷。五谷又以稻为主，其他如面食、玉米、小米、高粱搭配，是人类热量的主要来源，是一种很理想的主食结构。其次是水果作为辅助，动物类食品作为补品。蔬菜充养脏腑，是指补充主食和肉食中缺少的维生素和矿物质、纤维素等成分。中华民族以这种膳食结构为指导思想，对保障全民族的身体健康和繁衍昌盛发挥了重要的作用。假如你不按这个结构特点，以水果、蔬菜为主食，或以肉食为主食，短时间内可能没什么问题，长时间就会出问题。不是常有报道，一些娱乐界的明星或时装模特为减肥只吃水果蔬菜而亡的吗？女孩子节食过度，不吃主食，很快就会导致月经量少甚至是闭经。现在条件好了，大量的鸡鸭鱼肉端上桌，并且餐餐都有，有的孩子一餐没有肉食就不吃饭，以至于有些家长都形容其是"肉食动物"，结果这些孩子参加工作不久，体检时就会发现有三高的现象。所以，千万不要颠倒了《黄帝内经》的膳食结构。

值得一提的是，现在较之于《黄帝内经》时代，"五谷、五果、五畜、五菜"的品种要丰富得多，所以应在"五谷为养，五果为助，五畜为益，五菜为充"的膳食结构的思想指导下，根据现在的实际情况来制定不同年龄、不同体质等各类人的饮食结构。比如，一个身体素质好、消化能力强的青年人，就可以适当多吃一点肉食；老年人消化功能差，就尽量少吃肉食，多吃点蔬菜。在品种的选择上尽量结合食物的特点和体质特点合理搭配，如寒性体质者禁食性寒凉的食物，热性体质者禁食热性食物，肥胖者少食肥腻食物、甜食等。

## 二、食宜量适中——忌过量

现在流行"吃饭不过饱，身体壮又好"。其实，早在《黄帝内经》里就有警示语："饮食自倍，肠胃乃伤。"这句话来源于《素问·痹论篇》，曰："阴气者，静则神藏,躁则消亡。饮食自倍,肠胃乃伤。"什么意思呢?《类经》(是一本专门为《黄帝内经》分类注释的书籍)十七卷六十七注:"阴气者,脏气也。五脏者,所以藏精神魂魄志意者也,人能安静,则邪不能干,故精神完固而内藏。若躁扰妄动,则精气耗散,神志消亡。故外邪得以乘之,五脏之痹,因而生矣。六腑者,所以受水谷而化物者也,若过用不节,致伤肠胃,则六腑之痹,因而生矣。"可能大家还是不明白究竟是什么意思,为了让大家更明确一些,在此不妨多啰唆几句。

中医将人体所有内脏器官分为五大系统,这和西医解剖生理完全不一样。中医五大系统的划分是以"五脏"为核心的,即肝、心、脾、肺、肾。与之相应的是六腑,即胆、小肠、胃、大肠、膀胱、三焦。五脏的总体功能是藏精气而不外泻,六腑的总体功能是传导化物(饮食消化物)而不藏。五脏主藏精气,以静为主,属阴;六腑主传化物,以动为主,属阳。

《类经》分析说的是,五脏属于阴,主静,是藏人体精、神(魂魄志意均属神)的地方,人体能保持安静,就不会有病邪干扰,神就能内藏于里。如果不能安静,躁动不安,精气、神志就会受到损伤,外邪就会乘虚而入,五脏就会形成痹证;六腑是接受饮食物、消化饮食物、传送饮食物的地方,如果饮食过度,就会伤肠胃,六腑就会形成痹证。痹,本意"闭",不通的意思,痹证,就是指某脏或腑气机或气血或经脉等不畅通。所以,我们吃多了,最常见的感觉就是胃部饱胀不舒服,甚至会疼痛,这就是中医所说的"痹"。

"阴气者,静则神藏,躁则消亡。饮食自倍,肠胃乃伤。"这句话简单的翻译是:五脏之气,安静则使精神内藏,躁动则气易消亡。六腑之气,受盛水谷而化生营养,若饮食过量,肠胃就要受到损伤。

人体各器官的功能都是有限的,胃肠受盛、消化、吸收、传输饮食物的能力也是有限的,超出其消化的能力,就会引起消化不良。久而久之超负荷地运转,就不是简单的消化不良了。中医认为,胃与脾相表里。所谓"表里"关系,是中医的一个特有名词,就是每一个脏都有一个相配的腑,这个腑通过经络的联络作用与这个脏有直接的联系,并且这两个脏腑之间在功能上相互配合,共同完成某一功能,如肺与大肠,心与小肠,胃与脾,肝与胆,肾与膀胱。胃与脾能将人体的饮食水谷化为精微物质,转输到心肺,化为气血。因此,中医将脾胃称为人的"后天之本","气血生化之源"。一旦长期饮食过量,在引起肠胃损伤时,也会伤脾,也就是伤人体的"后天之本",最后可引起各种疾病,最常见的是现在西医说的各种胃炎、肠炎或溃疡类的疾病等等。尤其是晚餐过饱,更容易引起消化系统的疾病。因为"人卧则血归于肝",相对来说,其他脏器的血液要少一些,功能也就低下一些。因此晚餐应较早餐、中餐都要少一些,而现在的结果刚好相反,晚餐时大多数人都下班了,时间充裕一些,好好地胡吃海喝一顿,无形增加了胃肠的负担,就会胃部不适。

胃部饱胀,甚至疼痛,往往会导致失眠,因此,中医还有"胃不和,则卧不安"之说。饮食过量,特别是晚餐过量导致人体发病,比较隐蔽,常常被人们忽视。很多人可能觉得,我好像饮食没有什么异常,怎么会得了病?这每餐多吃几口,可能就是致病的元凶。

我们也走访过一些 80 岁以上的老人,发现他们有很多好习惯,其中就有"吃饭不过饱",尤其晚餐很重视少吃。

说到这里,大家可能还是要问,"吃饭不过饱"究竟是吃多少?这里面真还不是一句两句能说得清楚的,与饮食者的年龄、体质、职业及所食的食材等因素都有关系。比如,一个正在长身体的壮小伙,今天在家休假,妈妈弄了很多好吃的,吃得跟平时的量一样的时候,感觉也饱了,就不要再吃了,实际情况是妈妈还要你多吃点,自己也还想多吃点,这就过饱了。年轻人不管在什么情况下,感觉饱了就不吃了,不要因好吃而死撑。

在一线干体力劳动的人,也是要遵循吃饱了就不要再继续撑的原则。不要非得吃得胃部感觉很饱胀,甚至不舒服了才善罢甘休,长此以往就会患胃病。

就饮食的材质而言,如果你吃的多是肉食,就要比平时少吃,晚餐肉食尽量不要吃多,全是素食时可比肉食吃多一些。

体质差的人,消化能力差,活动量小,包括老年人等,就更不能吃得太饱。但又需要充足的营养,就要在选择饮食材质上下功夫,以及做到少吃多餐。

按照世界卫生组织《维多利亚宣言》提出的饮食十项原则,每天饮食的量是:一袋牛奶;250～350 克碳水化合物(主食类,粗细搭配);三份蛋白质(瘦肉 1 两或鸡蛋 1 个,豆类食品 2 两,鱼虾 2 两);500 克蔬菜、水果(八两蔬菜,二两水果)。

世界卫生组织提出的饮食量,主要可作为脑力劳动者参考,体力劳动者应根据工作需要适当增加主食量。

## 三、食宜四性五味平衡——忌偏嗜

也许很多人会说:人出生就会吃,这是本能,活了几十年了,难道还活得不会吃饭了?不是不会吃,是要吃得科学,吃得合理。这里面的学问太大了,要不然怎么会有那么多的从事营养学、食疗学、中医药膳研究的专业人员?

就跟我们前面提到的睡觉一样，吃里面也有很多东西值得引起我们足够的重视。吃的学问太多了，我们不可能把它全部弄清楚，这里我们首先要搞清楚一些最基本的东西，这就是食物的四性五味。

四性，就是寒热温凉四种特性，中药学上也叫四气。还有一种不是很明显的就是平性，就是说它没有寒凉或温热的特点，大多数食物是平性的，我们餐餐必须吃的大米就是平性的。

寒凉的食物属阴，具有清热、泻火作用，能纠正阳热体质。如大多数人了解的绿豆，就是一味寒凉的食物，夏天用来防暑降温效果好。苦瓜也是性寒的食物，夏天用其凉拌或做泡菜吃，都比较适宜，但如果是体质本身就有寒的人，即使是夏天也不宜吃。

温热的食品属阳，具有温里、散寒、助阳的功效，能纠正寒性或阳虚体质，如狗肉、羊肉。对于怕冷又易于疲倦者，用狗肉、羊肉温补是很适宜的。还有常用的生姜也是性温的，胃寒者或感受风寒的轻感冒都可用生姜煎水喝。

五味，就是指食物自然的酸、苦、甘（甜）、辛（辣）、咸五种滋味。

对五味作用最早的概括见于《黄帝内经》。《素问·藏气法时论》指出："辛散、酸收、甘缓、苦坚、咸软。"后来历代医家在此基础上结合临床实际进一步补充，日臻完善了五味的作用。这些都是针对药物来描述的，而中医药起源于生活和生产实践，人们是在长期的生活过程中发现了药物，因此，中药至今都有很多是"药食同源"。所以，食物的五味和药物的作用是一样的。

辛："能散、能行"。就是具有发表散寒、行气行血的作用。如生姜、葱、苏叶，如果感受了风寒，患轻微的感冒，用不着看医生，用几片生姜煮红糖水，发发汗就能祛掉风寒。还有辣椒，能疏通人体的气血，不善于吃辣椒的人，吃了辣椒除了感觉辣以外，还会满脸通红，这就是疏通气血的结果。

酸："能收、能涩"。就是具有收敛、固涩的作用。凡是人体正气不足时，特别是气虚，就会有分泌物或排泄物过度的外泄，如出汗多、小便多，甚至自遗、大便滑脱不禁等。山茱萸、覆盆子均可用治肾虚引起的遗精、遗尿等。

甘："能补、能和、能缓"。就是具有补益、和中、调和药性和缓急止痛作用。一般来说，能滋养补虚、调和药性及缓解疼痛的药物多是甜味的药，食物亦如此。比如，红枣、桂圆、蜂蜜、枸杞等都能补虚，红枣还能调和药性。女孩子痛经用红糖冲水喝，有较好的止痛效果。

苦："能泄、能燥、能坚"。能泄，是泻火、泄下、泄气；能燥，是燥湿；能坚，是坚阴（通过泻火保存阴液，使火不伤阴）。可能非专业人员还是不懂这些名词，其实泻火就是清火、清热，但作用比较强（像药物里的大黄，效果较强），并且能泄下(就是能通利大便)。一般苦的食物都有清热作用,大家最熟悉的就是苦瓜、莲子心、野菊花,夏天很多人家里都少不了这些食物。"泄气"可能大家会质疑,难道气还可以泄吗? 这里的泄气,是下降逆气,是指因病以后正常的气机失调,不下降反而上升(如肺气上逆的咳嗽,胃气上逆的呕吐),而苦味的药往往能使气下降,如杏仁、葶苈子、半夏等,食物如杏仁、橘子皮等。这就是苦能泄。

苦燥湿,就是苦味的药或食物能消散体内的湿(水)邪,如黄连、黄芩、苍术等,再如食物里的陈皮、调味品中的厚朴等。

苦能坚阴。一般苦味的药都有伤阴之弊端,可有些药虽然味苦,但性是寒凉的,在清热的同时保存了阴液(因为热易伤阴),这就叫坚阴,如知母、黄柏。对于有虚热的人(所谓虚热是因为体内水不足,火相对旺),不能随便用清火的药,弄不好会再伤阴,火更重,所以大多数时候用知母、黄柏,既清火,又坚阴。食品里,苦瓜就是最好的。生苦瓜祛暑解热,明目清心;熟苦瓜养血滋肝,益脾补肾。如果将苦瓜用开水潭一下,在调料里加点醋、白糖凉拌,这种效果会更明显。

咸:"能下、能软"。就是具有泻下通便、软坚散结的作用。一般来讲,泻下或润下通便及软化坚硬、消散结块的药物多具有咸味。也就是说,可以用于大便秘结、各种肿瘤的病人和习惯性便秘者。每天清晨喝杯淡盐水,有较好的改善便秘的作用。再如海带、海藻、昆布等,对甲状腺肿瘤的病人有较好的作用($T_3$、$T_4$过高不宜用)。鳖甲对于各种肿瘤病人来说都可使用。

"淡":"能渗、能利"。就是有渗湿利小便(增加小便量)的作用。故能利水渗湿的药物具有淡味,如薏苡仁,就是一味"淡味"的具有健脾渗湿、清热利尿作用的常用食物,很多名老中医都喜欢把它和其他食物一起熬粥喝。我们平时常吃的大多数蔬菜就是淡味。

还有一种"涩"味,与酸作用同。如莲子,就能固涩精液、固涩带下,如女性白带量多,是因脾虚所致,就可用莲子熬汤服。

性味合参,知道了食物的性和味的大致作用,还要能将性味结合起来运用。比如红枣、桂圆,都是属于性温、味甘的食物。性温能散寒,味甘能补养。红枣有补气、补血的作用,桂圆能补血,两者都可用于血虚。红枣主要用于气虚,或气血两虚都可以。由于两味都属性温,热性体质兼气血虚的,就不适宜单独用这两味食物,如要用其补血或补气,就要配伍一些清热的食物。其他依此类推。

搞清楚了食物的四性五味,就要合理运用其作用特点,使之更好地为自己服务。怎么合理利用？很简单，就是不能偏嗜某一性或某一味的食品。

前面我们提到了"吃什么"的问题，是以"五谷为养，五果为助，五畜为益，五菜为充"。其实大多数中国人吃的主食和蔬菜，这两类食物从四性来说多是平性，从五味来说多是淡味。比如你尝尝大白菜、黄瓜、冬瓜、茄子等，都没有很明显的味道。为什么是这样？这是古代人民经过了几千年的实践积淀下来的宝贵财富。我们平时都在赞扬"第一个吃螃蟹的人"，其实第一个吃稻米的人、吃茄子的人、吃香蕉的人、吃榴莲的人，又何尝不是勇敢者呢？能够保留下来的食物一是没有毒性，偏性不大；二是有营养价值；三是没有异常味道，让你难以下咽。

也就是说吃这些常吃的主食（大米、面食、玉米、大豆、高粱等）、蔬菜（各种时令蔬菜），是最适应人体生理特点的，不会轻易造成人体体质的偏差。如果你喜欢吃某一种味道的食品，只能是有时候换换口味，不能长久吃，长久偏嗜五味就会如《素问·生气通天论》所云："味过于酸，肝气以津，脾气乃绝。味过于咸，大骨气劳，短肌，心气抑。味过于甘，心气喘满，色黑，肾气不衡。味过于苦，脾气不濡，胃气乃厚。味过于辛，筋脉沮弛，精神乃央。"

这段话的意思是说：过食酸味，会导致肝气淫溢过盛。肝在五行里属木，木盛克土，脾属土，所以肝强则脾弱，日久而脾气绝。过食咸味就会伤肾，故骨气劳伤。肾伤水邪内盛，肾水侮脾土，故肌肉短缩。水上凌心，故心气抑郁。过食甜味，因甜滞缓上焦，故心气喘满。甜从土化，土胜则水病，故黑色见于外而肾气不衡于内。过食苦味，会使脾气过燥而不濡润，从而使胃气壅滞。过食辛味，会使筋脉败坏，发生弛纵，精神受损。

看了这段解释大家可能还是云里雾里，说不定更糊涂了，请不要着急。搞清楚这些，要先把中医的一些简单的理论了解一下。前面我们有个"事物五行属性归类表"，从表中可以看出，五味与五脏的关系是：酸入肝，苦入心，甘入脾，辛入肺，咸入肾。《素问·至真要大论》有云："五味入胃，各归所喜，故酸先入肝，苦先入心，甘先入脾，辛先入肺，咸先入肾。"也就是说，根据味道不同，进入体内后，选择的地方侧重点不同（就是西医说的靶向，中医也叫"归经"）。而"先入"是什么意思呢？比如酸最先进入的脏是肝，再进入其他脏，并不是说酸只入肝，其他依此类推。

五味与五脏的对应关系有什么意义呢？这是一个实质性的问题。适宜就是有利，过度就会有伤害。比如，酸入肝，适度的酸对肝有补养作用；苦入心，适度的苦对心有补养作用；甘入脾，适度的甘对脾有补养作用；辛入肺，适度的辛对肺有补养作用；咸入肾，适度的咸对肾有补养作用。所以《素问·至真要大论》云:"咸先入肾。久而增气,物化之常也,气增而久,夭之由也。"就是说,五味入五脏既久,则能增强脏气,这是物质生化的一般规律,若长久地增补脏气,则可使脏气偏盛,乃是导致灾祸的原因。

过食酸味会伤肝,为什么最后是脾气绝呢? 这就与五行之间的相互关系及脏腑之间的关系有关。前面已经提到了五行的相生、相克关系,这种关系决定了世上一切事物或现象的生长和平衡。人体的生理也不例外,只有相生、相克,才能保持正常的生命活动、新陈代谢,如果过度就会产生异常。

五行学说里有个相乘和相侮。相乘,就是相克太过,如正常情况下木克土,木太过或土太弱,木就会乘土,土就会出现异常。这就解释了为什么肝伤会导致"脾气绝"。相侮是反克的意思,如常规次序是金克木,如果金不足或木太强,就会出现反克。日常生活中经常碰到这种情况,用斧子劈柴,劈到树节上了,斧子缺损了,柴没有劈开,这就是木侮金。

比如,过食咸味伤肾,肾伤后为什么会导致"骨气劳伤"? 这就要联系到中医的藏象学说,也就是要了解脏腑的具体功能。肾藏精,精生髓,髓养骨,也叫肾主骨。也就是说,肾伤后就会影响肾藏精生髓养骨的功能,导致骨失髓养,骨不足,动不动就会损伤。

肾还有主水的功能,对水液的代谢和排泄都有重要作用。肾伤就会使水在体内不能正常代谢和排出,水在体内蓄积,水就会侮土,就是对土的反克。脾属土,脾受伤就影响其功能(因脾能化生气血以养肌肉四肢,也叫脾主肌肉四肢),气血化生不足,肌肉失养,就会出现肌肉短缩。水在体内停留,还会向上欺心,影响心的循环,最终成"心气抑"。

再比如,过食苦,应该伤心,为什么《内经》说"味过于苦,脾气不濡,胃气乃厚"? 这是因为苦属火,火生土,适量火生土而助脾,但过之,则令脾气受损,燥而不润。正常时脾是喜燥的,但由于过度,导致损伤了脾的机能,使脾不能正常地运化胃中的津液(平常吃的、喝的都是进入胃,需要脾转运),致脾津液不足,胃气也呆滞,所以称"脾气不濡,胃气乃厚"。

综上所述,五味与五脏的关系,适宜就有利,过度就有害,并且这种害,并非只单纯伤一脏一腑,还可以同时导致多个脏腑受伤。这也体现了中医的核心:一是中庸性,也可叫平衡性,即使是好的东西,也不能过度,只能"适可而止"。二是整体性,脏与脏,脏与腑,腑与腑,脏腑与肢体、五官九窍等都是一个有机的整体,一旦某个地方受伤,就会"株连九族"。三是可变性,今天你吃了一些绿豆汤,清热降火,明天吃了照样有如此作用,感觉也不错,连续吃了一个月,不对了,胃不舒服了。怎么了？由量变到质变了。原来身体有热,清一清很好,继续清,热没有了,再继续清,就会产生寒。

五味不能偏嗜,四性也不能偏嗜,如果所吃的食物寒或热的特性明显,一定要搭配相反的食物。比如,辣椒有人喜欢吃,不可餐餐吃,或把它当主要蔬菜来吃。辣椒性温,味辛,吃多了会生热伤津,导致口干舌燥,口舌生疮,大便干结,或生痔疮。老年人或患高血压、糖尿病、胃炎等慢性病的人,都禁止食用辣椒。像高血压、糖尿病这类疾病,基础病机就是阴虚阳亢,食用辣椒就是火上浇油,可能小小的一盘辣椒就会诱发或加重病情。绿豆性寒,也不能长久吃,如果是寒性体质的人根本就不能吃,吃了就会胃部不适,甚至是疼痛。

偏嗜四性五味,除了伤相应的脏腑外,还会产生一些病邪,使人患病或诱发、加重机体原有的疾病。笔者曾经碰到两例这样的病人,他们的泌尿系统结石,连续几年都是因过多地吃生西红柿而诱发,这就与酸有收敛固涩的特性有关。从现代营养学的角度看,西红柿诱发结石的理由并不充分。但泌尿系统结石的主要成分是草酸钙,酸涩的食品多含有草酸、钙等成分,可能与之有关。既然有这种病例,还是小心为好,有结石的病人还是少吃过酸和涩的食物。过食苦味能损阴,过食甘味能生痰湿。一般肥胖的人都喜欢吃甜食,甜食又容易导致肥胖,形成"三高"(即高血压、高血脂、高血糖)。还有一种人就是脾胃素虚,甜食稍微吃多一点,就会感觉胃部不适,总要吐痰,这也可以反证你脾胃虚弱,不要多吃甜食或肥腻的食品,尤其是睡觉之前。过食辛味,能生热,因辛味食品多数性温,比如生姜、葱、蒜、胡椒、肉桂等,都只能用作调味品。过食咸味会伤血。大家都有体会,吃咸了会口渴,失血的病人也会口渴,这就是咸的"罪过"。

此外,过食寒凉食物,或经常吃冷食会生寒,导致寒邪为患；过食温热食物,或长期食用滚烫的火锅会生热,导致热邪为患。

总之,饮食一定要注重平衡四性五味,不可偏嗜,不能凭喜好长久食一种性、味的食品。食物要在保证主次分明的同时,尽量做到：食量适中,食宜淡,食宜软,食宜暖,食宜杂。

## 四、食宜因人而异——忌人食我亦食

### (一)因体质不同食宜有异

经常在我们身边发生的事是,一桌人去吃饭,结果有人拉肚子,大多数人没问题；居住在一间寝室的同学,有人经常感冒,有人从来就不感冒。这种现象十分普遍,可以见于任何年龄,任何职业,任何层次,这就源于我们在前面提到的体质有别。由于人体天生的遗传基因不同,加上后天各种成长的条件、环境不同,修为也不同,决定了人与人之间的差异。这种差异不仅反映在我们常常看得见的智力、能力等方面,亦表现在体质的不同。因此,体质的偏颇是客观存在的。

根据现行的 9 种体质类型,平和质是一种非常理想的体质,一般不会患病,即使患病多数情况下会不药而愈。这种体质的人,只要按常规的养生方法就可以。但其他 8 种体质类型,其衣食住行、精神调养都有其特殊的要求,饮食养生也不例外。

1. 气虚体质——性平宜补　上中医学的教师每在下课时,或其他课余时间,总有学生要他们给诊脉。开始教师并没太在意,后来诊多了,发现很多学生的脉象并非很正常,要么偏弱,要么偏弦或偏细。是一时脉象变化,还是学生体质确是存在明显的偏颇?为此,中医学相关教师指导多名本科毕业生,设计了"在校大学生体质类型的调查分析"作为毕业课题,进行了研究。调查选用北京中医药大学王琦教授研发的"中医 9 种基本体质量表"及其体质判断标准和方法,对某大学 310 名在校大学生进行随机问卷调查,并对调查结果作了统计学处理。结果显示,9 种体质类型的分布按人数多少排列依次为:气虚质 35 例(占 22%)、气郁质 22 例(占 14%)、平和质 21 例(占 13%)、阳虚质 19 例(占 12%)、特禀质 18 例(占 11%)、阴虚质 13 例(占 8%)、血瘀质 13 例(占 8%)、湿热质 11 例(占 7%)、痰湿质 8 例(占 5%)。

由于样本量不够大,加上学生的实力有限,这一结果虽然不具有权威性,但结合我们平时了解学生的学习、生活状况,以及健康状况的实际情况分析,多少也能说明一些问题。有一部分学生体质确是存在偏颇现象,并且以气虚和气郁体质为多见。这可能与学生运动量少(久坐伤气)、心理压力大有很大关系。

气虚体质者整体状况比平和质的人稍微要弱一些,没有明显的寒或热的特点。容易疲劳,饮食不慎容易腹泻,稍有不慎就感冒,是气虚的主要特征。如果将气虚的特点高度概括,就可以用两字来形容——不振。气虚的人就是很容易疲劳,没精打采。

气虚的人很容易受外界环境的影响。比如在饮食上过食寒冷食品,就容易生寒邪;过食温性食品,就容易生热邪。

气虚体质在饮食养生上的原则是"虚者补之"。其要点,一是饮食从四性的角度出发,要性平(如果寒或热就容易出现偏差)。多食补气食品,如山药、蜂蜜就是性平的补气食品,可以每天吃一点。这里的山药不是我们平时在菜市场买的那种,要在药店买的效果好,就是河南的淮山药。其他地方产的,也有一定的效果。蜂蜜以党参蜜、枣花蜜效果好。红枣、扁豆、饴糖是偏温的补气食品,也不能长期食用或过多食用。

二是五味不能太偏。如前面说的,饴糖性温能补气,气虚体质者可以用其来纠正,但饴糖味很甜,如果稍微多食一些,就会使胃脘部有阻塞感。因为气虚多是脾胃气虚为主,本身就不足,功能低下,加上甜食易生痰湿,过则易伤脾胃,出现这种情况在所难免。

三是饮食量不宜过多,应少吃多餐,以利于脾胃正气恢复。

四是不可急于求成。凡是虚证都不是短期形成的,很显然,要在短期内完全缓解,也不符合科学规律。应用补气的食品,坚持常年均衡应用。

常用的补气食品有:谷食类,大米、粳米、糯米、粟米、薏米、大豆等;蔬菜类,白菜、豇豆、莲子、芡实、山药、胡萝卜、扁豆、红薯、土豆、莲藕、南瓜等;肉食类,猪肉、猪肚、猪排、鸡肉、羊肉、兔子肉、淡水鱼、泥鳅等;蛋类,鸡蛋、鹌鹑蛋等;菌类,蘑菇、香菇、鸡腿菇等;水果类,大枣、苹果、杨梅、猕猴桃、草莓、榴莲等;调味类,蜂蜜、饴糖等。

大米含人体必需的碳水化合物,性平,味甘淡,具有较好的补中益气、健脾养胃功效。以大米为基础,加一些补气的其他食物熬粥,是一种最理想的缓解气虚体质的食品,如芡实莲子粥、红枣莲子粥、山药薏米粥等。如果在熬粥时加上2~3种其他谷类食品,或者用补气中药煎水熬粥,效果会更好,如黄芪、党参、白术等,可选任何一种或两种煎水熬粥。

另一种形式就是煲汤,如猪肚莲子汤、红枣鸡汤、香菇鸡汤、排骨莲藕汤等。也可在煲汤时加几味补益气血的中药,如人参、黄芪、当归等。还可以调配清淡的补气汤,如莲子汤、鸡蛋汤、瘦肉汤、鲫鱼豆腐汤等。

**2. 气郁体质——疏补于肝** 气郁体质也是现在人群中常见的一种偏颇体质,虽然还没有到去看医生的程度,但气郁体质者常有喜叹气,胁肋胀,不时烦躁、焦虑等情况。女性在经期前有明显的情绪不稳、乳房胀痛、小腹胀痛等表现。气郁的产生主要与精神因素有关,也就是与各种情况带来的压力有关,当然与人自身的性格也不无关系。有的人是举重若轻,有的人举轻若重,举轻若重的人容易形成气郁的体质。当你和一个气郁的人在一起的时候,他总会时不时叹气,说明他体内一定气机不畅,可能他在最近遇到了不开心的事,或难以决策的事。

中医认为,人体气机的畅通,主要靠肝的疏泄功能起作用,而肝的疏泄功能正常与否与肝"体阴"有关。肝阴血充足,才能保证正常的疏泄功能。气郁之体,疏肝解郁是其主要原则,但千万不能忘了养肝之阴血或顾护肝之阴血。王绵之老师在《方剂学讲义》里,曾经讲过一个慢性肝炎的病人,因长期大量使用柴胡类疏肝解郁药物后,出现伤血耗阴动风的病例。后来他采用滋养肝阴血的方法,将病人治愈。因此,即使是见到明显的肝郁证,疏肝时也要顾护阴血,更不能长久地使用大量疏肝类药物。

饮食养生采用疏肝的食物来调理,也存在与药物一样的问题。如橘子有行气作用,但其性温燥,就不能大量和长久使用,并且要加用一些养肝之品。

气郁体质在饮食养生上的原则是"行气解郁"。但由于气郁的形成与肝主疏泄的功能关系密切,其要点一是着眼点在肝;二是要养肝柔肝,即滋养肝血肝阴,疏理肝气。

常用的疏肝食物有:主食类,大麦、燕麦等;水果类,橘子、柚子、橙子、木瓜、荔枝等;蔬菜类:佛手、萝卜、丝瓜、芹菜、包心菜、荠菜、胡荽(香菜)等;花茶类,玫瑰花、合欢花、代代花、红巧梅等。

常用养肝食物有:动物类,猪肉、猪肝、鸡肉、鸡肝、泥鳅、甲鱼、鳝鱼、带鱼、蛋黄等;蔬菜类,枸杞苗、黄花菜、菠菜等;菌类,蘑菇、黑木耳、鸡腿菇等;水果类,桂圆、桑葚子、红枣、葡萄干、枸杞、覆盆子等。

气郁日久往往有化火的趋势。我们经常遇见有人一向很沉默,突然怒发冲冠,大发雷霆,这种情况往往就是由于先有郁滞,日久不解化火所导致的。如果有化火的现象,应增加一些具有清热作用的食品,这一点后面要讨论。

气郁采用食疗时,多以清汤或泡茶的形式为佳,如玫瑰花茶、合欢花茶、茉莉花茶、代代花茶等,以及猪肝瘦肉汤、木耳鸡肝汤、黄花菜鸡汤、泥鳅豆腐汤等。泥鳅已有人做过科学研究,对急性肝炎有较好的辅助治疗作用。我曾经将其用于治疗戊肝急性期的辅助治疗,效果很理想。主要做法是每天用30～50克泥鳅煮豆腐,尽量少放盐,或者干煸也可以。但以前种方法为佳,因为干煸易生火,而急性肝炎的病人,多是肝胆或脾胃有湿热。

每天吃相应的水果也是必需的,但一定要控制水果量,并非越多越好,这和前面饮食养生的基本原则是相通的。

3. 湿热体质——宜淡宜凉　湿热体质者一般体形偏胖,油光垢面,总感觉没洗干净一样,常有胸闷、口苦的感觉,分泌物、排泄物气味浓,每到夏天湿热重的季节就感觉难受。女性会有白带的异常,如量增多,颜色变黄,气味秽臭,有的还伴有外阴瘙痒等现象。如果是一个平时面色黑的人,你就觉得他脸上好像有煤灰没有洗净,如果是白的,就会觉得像是有粉笔灰没有洗净,全身散发着异味，从里到外"不清洁"，这就是湿热体质给人的印象。

湿热体质的形成原因很多，其中罪魁祸首就是饮食不当，如长期喜欢喝酒，酒生湿热；或喜欢吃肥甘厚味，也可生湿热；饮食没有规律，暴饮暴食损伤脾胃，也可生湿化热；或者感受外界湿热没有及时清除，等等。

一旦湿热体质形成，饮食养生是不可缺少的，其原则是"清热利湿"。食宜清淡性凉之品，忌食温热辛辣、肥甘厚味之物，如烟酒、辣椒、花椒之类；肥腻的各种肉食，如狗肉、牛肉、羊肉、肥腻的猪蹄、肥肉；甜味滋养阴血的食品，如银耳、燕窝、雪蛤、红枣、蜂蜜、饴糖、枸杞等。

湿热体质常用食品包括：主食及豆类，小米、大麦、薏米、玉米、绿豆、小麦、黄豆及其制品；肉蛋奶类，鸭肉、黑鱼、牡蛎、蟹、泥鳅、蚌、海蜇、鸡蛋、牛奶等；蔬菜类，冬瓜、黄瓜、芹菜、水芹、苦瓜、绿豆芽、菠菜、葫芦、油菜、生菜、丝瓜、芦笋；水果类，梨、枇杷、香蕉、荸荠、西瓜、柚子、橙子、甜瓜、哈密瓜、菠萝等。

在饮食工艺上，忌用火过多，即煎炒、油炸或煲浓汤等，多以凉拌和清炒、清汤为主。凉拌如苦瓜、黄瓜、芹菜、菠菜、海蜇等（凉拌时适当加点生姜、葱、糖醋，防止过凉伤中焦）；清炒如清炒芦笋、清炒丝瓜、清炒绿豆芽等；汤类，如牡蛎汤、绿豆汤、丝瓜鸡蛋汤等。

4. 痰湿体质——宜淡宜温  痰湿体质与湿热体质有类似之处，体内都有湿邪，形体偏胖，但没有热邪。其表现为胸闷痰多，分泌物、排泄物量多而气味不浓的特点。该体质者身体多困重，舌苔厚腻。女性也有白带增加，或月经量少甚至闭经等现象。痰湿体质高度概括起来就是：困重。

这种体质很容易犯困。原来我有个学生，一上课就开始睡觉。他个头不小，却被安排坐在第一排，可能班主任老师知道他上课爱打瞌睡。但这位同学不管这些，照睡不误。老师为了避免他睡觉，就时不时给他提提问题，或要他站着听课，可一点效果都没有。后来老师们在办公室开始讨论这个学生睡觉的问题，大家就认为采用什么方法都解决不了，还是让他吃点祛痰湿的中药，调理一段时间吧。

这种体质的人，坐着就不想动了，懒洋洋的，总是想睡觉。如果是孩子，往往易被家长或老师误判为"懒惰"。

痰湿体质的形成，除了遗传因素以外，还由于各种因素导致脾胃损伤，致体内水液代谢障碍，湿停日久而成痰。其中饮食不调亦是重要因素之一，如过食生冷、油腻、甜食或饮食饥饱无常等。其他如缺乏运动，也是导致痰湿体质形成的主要原因。

痰湿体质的人不仅体内有痰湿,还包含了脾气虚的情况,有的痰湿体质就是来源于气虚,所以这种体质类型的人,饮食要特别小心。

纠正痰湿体质,饮食养生的原则是"健脾益气,祛痰利湿",食以清淡为主,适当温散。具体措施是:

第一,按饮食养生的一般原则,"饮食要主辅食分明"。主食以粳米、大米和薏米为主;肉类以猪肉、鸡肉和鱼类为主,尽量限制在每天50克,适当增减豆、乳制品;蔬菜水果不宜太多,尤其是水分充足的水果要少吃,如西瓜、甘蔗等。

第二,饮食量不可过饱。因为痰湿病人多数都有脾胃虚弱现象,过饱会增加脾胃的负担,致脾胃更虚,不利于痰湿的消除。

第三,饮食不可性异、味厚。尤其不能吃过于肥腻、生冷、甜腻的食物,这些食物都能直接生痰湿或伤脾胃;过咸、过酸的食品也要注意避免,咸过多会导致水纳潴留,酸味能增加体内水分,亦即中医所说的"津液",亦不利于祛痰除湿。

第四,以性平、味淡食品为宜,适当配伍温散的食品。如蜂蜜、饴糖都有比较好的健脾作用,但对于脾虚有痰湿的人来说极其不利,因为甜能直接生湿,这类人吃了蜂蜜、饴糖会很快就感觉胸闷有痰,并有痰上涌的感觉。用山药、薏米、扁豆、茯苓做成主、辅食就比较适宜,这些食品都能健脾,薏米、扁豆、茯苓还有比较好的利湿作用。适当配伍生姜、陈皮、砂仁、白豆蔻等调味品,能帮助温散化湿行气,助脾转运水湿。

在饮食工艺上,以饼类形式较好,如茯苓饼、山药薏米饼等,以助健脾利湿,行气祛痰。

5. 阳虚体质——忌寒宜温　阳虚体质就是人体阳气不足,火不够,总感觉怕冷,手足冰凉,并且凉的范围较广,超过肘关节和膝关节,有的人在夏天都会手足凉。除此之外,常见面色白、小便清长、大便清稀等现象。

阳虚体质的形成与很多因素有关,如父母属于阳虚体质,或生育年龄过大(中国对阳虚怕冷的人常常说成是"老月母子养的")。常年服食寒凉药物或食物(如长期喝绿豆汤),也会导致阳虚。现在有些年轻人追求苗条,经常把清热排毒药当饭吃,导致阳气损伤。此外,房劳过度或长期水下作业等,均可导致阳虚。

阳虚体质的特点,一是虚,二是有寒。虚主要是表现有气虚不振的特点,如易于疲劳,精神萎靡,加上怕冷,这就是阳虚的典型特征。饮食保健原则是"温阳散寒",食宜温忌寒。主要应做到以下几点:

第一，忌性寒或冰凉食物，就是最好不要食用性寒凉的食物，如绿豆、薏米、鸭、田螺、苦瓜、冬瓜、柚子、西瓜等等。如果要利用这些食物的作用，应配伍其他温性食物，比如要用薏米健脾利湿（因为阳虚体质以肾阳虚和脾阳虚为主，若是脾阳虚，往往兼有湿邪），就配伍一些温性药和食物，如配黄芪、人参等。也不能吃冰镇食品。有的人从来都不吃冰棒、冰激凌之类的食品，不是不想吃，是吃了胃就不舒服，有时候甚至痛，这就是一种典型的胃寒体质。

第二，宜食温性或温补食品，肉食主要作为补养食物。阳虚重在补，尤其是在进补的冬季，适当补充适宜的肉食对改善阳虚体质是十分有利的，如用羊肉、生姜、当归煲汤；羊肉、萝卜、生姜煲汤；牛肉烧土豆；狗肉、枸杞、红枣煲汤；黄芪、肉桂、枸杞、鸡煲汤。这些都是不错的温补阳气的较简单、疗效确切的煲汤配料。

第三，持之以恒，循序渐进。阳虚体质和气虚体质一样，属于虚证。"冰冻三尺，非一日之寒"，改善其体质也需要循序渐进，并不是餐餐、大量用羊肉煲汤、牛肉煲汤、狗肉煲汤，就能很快缓解体质的偏颇，弄得不好会适得其反。应每隔几天或每天煲汤，但量不宜过大，超过了脾胃消化吸收的能力，会导致腹泻，反而又会伤阳。

常用温补和温性食品有：肉类，狗肉、羊肉、牛肉、鸽子肉等；乳蛋类，羊乳、牛乳、鹅蛋等；水产类，鲤鱼、黄鱼、带鱼、乌龟、鲫鱼等；主食类，粳米、麦粉、黄豆、花生、芝麻等；蔬菜类，韭菜、芫荽、黄花菜、红薯、生姜、辣椒、花椒、胡椒等；水果类，红枣、桂圆、荔枝、橘子、山楂、樱桃、杏、石榴、青果、榴莲、木瓜等；调味品类，红白糖、葱、大蒜、蜂蜜等。

在饮食工艺上，阳虚体质可参考气虚体质，以蒸、闷、熬、烧、煲为主。其中煲汤是最适用的一种形式。

6. 阴虚体质——忌热宜寒　阴虚体质是人体阴液不足，就是有用的水分不足，火相对偏旺，一般也叫"阴虚阳亢"，也叫"虚火"。它与湿热体质比较，前者是有热，属于"实热"，后者属"虚热"；前者是不正常的水增多，后者是正常的水减少。解决的原则，前者要消除或减少不正常的水（湿），兼清热；后者是要增加正常的水（阴液），兼清虚热。

由于体内水不足，火偏旺，阴虚体质的人往往会面部潮热，出汗，心慌，睡眠不安稳，口干咽燥，皮肤干燥，大便干结，小便短少，体质偏瘦。有的人有阴时（下午或夜间属阴）发热、阴地（人体手足心和前胸属阴）发热等表现。

阴虚体质主要体现为两大特点：干、热。

阴虚体质的产生,先天因素不可避免。除开先天因素,主要与年龄、职业、饮食习惯等因素关系密切。年龄大的人,尤其是女性,到七七(49岁)之年,多数人会呈现阴虚的体质,这与女性经、带、胎、产数度耗血有必然的联系。

脑力劳动者思虑过度,暗耗心血,日积月累,最终会形成阴虚。饮食上喜欢食用香燥、煎炸或性温的食品,或长久用减肥的泻下、利尿药,都会消耗人体的水分,导致阴虚体质。

纠正阴虚,饮食养生的原则是"滋阴清热",饮食忌温燥宜清凉。主要应做到如下几点:

第一,慎食辛香温燥食品。如各种炒货,偶尔吃吃可以,不能长期大量吃。少吃性温食品,如具有温补作用的牛肉、狗肉(就是现在说的红肉类食品),或性温的蔬菜水果,如辣椒、花椒、葱、蒜、生姜等,只能少量用于调味,不能当菜来吃。水果中的桂圆、荔枝、橘子、杏、石榴、青果、榴莲、木瓜等都得少吃,或搭配凉性水果吃,防止生热,重伤阴液。

第二,多食清补食品。阴虚毕竟是虚证,所以"补"是第一位的。只要阴液补足了,热证就会自然缓解,这也是中医所说的"阳病治阴"。就是说,表现的是阳热证,治疗时并不针对阳热证而治,而是针对阴虚,这也是"治病求本"的原则。通过一些具有养阴作用的饮食,如木耳瘦肉汤,枸杞、麦冬乌鸡汤,百合、莲子、排骨汤,蘑菇鸡汤等,经过较长一段时间的调理,达到纠正阴虚体质的目的。

第三,不可急于求成。阴虚和气虚、阳虚一样都是虚证,凡虚性体质的形成都时间较长,纠正它也要慢慢来,"一口吃不成胖子"。就像患更年期综合征的人,想用3～5帖中药吃好,一般难度比较大。更年期是一个由盛到衰的信号,人体整体的阴阳会逐渐下降一个水平(一般是先有阴虚)。人体各个脏腑还适应不了,就会出现各种反应,表现为各种症状。当所有脏腑逐渐适应这种变化之后,症状就会慢慢减轻。所以当更年期有些不适应时,根本不用看医生,一般采用食疗和情绪调整、适度锻炼等养生方法纠正即可。如果症状特别严重,如严重失眠、出汗、头痛等,无法忍受,就需要看医生。

常用滋阴和清热食品有:肉蛋奶类,乌龟、甲鱼、鸭、鸡、猪肉、鸡蛋、牛奶、羊奶等;主食及豆类,大米、小米、黑米、玉米、小麦、黑豆、黄豆及其制品;蔬菜类,百合、萝卜、菠菜、青菜、西红柿、山药、芹菜、茼蒿、苋菜、胡萝卜等;水果类,梨、香蕉、西瓜、柚子、橙子、哈密瓜、菠萝等。

治阴虚的饮食工艺形式以清汤、煲汤、熬粥、清炒为主,如鸡蛋瘦肉汤、清炖甲鱼枸杞汤、清炒西芹百合、清炒山药百合、百合银耳粥、百合黑米粥等。可以任意选择以上食物进行搭配。

7. 血瘀体质——温通并用 血瘀体质是一种比较麻烦的体质,如果不注意调养,很容易诱发肿瘤类疾病。瘀血的形成原因很多,从临床资料看,与气郁、气虚、寒凝关系最为密切,尤其与人自身性格有关。一般性格内向,不愿与人交流,大事小事自己扛的人,容易形成血瘀体质。

血瘀体质一旦形成,主要机理是血液相对不畅通,就可表现为人面色、唇色晦暗,或稍有寒意就青紫,或面生黄褐斑。女性往往有痛经,月经颜色暗,有血块。由于血液相对不畅通,有一部分人就会经常出现疼痛,今天是头痛,明天可能是胃痛,后天可能是腰痛,这就是中医说的"不通则痛"。

血瘀体质饮食养生的原则是"活血化瘀"。拿什么来活血化瘀?其实这是一个比较复杂的问题。为什么呢?因为血瘀形成的原因很多,消除引起血瘀的原因是上上策。一旦瘀血已经形成,解除瘀血尽管重要,如果完全不针对病因,你前面消除了瘀血,后面新的瘀血马上就会"卷土重来",因此,即使是饮食调理,也要有一定的针对性,也就是对血瘀形成的病因要有一点认识。

气郁导致的血瘀,除了有血瘀症,常伴有气郁的表现,如胸胁胀痛、喜叹息,并且这些表现与情绪有关,情绪不佳时,这些症状就会加重,反之会减轻。

气虚导致的血瘀,常伴有气虚的表现,如少气懒言、易疲劳等。

寒邪导致的血瘀,常伴有怕冷、手足冰凉等症状。

血瘀体质饮食养生除了用活血化瘀的食物外,需要根据不同的致瘀原因,适当加一些针对性食物。如气郁导致的,就配伍佛手、陈皮等;有寒的,配伍肉桂、生姜、葱等;气虚的,配伍山药、蜂蜜、大枣等。

纠正血瘀体质,应做到:第一,忌食寒性食物。有瘀血者兼寒者多,血遇寒往往容易凝结,如果不是瘀血兼有热,一般不要用寒性食物。第二,温通并用(即温性食物与通利的药物并用)。具体活血化瘀的食物相对其他食物要少,有时候不妨加点药物一起食用。

常用的活血化瘀的食物有:酒、红糖、山楂、葱(通阳)、蝎子、月季花、肉桂、黑木耳、紫皮茄子等。

酒是最好的一种活血化瘀的食物,但酒伤肝是众人皆知的,酒还有生湿热的弊端。没有肝病,没有三高等属血瘀体质者,可选用红葡萄酒或酒酿等,尤其是酒酿,可冲鸡蛋汤,或酒酿、汤圆加黑红糖。

红糖温通经脉、活血化瘀的效果也很理想。如血瘀体质女性,在月经前用红糖 20 克、益母草 20 克、红花 10 克煎水服,会有较好的缓解经期腹痛的作用。

8. 特禀体质——忌特殊食　特禀体质，就是来源于先天禀赋，主要有两大方面，即遗传性疾病（垂直遗传，先天性、家族性特征）和胎传性疾病（为母体影响胎儿个体生长发育及相关疾病特征）。

特禀体质情况比较复杂，以先天失常、生理缺陷、过敏反应等为主要特征。如血友病患者，就因先天凝血因子缺乏，很容易出血。母亲在怀孕的过程中误用药物，可导致孩子先天畸形。还有一种，就是比较常见的过敏体质。

在此主要是针对这几种情况，谈一些饮食养生问题。比如血友病，想通过养生方法把它调理好，这种可能性是没有的。根据中医出血证的形成机理，在饮食上进行调理，对减少出血有一定的作用。如食水煮花生米、清炒鲜白茅根、清炒小蓟等，都是不错的食疗。对于兼有气虚的人，可用配伍补气药如黄芪、人参、红枣、山药等。

过敏体质者，常见哮喘、风团、咽痒、鼻塞、喷嚏等，饮食要忌"特殊食"。什么是"特殊食"呢？即易于使人过敏的食物。即使是过敏者，人与人差异性也很大，这种体质的人，要注意自己摸索引起过敏的物质，注意避开这些物质，减少过敏发生的次数。

特禀体质饮食养生的原则就是要具有针对性，不同的情况，采用不同的饮食。过敏体质者忌食易于过敏的食物。

容易导致过敏的食物有：鲤鱼、虾、蟹、姜、葱、蒜、酒、咖啡、浓茶等。

9. 阴阳平和质——常规饮食　阴阳平和质是上天对于你的一种恩赐，这种体质几乎没有任何的偏颇，平时很少患病，一般小病均可以不药而愈。如果一生中能遵守饮食规律，有健康的生活、思维习惯，一般能活到天命。所以，在饮食上遵守科学的饮食规律就好。

以上简单介绍了常见9种体质的特点及主要形成原因，较详细地介绍了饮食养生的具体方法、常用饮食和制作工艺。可能有些人针对自己的情况"依葫芦画瓢"，也没有画清楚自己属于哪种体质，这种情况很正常，就像我们看心理学的书籍，看了半天，对照书上反复比较，还是不知道自己属于哪种性格。体质也是一样的，一个人很少是单纯的哪一种体质，可能有几种情况同时存在，如气虚阴虚、气郁血瘀、气虚血瘀、阳虚血瘀等等，不一而足，我们只要掌握了基本知识，了解了常用饮食的性味功效特点，就可根据已有的知识进行调配饮食，像"厨圣"伊尹烹调美味佳肴一样。

（二）因年龄差异食亦不同

1. 小儿饮食当注重安全营养　为什么小儿饮食特别提到了安全问题？

大家应该心知肚明。近两年的奶粉问题弄得人心惶惶，三聚氰胺、性激素等等，不知还有没有新的东西出来，但愿上帝保佑不会再有什么有害物跳出来。

所以，对于哺乳的孩子而言最好是母乳。母乳喂养的好处，想必准妈妈们都知道不少，不必在此赘述。一旦母乳不够，买奶粉要多了解一下奶粉的品质（当然相信我们的国家会解决好这些问题），最好吃奶粉时也不要长期食用一个品牌。当孩子半岁时，一定要增加一些辅食，如瘦肉、蛋羹、菜泥、水果泥、各种米糊、鱼丸子、豆制品等。在对奶粉质量存疑时，可适当减少奶粉用量，用上面的食物代替。

从断奶后（1岁）直到孩子成熟，这一时期饮食要特别重视。我们有的家长生怕自己的孩子输在了起跑线上，在各方面给孩子"施加压力"，饮食上也不例外，结果造成了儿童性早熟的现象。全国所有的儿童医院几乎都有儿童性早熟的病例，如6～7岁开始乳房发育，8～9岁来月经，13岁左右骨缝闭合，等等。

当然，父母不是专家，再加上外界饮食环境的不安全因素太多，作为家长来说是防不胜防，很是苦恼。导致性早熟的因素也很多，现代生活本身就是一种因素，因此，家长对儿童性早熟的问题应高度关注，多了解一些这方面的知识。

在饮食方面应注意以下几点：

第一，孩子的饮食以安全、有营养为基础，宜易消化、易吸收、性平、味淡、质地软，忌温补、过于寒凉、肥甘厚味等。

第二，忌食各类补药和保健品。如果孩子体质确是有偏差，一定要在医生指导下进行。有些老人盲目心疼孩子，觉得孩子学业辛苦，把自己吃的营养保健品给孩子吃，便吃出性早熟来。这种情况时常见诸报端，甚至有因给幼儿服用人参致死的报道。

第三，孩子饮食应以"中性食品"为宜。小儿属"纯阳"之体，很容易受外界因素的干扰，不宜偏嗜厚味食品。有的家长为给孩子增加营养，便让孩子多吃某一类型食物，除经常制作一些高蛋白食品外，还将味调得很浓，既咸又辣，这对良好体质的形成极其不利。

第四，为防止性早熟，应尽量少吃洋快餐，少吃非时令食品。

2. 老人饮食宜清淡量少　老年人的饮食问题，写一本书都不见得能说得清，道得明。因为老年人的身体情况比较复杂，三高的病人多，易于患肿瘤的倾向明显，偏颇体质也比其他年龄段的人多。

这里只讨论老人饮食宜清淡量少的问题。首先说明的是，清淡并非是每天吃稀饭、面条,喝白开水,而是指不宜食大鱼大肉及味重质厚的食物。相对于儿童和成年人,老年人不再考虑身体发育和消耗过大的问题,老年人只需要维持机体代谢的基本需要即可。机体和机器一样,只要在运转,是需要能量的,所以必要的营养还是要的。这必要的营养是什么?

在此,想跟大家分享一下我奶奶长寿的幸福生活。我奶奶活了89岁(即使是现在也算高寿了),在我的印象中她从来没有住过医院。寿终正寝时也是她的老病——支气管哮喘发作,还没等我的父辈们弄她去看医生,她就没了。平时有时候支气管哮喘发作,也就是给她几粒安茶碱或麻黄素加四环素,严重时肌肉注射80万单位的青霉素,大多数时候效果是出奇的好。在我的记忆中,她的生活习惯非常好,早睡早起,中午小睡,总不停止忙碌的双手双脚。最让我记忆犹新的是她的饮食习惯。她有四个孝顺的儿子、儿媳,平时谁家有好吃的都会给她端上一碗,如鸡汤、心肺汤、猪肝汤、鸡蛋丝瓜汤等,她的所有营养都来自于这些。但这些东西也不会天天有,有时候儿媳们给她送的好吃的东西会撞车,有时候也会很长时间没有什么营养品,她的饮食主要是大米、小麦和时令蔬菜。她有个铁的纪律,就是从不吃多,尤其是晚餐,她自己的描述是"一欠欠式"。什么意思呢? 就是感觉还没有吃太饱就不吃了,哪怕这个时候有人给她端来好久没有吃的"美味佳肴",也坚决不吃,雷打不动。

从我奶奶的饮食上看,这必要的营养,就是一日三餐的常规饮食,加适度补充营养价值高的食物,如乳类、蛋类、豆类、肉类。

从科学研究的角度来看,个案是说明不了问题的,但饮食清淡量少,适度的营养,是符合老年人的生理特点的。老年人除了少数案例外,多数人脏腑机能日渐衰退,消化吸收的能力亦下降,"肥甘厚味,饮食自倍"是绝对不适宜老人的。饮食清淡,量相对少,则正好符合老人的消化吸收特点。

老年人吃个七分饱就好。因为老年人消化能力弱,在保证基本营养的情况下,吃得感觉稍稍有点饱感,就不要吃了,或根据每个人的具体情况给自己制定一个切实可行的具体方案。

据健康网报道:百岁寿星、著名经济学家陈翰笙博士根据营养学的安排,每天饮食坚持"三个一":"早上吃一个鸡蛋,晚上喝一杯奶,中间吃一个大苹果。"他一日三餐多吃素,少吃肉,科学安排饮食,吃出了健康。

老年人比较合适的食品类型有:主食类,大米、小麦、燕麦、大麦、红薯、玉米、小米、大豆等;肉食类,淡水鱼、猪肉、鸡肉、鸭肉等;乳蛋类,牛奶、酸奶、鸡蛋、鸭蛋等;菌类,茅草菇、金针菇、蘑菇、香菇等;蔬菜类,时令蔬菜;水果类,时令水果。

在清淡量少的原则下,这些饮食应合理搭配食用。对于体质明显有偏颇者,参考相应的体质类型选择适宜的饮食。

(三)因性别特点食宜有别

性别的不同在前面有关章节里已有论述,这里就直奔主题,谈谈女性在特殊的生理期该如何管好自己的嘴。

1. 月经期饮食宜温忌冷　月经期饮食宜温忌冷,这是个最基本的原则。我有个学生在夏天来月经时,因天气太热,直接在水龙头下冲了一个痛快的冷水淋浴。这下可凉快了,月经也立马干净了。

月经期不能洗冷水澡,这几乎是个人人皆知的常理,可这孩子也太孤陋寡闻了。而夏天月经期吃点冰镇食品,吃些水果,这就是更常见的事了。结果下次来月经时量少了,血流也不畅快了,颜色也暗了,还有的出现了明显的痛经。

有些学生就问:“我没怎么地呀? 就是上次在月经期,连续吃了几盒冰激凌。”这不,冰激凌惹祸了吧! 月经期血液下注血海,血室正开,易被寒邪所伤。寒凝血瘀,血流不畅,就会出现上面这些现象。

月经期饮食原则是:宜温忌冷,不吃寒冷食物,不喝寒凉饮品。亦不要过度食性味属寒凉的食物,如田螺、绿豆、西瓜等。吃水果也要看季节,在寒冷的冬季,吃水果时要适当加温,即便是夏天水果也不能过食。

过于性温香燥的食品也要避免,如辣椒、肉桂,防止伤阴动血。辛辣食品吃得过多,会引起月经量增加。同时,要注意易于消化,加强营养,因为月经期血注血海而为月经,其他脏腑的功能相对低下。

2. 妊娠期饮食宜凉忌温　妊娠期阴血下注以养胎儿,阴血相对不足,阳气偏旺,这即是“产前一盆火”的来历。有的人不信这一说法,认为妊娠期要加强营养,要养胎儿,就胡吃海喝,不管是寒是热,结果生个宝宝,三天两头皮肤出问题,或小小年纪就便秘。所以孕妇的饮食很重要。

妊娠期饮食养生的总体原则是:宜凉忌温。具体的内容包括以下几点:第一,妊娠早期大多数人会有妊娠反应(即恶心呕吐、嗜酸等现象),并且有的人反应非常严重,吃什么吐什么,甚至出现吐血的现象;有的吐的时间很长,一直伴随宝宝出生。这两种情况都是极个别现象,凡这种情况一定要看医生,遵医嘱。大多数人妊娠早期以随意饮食为佳,就是想吃酸的(如酸腌菜)、水果都可以,但要注意控制量,注意食品安全。当然,不能只吃这两样东西,其他主食、蔬菜、肉食在这一阶段应尽量清淡,既要保证营养,又要易于消化,如鸡蛋汤、瘦肉汤、各种营养粥等。

第二,过了妊娠反应期,要加强营养,特别要保证蛋白质的供给。每天坚持吃一个鸡蛋,以及瘦肉或鱼、奶制品、豆制品等,蔬菜水果要充足。这些营养品一定要有选择,尽量不要选择太温的食品,如狗肉、牛肉、羊肉等,辣椒、胡椒这些都不能经常吃,最好不吃。

第三,中晚期还要考虑各种微量元素的供给。可以补充一些海产品,如排骨海带汤、虾米胡萝卜汤,适当补充钙片。

第四,饮食宜清淡,不要偏嗜五味。尤其不要嗜咸,防止妊娠水肿发生。

有些人想生一个"神童",天天做"胎教",殊不知,造"神童"的基础是做好饮食养生。因为人的精神意识思维活动是建立在物质基础之上的,只有产生智力的身体结构正常了、发达了,也就是大脑发达了,造"神童"才有可能。

3. 产后期饮食宜补宜温 生产时由于屏气用力出汗,伤血耗气,致气血阴阳诸虚,百脉空虚,尤其是一向体质偏弱者,更是明显。因此,"产后一盆冰"也就不足为奇了。

产后饮食养生的原则是"温补"。其温补的要点是:

第一,适时而补。如今家里的儿媳或女儿要生孩子了,父母大人们早就做好了准备,该补的食品只会多不会少,诸如人参呀,冬虫夏草呀,当归呀,这些中药"一个都不能少",普通的食品更是应有尽有。但一定不要补得太早。孩子落地,产妇就猪蹄、鸡汤端上了,这其实是不太科学的。顺产的产妇刚刚经过了一场"生死搏斗",全身的脏腑机能都处于战斗后的修整状态,这个时候最好吃点易于消化的食品,如红糖鸡蛋汤,或红枣粳米粥。12小时后,再给予一些鸡汤之类的补品,还得要循序渐进。剖宫产的产妇就不存在这个问题了,医生、护士会对饮食有严格的要求,但一旦医生、护士不监控了,还是以循序渐进为原则。

第二,补宜有侧重。以温补为主,适当增加一些生乳食品,如猪蹄、鲫鱼、黄花菜、花生米、鸽子、香菇等。常用的产后食品,包括红枣鸡汤,党参、当归、红枣鸡汤,人参、桂圆鸡汤,冬虫夏草鸡汤,猪蹄花生汤,猪蹄通草汤,黄花鲫鱼汤,豆腐鲫鱼汤,等等。如果是完全没有乳汁,中医称为"缺乳"。"缺乳"一般分为虚实两类,虚者无乳房胀,乳房像一个空袋子;实者会有乳房胀痛,甚至有硬结。下面两个方可作参考应用。虚者用通乳丹,药用当归60克,人参、黄芪各30克,麦冬15克、通草3克、桔梗3克,用2个去爪猪蹄煎汤,用猪蹄汤煎药。每天三次,一天一帖。实者用下乳涌泉散,药用当归、川芎、天花粉、白芍、生地黄、柴胡各30克,青皮、漏芦、桔梗、白芷、通草各15克,穿山甲45

克,王不留行 90 克、甘草 7.5 克,上药研为细末。每服 6～9 克,临卧时用黄酒调下。如有心、脑、肾、肝病者,应咨询医生后用药。

第三,补通相宜。产后不仅有虚,还有瘀的特点,因产后子宫内还有余血浊液没有排出,中医称为"恶露"。为促进恶露排出,利于子宫收缩,常用的食物有米酒冲鸡蛋红糖汤。就是用自家酿的米酒,也可在超市购买,50 克左右,用水适量,冲鸡蛋一个,再加 30 克月子红糖。此汤既能化瘀又能补虚,还利于乳汁的分泌与疏通。产后还可以用月子红糖与当归(或益母草少许)炮姜煎水,对恶露排出有较好的效果。

另外,产后还有一个常用促进子宫修复的名方。有些医院将其制成协定方,每个产妇都常规性地服 2～3 帖。此方名生化汤,就是化瘀血、生新血的意思,其药物组成是:全当归 24 克、川芎 9 克、桃仁 6 克、炮姜 2克、甘草 2 克。加水,适量黄酒煎服,一天 2 次,2 帖服 3 天。这是产后通补的参考用方。

第四,忌食寒凉酸涩食品。寒凉、酸涩都会导致血瘀,而产后自身就存在血瘀,产后本身体质就偏寒。同时,寒凉酸涩食品还会影响乳汁的分泌,导致缺乳。

4. 更年期饮食宜清补　如今人们提到"更年期",都有点"谈虎色变"的感觉。为什么更年期会如此让人恐惧? 现代医学研究表明,更年期是女性卵巢功能逐渐衰退到完全丧失的一个过渡时期。女性更年期为 40～60 岁,可长达20 年左右。在此过渡时期中,妇女所出现的一系列因性激素减少及机体衰老所引起的以植物神经系统功能紊乱为主的症状,统称为"更年期综合征"。在此期间,女性中有 75％～85％ 的人出现不同程度的症状,其中约有 15％ 因症状严重而看医生。

中医认为,更年期机体的衰弱是以阴虚为主,逐渐到整体阴阳水平下降,人体整个机能衰退。

中医认为,人是一个阴阳平衡体,一旦各种因素导致人体阴阳平衡失调到一定程度,人体才发病。偏颇体质在更年期都有小小的失衡,虽然很多人有些身体的不适,但都不影响正常的工作和生活。因此,你也还是一个正常人,这是一个机体由壮到老的"更年"过程,用不着"谈虎色变",身边的人更不用把这些人看成是"异类"。

阴虚,阳相对就多一些,实际上是一种"假多",这就是中医所说的"虚火"。虚火一发作,人就开始阵发性地潮热,满面通红,汗流浃背,甚至伴有情绪不稳定等现象。这种情况,适当增加阴,使之达到一个新的平衡,症状就会减轻,即使不管它,任其发展,也会慢慢好,因为阳气也会逐渐少。阴阳在一个相对低的水平平衡,一般也没太明显的症状,有的就是精力不济的老态了,这是人体衰老的必然规律。

但从这个过程来看,我们采用一些食物或药物来补充阴阳的不足,是不是可以延缓衰老,减轻症状?回答是肯定的。

知道了这些原理,更年期饮食养生就很好办了。有虚就补,有热就清,因为此火非彼火,只要把阴补上,火会自灭,所以"清补"是其宗旨。

常用的食物与阴虚体质同,可适当增加一些安神和敛汗药物,如酸枣仁、夜交藤、合欢、远志、浮小麦、牡蛎等。固定食材,有酸枣仁、百合、大麦粥,山药、枸杞、百合粥,枸杞、当归、大枣鸡汤,甲鱼冬菇汤,笋干鸭煲,麦冬、天冬、百合猪肚汤等。

## 五、顺时吃——四季饮食各不同

饮食和穿衣、睡觉一样,也应顺时而为,要不然有悖自然阴阳消长之理。

### (一)春宜滋肝养生助脾

想必大家通过看前面的内容,对五季(包括长夏)与五脏的关系已经非常清楚了吧?春季自然界一派生机勃勃,人体肝的生理特性与之相似,有"春气通于肝"之说。春天无论你采取何种养生方式,都不能脱离"滋肝养生助脾"的原则,饮食养生也不例外。

饮食如何"滋肝养生助脾"?首先还是要遵从《黄帝内经》的意旨。《素问·至真要大论》指出,饮食进入胃以后,会选择各自所喜欢的脏,首先进入该脏。酸先入肝,酸对肝有补养作用,有利于肝血充足,肝气畅达。其实早在《周礼》中就明确指出:"凡和,春多酸,夏多苦,秋多辛,冬多咸,调以滑甘。"就是说大凡调配饮食,春天多酸味,夏天多苦味,秋天多辣味,冬天多咸味,还要用柔滑的、甜的佐料来调和(江浙一带文化底蕴厚实,这里的饮食调配几乎都要适当加糖,可能就来源于《周礼》)。

饮食真正属于酸味的食品不多,但如果要养肝疏肝,就可用醋调,使其入肝。在中药的使用中就采取这一方式,需要某味药归肝经,就可采用醋炮炙,达到味酸入肝,以养肝或疏肝。

药王孙思邈根据四季的气候特点强调:春天宜"省酸增甘,以养脾气",即减少酸味食品,增加甘味食品。为什么呢?要回答这一问题,不妨再复习一下五行与某些事物的对应关系。

**事物五行属性归类表二**

| 五行 | 五时 | 五脏 | 五谷 | 五畜 | 五果 | 五菜 | 五味 | 五色 |
|------|------|------|------|------|------|------|------|------|
| 木 | 春 | 肝 | 稷 | 狗 | 李 | 韭 | 酸 | 青 |
| 火 | 夏 | 心 | 麦 | 羊 | 杏 | 薤 | 苦 | 赤 |
| 土 | 长夏 | 脾 | 稻 | 牛 | 枣 | 葵 | 甘 | 黄 |
| 金 | 秋 | 肺 | 黍 | 鸡 | 桃 | 葱 | 辛 | 白 |
| 水 | 冬 | 肾 | 菽 | 猪 | 栗 | 藿 | 咸 | 黑 |

根据以上表格的内容，春天本应以食酸味、青色食品为主，但春天肝气主令，肝气相对其他季节要旺盛，再反复增加入肝养肝食物，就会产生肝气过盛。肝气盛的人常常会怒发冲冠，杀人放火的事都敢做，所以肝又叫"将军之官"，这就是肝的禀性。那么，如何解决这个问题？《素问注证发微》云："肝苦急，唯甘为能缓之，故食宜甘，凡粳米、牛肉、枣、葵皆甘，皆可食也。"

从五行相克的角度，肝盛往往过度克脾，即木乘土，脾土就会病，并且肝病很容易传脾，《内经》亦有告诫："知肝传脾，当先实脾。"这就跟打仗一样，知道敌人一定会侵犯某个地方，先给那地方修筑好防御工事。所以增加甘味食物以健脾，减少酸味食品，以防肝盛，就叫"省酸增甘"，不是"忌酸增甘"。

第一，"省酸增甘"。从五行归类来看，酸先入肝，酸对肝有补养作用。但由于肝应春，在春季肝气相对较盛，春养肝重在保持肝气的条达畅行。春天减少酸味食品，是防止过食酸味食品导致肝气太盛。增加甘味食品以助脾，因脾属土，木克土，是防止肝木克土过盛。

春天最多的时令水果，是草莓、李、杨梅、桃、杏等。但李、桃、杏都不可多吃，俗话说"桃饱人、杏伤人、李子树下埋死人"。古代文献记载桃、李、杏均属温热性质，多食伤脾胃。从现代营养学来看桃、李、杏均含有丰富的营养物质，包括蛋白质、脂肪、维生素、各种微量元素等。而实际生活中，确有不少人反映吃李子后诱发胃痛，所以有胃病的人，对桃、李、杏都得谨慎食用。

甜食包括蜂蜜、大枣、麦芽糖、山药、荸荠等。如春天每天用早餐时，或豆浆或稀饭，放上一汤匙蜂蜜，或每天吃3～5枚左右大枣，或喝碗冰糖莲子汤等，均有利于防春天肝旺伤脾，利于春季养生。春天在炒菜时，可适当加点糖作为调味品，凉拌菜可用糖醋调味。春天增加甜味食品，还因为甘具有缓解痉挛、降低压力的作用，对肝气的条畅具有重要的作用。

第二，春天多食时令青色蔬菜。如荠菜、马兰头、茼蒿、胡荽、豆苗、韭菜等。尤其是韭菜，属五菜中属木的食品，《本草纲目》言："生性涩，熟甘酸。"入肝胃肾经,能温中、行气、散血、解毒。如果你种植过韭菜,你会更明白韭菜为什么是属木。韭菜春天生长相当旺盛,几乎不要什么肥料,与春生的特性非常吻合(这也说明前人归纳的五行食品,是收集了多方面的资料得来的)。所以春天可别忘了吃韭菜。但韭菜性温,不宜过食,防助肝火。再比如胡荽(香菜),大家都知道它好吃,吃起来香,开胃消食,其实它的药理作用还能促进外周血液循环,与春生的特性相吻合。

第三,辛味食味要谨慎使用。因辛属金,金克木,肝病一般要忌辛,在属肝的季节亦不可滥用葱、蒜、姜。故前人有云:"正月勿食生葱,令人面生游风。""二月勿食蓼,伤人肾。""三月勿食小蒜,伤人志性。"春季对这些调味品应尽量少用。

第四,春季适当补充温阳的牛肉、狗肉以助肝脾。至于五果、五畜、五菜与五脏、五时的对应关系,可作为饮食养生的参考内容,不必拘泥于以上表格的绝对对应关系。如今谷、果、畜、菜品种繁多,已远胜于春秋战国时期了,并且可中西汇通,借古仿今,择优录取,利我者用之,害我者弃之。

(二)夏宜益心养长助肺

对于夏季养长养阳,仁者见仁,智者见智。笔者以为,夏养长养阳,并非是用温养阳气的食物和药物助长阳气。夏季最容易患的病证是腹泻,而治疗腹泻的原则大多数是"清热利湿"或"化湿解暑"。也就是说,导致夏季腹泻的罪魁祸首还是病邪,这病邪就是湿热或暑湿(两者的区别就是暑没有内生,只在夏季才有,并且多夹湿;热任何季节都可以有,人体自身也可生热。这里的湿热或暑湿区别不是很大)。也就是说,夏季自然界的特点是阳长,阳气相对旺盛,还存在有热、暑、湿几种时令主气,这几种主气是自然界万物生长茂盛不可缺少的元素。如果一个夏天不热,你看植物能生长不?如果夏天没有雨水,植物很快就会干死。人生长在自然界,必须想办法适应这些特点。天气一热人就难受,就会想办法抑制,吹空调,吃冰镇食品,泡在游泳池里不上来。这些降温措施实施过度了,就会伤阳,阳一伤,就等于你家大门是虚掩着的了,"虚邪贼风"就会一拥而上,找到最薄弱的地方去围攻。哪里是最薄弱的地方呢?中焦脾胃。你每天享受的冰激凌、冰西瓜、冰绿豆汤,不是都进入胃了?吹空调,泡游泳池,多是肌肉四肢享受了,而脾又是肌肉四肢的"亲爹妈"(因为养肌肉四肢的气血,来源于脾胃化生),过度吹空调、泡游泳池,不伤脾胃都"不合情理"。脾胃一伤,腹泻即成。所以防止过度贪凉饮冷伤阳,是夏养阳要注意的方面。

另一方面,夏季人体阳气趋于表,体内阳气相对不足。还有,因为腠理疏

松,汗孔开泄,阳气容易随汗出而丢失。因此,夏季的饮食应注意以下几方面:

第一,饮食以清淡为宜。防止饮食味厚、油腻影响阳气外达,即"养长"。具体饮食,主食如大米、粳米、玉米、小米、燕麦、薏米、绿豆、红豆等,多以熬粥的形式比较好,如粳米、薏米、绿豆粥,红豆、大米粥,玉米、燕麦粥等,外加馒头,是夏季比较好的主食。蔬菜以时令蔬菜为主,如苦瓜、冬瓜、南瓜、丝瓜、黄瓜、辣椒、茄子、苋菜、空心菜等,以凉拌,清炒为主。肉食包括鱼、虾、泥鳅、猪肉等。水果有西瓜、西红柿、荔枝、草莓、大枣、梨子等。这些食品中也有性温的,如辣椒、大枣、荔枝等。偶尔适当吃些温性水果或蔬菜及肉食,对助阳亦有必要。

第二,"省苦增辛"。心应夏,苦入心,夏季食苦味食品是必需的,以助心防心火盛,如苦瓜、苦菜、萝卜缨、苦丁茶等。大多数人吃得最多的是苦瓜和萝卜缨。苦瓜,大家都知道它能清热解毒。其实现代研究证明,苦瓜含丰富的维生素 C 和铁,还含有蛋白质、糖类、脂肪、钙、磷、维生素 A、维生素 B 及果胶、苦瓜甙和多种氨基酸,具有降血糖和抗癌功能。美国堪萨斯州立大学的科学家们发现苦瓜中含有一种蛋白脂类成分,具有刺激和增强动物体内免疫细胞吞噬癌细胞的能力,认为苦瓜蛋白脂类不久将成为一种抗癌新药而造福人类。

苦入心,但不能过苦,过苦伤心,或心病及肺,即心火克肺金。因此,要增加一些辛味的食品,一则助阳气通达,二则养肺。辛入肺,能散能行。辛味食物包括生姜、香菜、葱白、淡豆豉、辣椒等。大家都知道"冬吃萝卜夏吃姜,不劳医生开药方"之谚语,可见"夏吃姜"已经到了家喻户晓、人人皆知的地步了。但究竟如何吃生姜比较有作用一些?首先要了解炎热的夏天为什么要吃辛温的生姜。很显然,夏天吃生姜一定不是把生姜当饭吃(如果当饭吃,你不吃出毛病来,拿我是问)。吃生姜的目的,还是防止过度吃了寒凉食物伤脾胃阳气。其次是生姜有发散的作用,可利于阳气外达,助阳长。所以,吃生姜就是以其作为饮食的调味品。夏天时令蔬菜多性凉,如苦瓜、黄瓜等,凉拌时放点生姜细丝或姜汁,你就不必太担心会胃凉了。如果煎汤,3～5 片就好,不宜久煎。生姜宜在早上吃,不宜在睡觉前吃,因早上阳升,晚上阳藏,所以民间也有"上床萝卜下床姜,晚吃生姜赛砒霜"之说。

香菜、葱白、淡豆豉均属于辛温发散的食物,亦多是作为调味品使用,其作用原理与生姜同。

辣椒多数人夏天不会吃,觉得会生火。不知大家仔细思考过没有,自然界的事物是很神奇的,既然辣椒辛温,与热者寒之的理论相悖,为什么它生长在夏天？难道它不是专门为平衡阴阳而长的吗？所以在炎热的夏季，长期以寒凉食物为主，又天天待在空调房间里，偶尔吃吃这些辛温的食品祛祛寒，也十分必要。

药王孙思邈为防止人们在炎炎夏日将清苦追求到底，及时提醒"省苦增辛"，不是没有道理的。

第三，夏宜清补。夏天由于日长夜短，出汗伤津耗气，消化能力降低，不宜吃油腻食物或肉食类食物，但可增加奶制品、豆制品、鱼虾、瘦肉。可向广东人学习，将各种肉类剁成肉泥，与补益的中药熬粥喝，如瘦肉皮蛋糯米粥、青鱼片山药粥、扁豆红枣小米粥、芡实莲子粥等。必要时可吃些西洋参、孩儿参、百合、铁皮石斛等。

第四，夏慎食温补、煎炸、香燥食品。若有阳虚病寒者，需冬病夏治的，要在医生指导下进行，一般人不要随便自行在三伏天用温补之品。夏季冰镇食品，如冰绿豆汤、冰激凌、冰西瓜等，均不宜食用过度，即使是不冰的寒性食品，也不能天天过量地吃。

另外，为防暑降温，夏天可适当喝些花茶，如野菊花茶、金银花茶、代代花茶等。

### （三）秋宜润肺养收助肝

秋天，人们感觉最明显的是：咽干口燥，皮肤干燥，毛发脱落。为什么会有这些现象？大多数人会说："你看秋天树叶都掉了，人也会掉头发。"道理就来源于这里，这是人与自然息息相关的最典型的表现。

为什么自然界进入秋天后，就呈现一派秋风扫落叶的景象，而春天、夏天刮再大的风，树叶都是我自岿然不动？这是落叶植物为了保护自己，采取的一种应对秋天燥气的保护措施。秋天西风劲吹，水分蒸发，自然界燥气"猖獗"，植物为防止叶蒸发水分养料，"丢卒保车"。此时，植物的营养也从叶、枝向根部集聚，叶也因失去了养分而脱落。

人体掉发、皮肤干燥、口鼻干燥等现象的出现，道理和植物是一样的。人体的阳气、阴液都开始收敛，进入体内，呈现在外的减少，使在外的头发和皮肤失去营养，就会有这些表现。所以根据"人定胜天"的思想，适当地采取一些对应措施，就能缓解这些现象。

养生，就是要顺应自然界的一些规律，顺势而为，既不违背自然规律，又防止自然不利因素对人体的影响。在饮食养生上，秋天要做到的有：

首先要养收。饮食上如何养收？首要的是"省辛增酸"，以酸养收。大家都知道"省辛增酸"，主要目的是防肺金过度克肝木。因肺应秋，辛入肺，适当食辛味有养肺作用。秋季肺的功能相对偏旺，若过食辛味，会使肺更加旺盛，形成金克木过度，伤肝。

"省辛增酸"，实质上也是助肝。所以秋天饮食要减少辛味食物，对辛味食物要有所选择，如葱、姜、蒜、韭菜、辣椒等，不宜随便食用，最好是不食，而萝卜就可以随便吃，蒜苗、小葱可作为调味品适当吃。

秋天食酸还有一层意思，是顺势养生。因酸能收能涩，秋季食酸，能使人体阳气、阴液向内收敛，以利于更好地过渡到冬藏的阶段。

常用的秋季酸味食品主要是在蔬菜和水果中，如蔬菜类，百合、西红柿、马齿苋、大白菜、菠菜、小青菜、山药、藕、芹菜、萝卜、茼蒿、芝麻等；水果类，甘蔗、梨、葡萄、石榴、苹果、柚子、柠檬、山楂、荸荠、橘子等。另外，时令蔬菜也可通过食醋来调味，如醋溜白菜、糖醋土豆丝等。

秋天食酸主要靠水果来补充。秋天最好的水果是葡萄、鸭梨、柚子、荸荠等。这几种水果都有极好的润肺生津的作用，且味酸入肝，养肝血滋肝阴。每天食用水果不得少于 100 克。

其次，秋天应制燥润肺。制燥之前，让我们先来了解一下燥邪。秋季主气是燥，燥有温燥和凉燥之分，初秋往往多温燥，深秋往往多凉燥。我们很多人容易产生误区，只要身体感觉干燥，口干舌燥，皮肤干燥，眼睛干涩，就认为是上火。到了秋天，其实这就是燥邪作怪。

燥并非与热为伍，而是多与寒为伍。大家都能感同身受，一到夏天，无论你待在中国的哪个地方（尤其是南方），很多时间（特别在下雨之前），到处都是水汽，有时木地板上也会凝聚一层水珠。

这种时候，你会天天享受免费桑拿。这种免费桑拿可是不好受的，有时候让你连气都喘不过来。大家都知道这是因为空气中水分太多，空气不流通，气压低，影响人体正常呼吸导致的。

中医认为这就是湿热弥漫在空气中。如果突然刮点北风，地下就会很快干燥。因此，热往往与湿合。这种时候如果患病，多与湿热有关，如急性肠胃炎，是中焦或脾胃湿热；泌尿系统感染，是膀胱湿热；妇科阴道炎，是任脉、带脉有湿热；急性肝炎，是肝胆或脾胃有湿热，等等。

有人认为燥就是热，因为按中国的文字，燥是"火"旁。燥究竟是寒还是热？《说文解字》言："燥，干也。"燥的本义是干，即干燥。燥之所以用"火"旁造字，可能还是与古代人们在日常生活中使用火的频率过高，使用火烤能迅速除湿的缘故。

再说从夏天进入秋天，自然界气候是一个渐变的过程，空气里的热还没有完全退去，与燥相合，往往人体就会感觉既热又燥，这就是燥热的由来。而燥的实质就是干，秋天形成以燥为主气，实属疾劲的秋风所为。

为什么我们要弄清燥的来龙去脉？是因为我在这里要告诉大家，秋天该如何选择饮食保健。秋天主气是燥，其燥自身并没有寒热的特性，与热合即是温燥，与寒合即是凉燥。

所以，在选用饮食或药物保健时，选择的食物或药物以具有滋阴润燥功效为宜，而滋阴润燥之物多性凉。我们选择时，多以性平或寒性不甚之品为佳。如木耳、枸杞、甘蔗、百合、沙参、黄精、梨、芝麻、鸭、甲鱼、乌龟、兔肉、猪肺、鸡蛋、各种乳制品、豆制品、各种淡水鱼等。

其食用形式，以熬汤或早晨吃粥为宜，如白木耳粥、百合粥、黄精粥等。其制作方法，如果是食物，直接将其泡开后与米一起煮食。如果是药物，先将其用冷水泡 30 分钟，加水煎汤（一般煎开后再煎 30 分钟即可），去药渣，用药汤煮粥，其用米以优质米为好，如粳米、糯米或各种优质大米。药量每次以 30 克为宜，或根据不同人群适当增减。

第三，秋季忌温燥食品。如狗肉、羊肉、肉桂、八角、辣椒、生姜等，防温燥劫阴。

### （四）冬宜温肾养藏助心

冬季，自然界"水冰地坼"，草木凋谢，植物的养分都集聚到根里去了，种子埋藏在冰雪之下，动物冬眠，地面生机不见了，这就叫"冬藏"。

人体与之相应，精气亦藏于内。人体主藏的器官是肾，"肾气通于冬"，肾与冬应，所以冬季养藏，即是养肾。

人体的肾就好比植物的根。在秋冬季节，植物大量的养分集聚到根部，到了春夏养分就开始向外渗透，使植物发新芽，长新叶，开花结果，并迅速生长。人体在秋冬季节，也开始收敛精气，下注贮藏到肾，到春夏季节向外散发。因此，在秋冬季节人体要适当减少活动，以利于精气的贮藏，春夏适当增加活动，以帮助阳气的生发。这也就是顺时养生，春夏养生、养长，秋冬养收、养藏。

冬季，在饮食养生方面，总体原则就是"进补"，即通过一些补养的食物来促进人体精气的增长，降低能量消耗。据现代营养学研究证实，在低温条件下，人体热能消耗明显增加（主要是由基础代谢增强，出现寒战及其他不随意运动、防寒服装负担及其限制活动所引起的基础代谢率上升所致），甲状腺功能增强，去甲肾上腺素与肾上腺素分泌增加，氧的摄取量提高。

冬天进补，从现代营养学的角度来看，也有其实质意义。中医认为，"冬至"是冬三月气候转变的分界线,由此阴气始退,阳气渐回。这个时期进补,可培补正气,提升机体抗病能力,为来年健康奠定一个好的基础,这也就是俗话所说的"三九补一冬,来年无病痛"。冬季进补要做到:

第一,进补要因人而异。一提到冬季进补,很多人就会想到吃狗肉、羊肉、牛肉。实际上,并非所有的人都适宜吃这类温补食品,如湿热体质、阴虚体质和常年患有高血压、糖尿病等病的人,都不适宜温补。

体质偏寒或没有特殊疾病的老年人,以温补食品为宜,如狗肉、羊肉、牛肉、麻雀、猪肾、乌骨鸡、核桃、韭菜,并辅以各种淡水鱼、菌类、乳制品、豆制品等。

大多数人宜食平补食品,如鸡肉、猪肉、鱼类、蛋类、豆制品类等,可偶尔增加一些温补食品。

对于热性体质或阴虚体质者,以凉性食物进补为宜,如鸭肉、甲鱼、猪肉、乌龟、猪(羊、牛)骨髓,及各种菌类、鱼类、蛋类、豆制品类等。

就是这些类型的人,也不能天天大鱼大肉当主食来吃。如果是这样,我们前面提到的一些饮食养生的基本原则,就等于没说了。补也是一个相对的概念,就是较之于其他季节,冬季"五畜"类的食物可以食用多一些。

经常有病人问医生:"我进冬天就开始补了,怎么还是经常感冒呀,拉肚子呀?"这种现象就太复杂了,可能你体内还存有宿邪。什么是"宿邪"呢? 这个"宿"是住宿的宿,就是长久待在你身体的病邪,如痰饮、湿热、热、寒、瘀血、结石等。有这些宿邪的人,补进去的"高级补品",不仅没有起到扶正的作用,反而起到了助邪的作用。比如,你原来脾胃就有湿热,现在补进去一些补品,不管是哪一种,都会导致脾胃湿热更加严重,拉肚子的现象会更频繁地发生。因此,进补之前还要把体内的"宿邪"清理干净。

还有的是体质较虚,补过度,"虚不受补"。如有慢性胃炎、十二指肠溃疡、胃下垂这类消化系统疾病,中医辨证属脾胃气虚者,肉食吃多了就会恶心、胃胀、甚至疼痛等。这就是典型的"虚不受补"。

按西医的理论分析,这些病都存在消化功能相对弱的事实,而肉食含蛋白质高又不容易消化,就会出现消化不良的现象。

以上这些情况都需要在真正的中医指导下,有的放矢地进补,不可盲目进补。对大多数人来说,冬天适当进补是必要的,但不可过补。

第二,进补不忘"黑色"食品和"肾形"食品。肾在五行学说中,属水的范畴,水色黑,所以黑色亦归水行。黑色入肾,具有养肾健脑的作用。"黑色"食品对肾的补养作用,虽源于五行学说,但不完全限于五行学说。几千年的医疗实践中,历代医家对黑色食品的补养作用就有明确的记载,如《神农本草经》记载,黑芝麻有"主伤中虚羸,补五内,益气力,长肌肉,填脑髓"等功效。《本草备要》亦言黑芝麻"补肝肾,润五脏,滑肠"。《滇南本草》记载,桑葚子"益肾脏而固精,久服黑发明目"。

现代营养学和药理研究也证明了不少黑色食品的营养价值及药理作用,如研究发现,黑米中含 18 种氨基酸及硒、铁、锌等微量元素 $B_1$、$B_2$,营养价值极高。

长期食用黑米,可以促进睡眠,还可治疗头昏、目眩、贫血、白发、眼疾及腰腿酸软等症。

黑芝麻含有脂肪油(油酸、亚油酸等)、植物蛋白、氨基酸、木脂素、糖类、磷脂及 10 余种微量元素、多种维生素等。药理研究表明,黑芝麻有抗衰老的作用,可使实验动物的衰老现象推迟发生;所含亚油酸可降低血中胆固醇含量,有防止动脉硬化作用,等等。

常用益肾的黑色食品有:黑米、黑豆、黑芝麻、黑枣、黑木耳、黑菇、乌骨鸡、桑葚子、紫菜等。

肾形食品对肾也有一定的补益作用,如各种动物肾、大豆、腰果、板栗、淡豆豉等。但要说明的是,动物肾脏含胆固醇较高,西医已经确诊为痛风、三高(高血压、高血脂、高血糖)、肾病等人群不能使用。而中医辨证纯为肾虚腰酸背痛的人,可用猪肾 1 个、板栗 100 克,熬汤吃,一次量,每隔 3～5 天吃一次。

特别是老年人,无器质性疾病,纯因年老肾虚,夜尿多,腰酸,也可用猪肾熬粥喝,即猪肾一个,板栗 150 克,粳米或糯米 250 克,陈皮 5 克,花椒 8 粒,可分多次食用。熬制方法均是先将猪肾按常规方法洗净,切成小方块,加其他辅料和适宜冷水一起煮,先用武火烧开,再用文火熬,直到米烂、猪肾烂为止。

也可用腰果和大豆炖排骨,或大豆用极少盐煮食,每天 30 克。

第三,冬季宜"省咸增苦"。咸入肾,冬季适当食咸味有补肾的作用,但过度食咸味会伤肾。增加一些苦味食品,防止肾水过度克制心火(因为肾属水,冬肾主令,咸入肾,过咸助肾,苦入心,苦养心,水克火),如苦瓜、百合、苦菜等。

另外,苦味食品具有降泄的作用,在冬季食用苦味食品,有助于冬藏(因藏是向内向下,人体肾居于下焦,苦能助肾潜藏)。

人们还有一句口头禅:"要能延年,少吃食盐。"食盐对国人的危害,已经不是危言耸听了,国人食盐的含量大大超出世界卫生组织规定的成人每人每天最多不超过 6 克的标准。

据有关调查,目前,我国成年人日均摄盐量约为 10～20 克,这显然是太多了。食盐过多的危害很多，从中医的角度看主要是伤肾。因咸入肾，少量的盐对肾有益，食盐过度，就会伤肾。

肾是人体阴津和阳气的根本，肾一伤，人之根本就伤了，其他脏腑的病变就很容易产生。从西医的角度看，食盐过多，最容易导致高血压。血压高日久会累及心、脑、肾等重要器官。

所以，少食盐不仅仅是冬季要注意，任何季节、任何人都应该注意限制盐量的摄入。成年人尽量每天不要摄入超过 5 克盐。

第四，冬季要遵循"养阴"的原则。前面已经强调了，冬季并非所有人都要温补，要因人而异。但多数人进入冬季后，由于自然界气候的寒冷，很容易想到的就是吃热性食品或滚烫的食物，甚至有的人以吃辣椒、喝烈性酒来御寒，就像夏天人们自然想到要多吃寒性食品一样。

《黄帝内经》强调春夏养阳，秋冬养阴，一方面是顺势而为，养生、养长、养收、养藏；另一方面是防止夏天过度寒凉伤阳，要适当用一些温阳辛散的食品进行调节（如"夏吃姜"），冬天食温补食品防止温热过度，应适当增加一些养阴的食品。

在中医学说中，没有纯养阳或纯滋阴的。一个病人是阴虚，如果医生就给他一些纯养阴的药，这病人用药后不仅不会好，还会出现胃脘饱胀、食欲下降、舌苔厚腻等现象，这就是滋阴药自身滋腻带来的后患。

很多人都熟悉六味地黄丸，它是一个经典的滋养肾阴的基础方。据我了解的情况，很多人尤其是更年期的人把它当保健品吃。为什么服用养阴的六味地黄丸后，没有明显的不良反应？因为六味地黄丸的组方结构是三补和三泻，就是说它用了三味补药（熟地、山茱萸、山药），三味泻药（泽泻、丹皮、茯苓），这就是配方的妙处。

补养肾气肾阳的代表方——肾气丸，就是在六味地黄丸的基础上加了少量肉桂、附子，这个方就完全"变性"了，由寒变温了，由滋阴变成补阳了。这也叫阴中求阳（其余大多数补阳的方都是在大量养阴药的基础上增加一些补阳的药），就是补阳的代表方。

这也是阴阳互根的道理。人体内的阴阳，谁也不能离开谁单独生存，所以中医又有"孤阴不生，独阳不长"之说。所以阴阳在人体内，无论何时何地，都是要"出双入对"的，绝不分离，这就是《素问·生气通天论》说的："阴平阳秘，精神乃治，阴阳离决，精气乃绝。"就是说，阴气和平，阳气固密，阴阳平衡，人的精神才会正常。如果阴阳分离决绝，人的精神就会随之而竭绝。简而言之，阴阳分离之日，就是生命终结之时。打个不恰当的比喻，就像人类男女性别比例要平衡一样，如果严重不平衡，就成为社会不稳定的因素之一。所以宗教家说："人单独不好，所以神给他造了一个相称的伴侣。"

冬季使用补药时，一是不能呆补。"冬吃萝卜"，消食通气，对冬季进补时防呆补有很好的效果。炖羊肉时放点橘叶或陈皮也是防呆补。二是补阳不要忘补阴，补阴不要忘补阳，补阳、补阴只是根据人体的体质和季节特点，侧重点不同而已。如果冬季只补阳，不仅起不到补的作用，反而会补阳过度伤阴，或生内火，因此，冬季要不时进一些补阴食品，如鸭肉、甲鱼、枸杞、银耳、百合等。

# 第二节　饮当自律

人们往往喜欢饮食并称，其实饮和食是有区别的。早在《周礼》就有"六食""六饮"之别，食多指固体食物，饮多指流质食物，包括稀饭（古代六饮中就有薄粥）。在古代六饮中有四种是酒，包括清酒、甜酒、淡酒、酒酿，加上水和薄粥，说明古代饮之物非常贫乏。而如今饮的类型有多少种？每一种类型又有几个品种或几个品牌？不知食品药品监督机构的女士、先生是否清楚，普通老百姓估计是弄不太清楚的。大家知道的恐怕就是常用的，如纯净水、矿泉水、茶饮料、果汁饮料、奶制品饮料、碳酸类饮料、酒类（啤酒、米酒、红酒、黄酒、药酒、白酒），以及各种鲜果汁、蔬菜汁、各种混合汁、米糊、豆浆等等，用多如牛毛来形容一点都不为过。今天有人做广告，说果汁饮料含有丰富的维生素和矿物质，有利于降血脂，降血压；明天又有人说茶饮料具有利尿、防暑降温的功效，还有抗氧化、抗疲劳的作用；后天再来一个乳酸菌饮料能促进营养的吸收、调节胃肠道功能……该如何选用适合自己的饮料？这里面的学问太大了，在此不可能全部涉及，只能是就"饮"的一些原则问题谈点自己的观点。

## 一、百饮不如白开水

曾听过中国医学科学院黄建始老师一次健康教育讲座，受益匪浅。让笔者印象深刻的是他讲的，"干净的水，是万能的保健品"，只要是经过处理了的，符合引用要求的水，对人体来说比什么饮料都更有利。因为水没有偏性，无论你是寒性、热性、阳虚还是阴虚、气郁、血瘀等体质，都适用饮用水。

前面已经提到，目前正常人偏颇体质比较常见。如果是气郁体质，你选择的饮料具有一定的行气解郁的作用，无疑对这种体质来说是有利的。如橙汁、柚子、橘子等制成的果汁和饮料，都有一定的行气解郁的作用。但大凡饮料都加了防腐剂、色素、甜味素，还加了一些其他辅助成分，长期食用，按中医的理论就可以形成偏性，导致阴阳平衡失调。如果素有胃病，会因为寒冷和味素的刺激，诱发胃病。何况大多数人都不是太了解自己的体质类型，更不清楚饮料对体质的针对作用。比如说你是阴虚体质，喝一些清凉滋阴的饮料是有益的，如桑葚汁、枸杞汁等比较适宜。但你没有选这些对你体质有利的饮料，你选择的饮料是姜茶、橘子露、红牛等作用刚好相反的，这样对身体的影响就更大了。其他类型的体质和饮料的针对性，依此类推。

再如碳酸饮料，大多数孩子都喜欢喝，喜欢里面的二氧化碳汽儿，喜欢里面的甜香。如果长期使用这种饮料，其中的糖分对孩子们的牙齿发育很不利，特别容易腐损牙齿。有调查显示，12 岁的孩子齿质腐损的几率会增加 59%，而 14 岁孩子齿质腐损的几率更高。即使是不含糖的碳酸饮料，碳酸本身对牙齿也有腐蚀作用。同时，饮料中过多的糖分被人体吸收，就会产生大量热量，长期饮用非常容易引起肥胖。十多年前我亲眼看见一个同事的孩子，因每天喝碳酸饮料，最后像吹气一样胖起来。大部分碳酸饮料还含有磷酸，大量磷酸的摄入就会影响钙的吸收，引起钙、磷比例失调，常喝碳酸饮料骨骼健康就会受到威胁。

那么饮料就不能喝了？不是这样，各种饮料都有其自身的优点，并且多数都含有较丰富的营养物质，如矿物质、维生素等。逢年过节，亲朋好友聚餐，或偶尔想过过嘴瘾都是可以喝的，只是不能把饮料当水喝。

说来道去，最后只有水没有这些偏性。水还是生命的基础，参与人体的各种生理活动。水是人体内含量最多的营养成分，体液占人体重量的 70% 左右，是维持正常生理机能所必需。只要失掉 15% 的水，生命就有危险。人类经由口所摄取的饮食上，没有哪种具有比水更重要的作用。根据生理学家的研究，人不吃东西，大约还可以活四个星期，甚至两个半月，但是如果滴水不进，在常温下最多只能忍受三天，若是在炎热的夏季，恐怕连一天半都受不了。人在孤立无助的困境中，只要有水生命就会维持较长时间。生病时若无法进食，需要补充的首先是水。

可见，水对人体来说有多重要，可以说有水生命就有保障。宋代诗人陆游曾写下诗句："九转还丹太多事，服水可以追神仙。"所有的灵丹妙药都不如水来得灵。

所以，千万不要因为你有经济实力，因为喜欢饮料的各种口味，因为孩子的任性，因为你的孝心、爱心，等等，使家里成了超市，各种饮料应有尽有，家人都以饮料代水，这是极不明智的。

### 二、饮水应当时，并非多就好

古代人和现代多数人，仍是渴则饮。渴是细胞已经缺水了，通过大脑皮层给你发的需水信息，这个时候细胞已经脱水了。如果经常需要有口渴的需水信息来提醒你喝水，体内就会经常遇到缺水的状况。缺水的危害很多，最简单的是会使血液黏稠度增高，而血液黏稠度过高，除了与血脂异常引起"血浑"有关外，另一个主要原因就是体内缺水。其中，夜间失水最为严重，可使血小板凝聚力和黏附力加强，因而清晨是脑血栓的发病高峰。

缺水还会导致有害物质蓄积。慢性缺水，不仅会使尿量减少，还会使皮肤功能减退，汗腺分泌减少，影响体内代谢产物的排泄，造成有害物质在体内蓄积，从而出现慢性中毒。这种慢性中毒的危害相当大，它可损害多个器官、多种组织，加速人体老化。

因此，现在提倡的是不要等口渴了去喝水，要有规律地每天保持一定量的饮水，具体是：

（一）清晨起床必喝水。清晨起来喝1～2杯温开水，对人体健康非常有利。我有几个朋友已经坚持了十余年了，他们均人到中年（过50岁），健康状况比那些没有坚持或坚持不彻底的人，要好得多，表现在体检时几乎没有问题，几年时间连感冒都不患，也就是小病大病都不犯。所以我只要给新班的同学上课，首先就要求从"明天"开始，你们每天早晨第一件事就是喝杯温水。等上过半学期的课程后，再反馈一下信息，看有多少人还在坚持，乘机再督促他们一下。令人高兴的是，浙江这地方很重视健康、养生，平时他们的饮食很清淡，生活也比较有规律，学生对这一习惯坚持得非常好。

早晨喝水为何有如此大的效力？是因为人经过一夜睡眠后，消耗了大量的水分，处于一个相对的阴阳不平衡状态，及时补充水分，会使机体达到一个新的阴阳平衡，也唤醒了"沉睡"一夜的机体，使机体提前进入积极的"运转状态"，这对机体无疑是有作用的。还可以通过清水荡涤胃肠内的"污泥浊水"，清洁胃肠，有些便秘的人通过一段时间早上空腹饮水后，可自动缓解便秘的症状，比什么通便药都有效。

从现代医学的角度来看，起床后喝的水会很快被肠黏膜吸收进入血液，可有效地增加血溶量，稀释血液，降低血液黏稠度，促进血液循环，防止心脏血管疾病的发生，还能让人的大脑迅速恢复清醒状态。

除了早上喝水外，每天所需的饮水量，多在饭前喝，形成一个习惯，有的人没有口干的感觉，就不习惯喝水，并且喝水后感觉胃部不适，这种情况要慢慢喝，一次不要喝多，应循序渐进，逐渐加量。

（二）每天喝多少水，因人而异。按要求，我国成年人要维持正常、健康的新陈代谢，平均每日应补充 2 升左右的水，大约为 7～8 杯水（其中包括从饮食中补充的水分）。但并不是所有人喝这么多水后，身体都会感觉舒适，有的人甚至会很难受，这类人就是中医说的痰湿或寒湿、湿热体质。他体内的水本来就多了，你还拼命地要他喝水，结果会越喝越不健康。这类体质的人并不强求他要和其他人喝同样多的水，早上喝水也要循序渐进，逐渐增加量，并且要通过其他养生措施或药物纠正体质偏颇问题。

水不是喝得越多越好，据中新网报道，英国哈德斯菲尔德一名重 196 磅（88.9 公斤）、身高 1.57 米的妇人对身形非常偏执，最近参加一个声称饮水可减肥的计划，初见成效，以为"饮得多，减得多"，结果在不足两小时内一次喝下 4 公升水，其后头痛昏迷，送院不治。经法医验尸后认定妇人死于脑肿胀。

阴虚体质、热性体质的人，可适当增加饮水量，但也不能一次喝得太多。一句话，喝水不可生搬硬套，应因人而异。

（三）勿吃饭兼喝水。有的人习惯边吃饭边喝水，这是个不好的习惯，因为人在吃饭时，口腔中的唾液、胃里的胃液和肠道中的消化液在共同消化这些食物。如果一边吃饭一边喝水或喝饮料，会减少唾液分泌，并冲淡胃液，而影响消化。另外，胃液中含有许多胃酸，能杀死食物中的细菌和病毒。吃饭喝水会冲淡胃酸，细菌繁殖易患肠胃炎。饭后也不要马上大量喝水，道理是相同的。

边吃饭边喝饮料，也会由于饮料所含的成分不同，对消化液有不同性质或程度的影响，不利于消化和健康。

（四）水质以清洁、安全为好。自来水是不错的选择。现在很多人买纯水喝，但纯水并不比自来水好。早就有专家谈到纯水的弊端，纯水在纯化的过程中，不仅消除了细菌、杂质，也消除了必要的微量元素。矿泉水、泉水都有利有弊，有些地方自己找的泉水，其中的酸碱度、细菌含量都不是太清楚，还是以自来水为佳。

水果是补充水分的重要途径之一。水果的寒温特性、大致利弊在前面已经论述了，在此说一下有关吃水果的最佳时间。吃水果的正确时间是饭前 1 小时和饭后 2 个小时左右（柿子除外）。首先，水果中许多成分均是水溶性的，饭前吃有利于身体必需营养素的吸收。其次，水果是低热量食物，先吃低热量食物，比较容易把握一顿饭里总的热量摄入。第三，许多水果本身容易被氧化、腐败，先吃水果可缩短它在胃中的停留时间，降低其氧化、腐败程度，减少可能对身体造成的不利影响。

另外,不要在晚上睡觉前吃水果,不然充盈的胃肠会使你的睡眠受到影响,也不利于水果的消化吸收。

### 三、毋"以酒为浆"

古代人由于饮料十分有限,以酒为浆那可是见怪不怪的事了,所以《黄帝内经》说"以酒为浆,以妄为常",意思是把酒当饮料,把不正常的生活方式当成常事。而现代人面对五花八门、眼花缭乱、应有尽有的饮品,也还是"以酒为浆",可见这与时代以及物质的多寡都没有什么关系。

男性"以酒为浆"的现象要比女性多。餐馆、酒店也好,酒吧也罢,男性的比例比女性要多,在家里把啤酒放在冰箱里当饮料喝的,十有八九是男性。为什么男性会"嗜酒如命"? 可能与男性的心理特点、社会因素、教育背景都有关系。如果一个男性从小到大受到的教育都是"男子汉,要坚强,要有别于女性,不要动不动就哭哭啼啼",这样长大的孩子,遇到压力时,采取疏解的方式有什么比喝酒更"恰当"?

从古到今,从中(国内)到西(国外),社会对男性的期望值都要比女性高。而且,男性心理特点天生就与女性有差异,比如独立性较强,依赖性较弱,不易受他人影响;做事比较坚决,果断;爱冒险,富于竞争性;喜欢管人、管事,具有支配性;有很强的进取精神,不满足于现状;较少表露情感,小事不易激动,等等。所以中国有句俗语说:"跟着男人过一生,摸不着男人的脚后跟。"就是说夫妻之间生活了一辈子,结果女人对男人并不是十分了解。可见,大多数男人不愿意或不善于用语言去解决问题,尤其是当遇到困难时,更不像有的女人那样通过"一哭、二闹、三上吊"的方式来表达自己的愤怒、不满。此时,男人最先想到的方式就是"借酒消愁"。

说到这里,也许基本算是找到了男性"嗜酒如命"的根源。其次,男人嗜酒还有一个习惯成自然的问题。先是各种需要。下级和上级一起出去应酬,老板不胜酒力,要年轻的下属代劳,这是领导对你的信任,有敢不从的? 你自己去谈生意,你所求之人是个爱酒如命者,你有不陪之理吗? 诸如此类的应酬,让你不学会喝酒都不可能,最后你也成了"嗜酒如命"队伍中的一个"壮士"。

如今这些需要已不限于男性。我在网上曾经看到,某单位招考新人有一"雷人"条件,只招女性,并且还要会喝酒。好在这个信息好像是昙花一现就没了踪迹,但愿这种损招不要再见到,要不然男性"嗜酒如命"的历史就要改写了,成了男女都"嗜酒如命"了。

走了三百六十里,回到原位,目的就是提醒大家:喝酒虽然有理,但并非均有利。郁闷时"借酒消愁",愁可能的确缓解了,如果根本问题没有解决,会埋下引发其他问题的隐患。并且经常以酒消愁或用酒待客,会导致严重的肝损伤。我曾在临床上碰到两个30多岁肝硬化腹水的病人,是在体检时发现的,询问病人具体情况,没有急、慢性肝炎病史,但都有嗜酒的习惯,身体除了疲劳没有任何其他感觉。这两个病案最终形成肝硬化,与其工作劳累、压力大、生活没规律等因素都有一定关系,其中酒精是"最大的敌人",如果没有酒精对肝的实质性损伤,也许不会是这个结果。

从这些病例中我们得到的启示是,喝酒时一定要认识酒的真面目。

这里引用洪绍光老师对饮酒的一些高论。洪绍光老师提醒说:"喝酒要当'君子'。滴酒不沾,得病多,死得快;少量喝酒,得病少,寿命长;过量喝酒,病更多,死得更快。酒是一把双刃剑。少量喝酒可预防动脉硬化,升高高密度脂蛋白,延长寿命。"

再次提醒"以酒为浆"的各位朋友,珍惜生命,从限制饮酒开始。

俗话说:"没有规矩,不成方圆。"喝酒也有不少规矩,要不然会损身折寿。

(一)不宜喝酒者彻底禁。前面提到了,大多数人喝少量的酒对预防心血管系统疾病是有积极意义的,但有些人是滴酒都不能沾的。如酒精过敏者,这种人只要沾了哪怕是一点点啤酒或红酒,都会有皮肤过敏的症状;有的人是已经有因为饮酒过度导致了严重的胃、肝、肾等疾病的;还有是正在患病的患者和三高人群、孕妇、小孩;还有家族性的肝功能易被酒精损伤者,有这种家族,年轻时都能喝酒,也没什么身体上的问题,年龄稍大就出现肝功能严重损伤,最后都死于肝脏疾病,等等。有这些问题,都不要喝酒。哪怕是丢了工作,得罪了领导,损了生意,都得要坚持不喝,最后总会有人能理解。

(二)限时限量喝。喝酒要注意既不超量,也不超度,还不超时。一星期不超过三次(指白酒和啤酒),每次白酒不超过50毫升,不得超过60度;啤酒不超过一瓶(500毫升)。白酒最好在中午12点至晚上10点之间喝,不要空腹喝。啤酒利尿,最好不要在睡前喝,也不要总喝冰啤酒。葡萄酒(干红)对人体最好,可以软化血管、美容、帮助睡眠等等,有条件的话可以每天在睡前半小时左右喝50～100毫升。

(三)防喝了工业酒。经常报道有因喝酒导致死亡、中毒的病人,他们既没有过量,也没嗜酒,可还是伤身了。因此,喝酒的人,一定要注意酒的质量,起码不要误服了不法商人用工业酒精勾兑的劣质酒。这就提醒大家,一定要在信得过的商家或有品牌的商店、超市买酒。

（四）防药酒中毒。药酒是利用了药和酒的双重作用，既可治病，亦能延年。但药酒的制作专业性很强，不是大伯大妈心血来潮，在大街地摊上随便买几味药泡泡，就能拿来治疑难顽症的。要不然也不会有报道称：某人在街上误把川乌、草乌这些毒药当何首乌买，导致急性中毒。

泡药酒如何选择药物？这和选方治病总的原则是一样的，即寒者热之，热者寒之，虚则补之，实则泻之。所不同的是，泡酒药物比治病药物范围更小一些，如适合治病的药，不一定适合泡酒，再如过度味苦、腥、辣、咸等，以及药用部位属花、叶等。还有病情的复杂情况，不是说别人用什么药泡酒对治关节炎有效，对你的关节炎就一定有效，或许你的关节炎在中医医生看来，跟别人的病因病机完全不一样。所以泡药酒一定要在专业医生指导下选药、选酒、泡制、服用（次数、量、禁忌症等），不可道听途说，人云亦云，人有我有。

关于饮食养生，林林总总说了不少的原则及具体方法，再来浓缩一下：五谷为养，五果为助，五畜为益，五菜为充；谨和五味，慎调四性；食饮有节，一日三餐，晚餐食少；食宜因人，四季有异；饮不繁杂，开水最佳，酒宜少量，可保健康。

# 第三节　饮食的基本性能及运用

## 一、主食类饮食的运用——宜搭配食用

前面我们已经对主食基本有个概念了，所谓主食就是我们用来填饱肚子的常用食物，如大米（粳米）、面食（小麦）、糯米（江米）、小米（粟米）、玉米、荞麦、高粱、大豆、绿豆、薏米、红薯等。

主食的品种还远远不止这些，就是这几种主食，很多人都没有认真研究过，该怎么交替来吃才更有利于健康。就早餐熬粥或做豆浆而言，就可以将这些品种混合利用。

如：粳米60克，小米30克，玉米粒50克，加水熬粥，就比长期用单一的大米熬粥营养价值要高，保健作用强。对脾胃功能欠佳、三高人群更适用。

粳米80克，绿豆30克，熬粥，适宜夏天食用，能清热解暑。其他季节，热性体质的人也可随时用绿豆加大米熬粥食用。

小麦100克，糯米50克，同煮粥，加适量白糖调味食用。有养心神、敛虚

汗、厚肠胃、强气力的作用。适用于平时汗多（自汗）、精神疲倦、小儿肠胃虚弱、妇女心神不宁、神经衰弱等症。

番薯100克（去皮切片），大米100克，同煮粥食用。有健脾胃、补虚乏、益气力、强肾阴、通大便的作用。适用于老年人便秘、体虚消化不良者。

大豆含有益于人体的植物蛋白、不饱和脂肪酸以及膳食纤维等。最具代表性的是异黄酮，它可存在于用水提取的分离大豆蛋白中。因其结构与雌激素相似，所以也称"植物雌激素"，有降血脂、抗动脉硬化、抗肿瘤、抗骨质疏松等保健作用。尤其对年长的女性，具有更显著的保健作用。

大豆这些优势越来越被人们认识，所以，以豆浆来作为早餐饮品的人也日益增多。各式豆浆机的问世，也为方便人们制作豆浆起了很重要的作用。那么，怎样利用各种主食材料，来制作各种益于不同体质类型的人饮用的豆浆呢？这就要根据各种食材不同的作用，再结合自己的体质特点或身体当时状况，来针对性地制作豆浆。如：有高血脂的人，就可以用大豆加玉米、薏米来做豆浆。有慢性胃病的人，可用大豆加些小米和去核红枣来做豆浆。

除了早餐饮品外，早餐主打食品可以面食为主，加玉米、红薯、荞麦面等。具体的早餐，可食用各种类型的豆浆和馒头，或者牛奶和面包，或杂粮熬粥加红薯，或南瓜粥加包子，等等。

南方的主食多数时候都是以米饭的形式，但如果正在患病，或处于特殊生理时期（如女性生孩子后的新产期、更年期等），用主食熬粥会更利于消化和吸收，更能促进体质的恢复。如感冒的病人，食欲不是太好，病人家属就会弄些好吃的肉食类的补品，觉得有营养，能增强抵抗力，促进恢复。殊不知，感冒后吃点热粥，是最好的方法。因为粥的营养比干饭好，主要是易于吸收，喝粥后又能促进出汗，使病邪随汗而解。像张仲景的桂枝汤后面的护理要求，就有喝稀粥这一条以帮助药力，增强发汗作用（"啜热稀粥一升余，以助药力"）。

还有，可以通过粥的形式适当加一些中药，或药用食物，或肉食类食物，一起熬粥吃，以达到养生防病或治病的目的。

1. 当归、大枣粥：当归10克，大枣3枚，优质大米80克。先将当归煎浓取汁，再加大米和大枣，加适量水熬粥，熬好后加适量红糖即可。具有补益气血的作用。

适用于体质偏虚者、产后的妇女，或有痛经者，或气血不足者。

2. 黄芪粥：生黄芪20克，先浓煎后去渣取汁，再加薏苡仁30克、扁豆20克、粳米70克同煮粥。煮熟后加入适量红糖、陈皮一克，再煮沸食用。具有补中益气、健脾养胃、消肿利水的作用。

适用于中气不足、内伤劳倦、体虚自汗、慢性腹泻、慢性肾炎、慢性肝炎、疮疡溃烂久不收口、年老或体弱浮肿等一切气血不足之病症。高血压患者不宜用,阴虚火旺舌红脉数者忌食。

3. 茯苓粥:粳米 80 克煮粥,煮至半熟时,加入茯苓粉 50 克同煮熟食用。具有除湿健脾、消痰利尿的作用。

适用于肥人多痰、小便频数或小便不利等症。肥胖之人常服用,有减肥健美作用。

4. 百合粥:百合 20 克,枸杞 15 克,麦冬 15 克,酸枣仁 15 克,大米 100 克。将酸枣仁先煎取汁,再加适量水和其他药食同熬粥,最后加少许冰糖即成。具有滋阴清热、除烦安神的作用。

适用于阴虚有热、睡眠欠佳的人群,尤其适用于更年期的女性朋友。

5. 糯米猪肚粥:猪肚 1/3 个,糯米 120 克。先将猪肚洗净,逆其肌纹切成宽 1 厘米、长 5 厘米的条状,将锅烧热,加适量食用油。烧至七成热,倒入切好的猪肚炒,加生姜、桂皮、八角、盐、酱油少许,炒透后加水(水量视情况而定,根据个人喜好,如果喜好喝清汤,可适当稍微多加一些),盛入煲汤的器具。煲至七成烂,再加泡好的糯米,至糯米烂透为止。具有益气温中、健脾和胃的作用。

适用于中气不足、脾胃虚弱的各种慢性胃炎、溃疡、胃下垂等病证,效果出奇的好。可每隔一段时间吃一次,连续吃 3 个猪肚,效果更好。平时胃不好的人,可以把它当作一种普通饮食来吃。不过高血脂、高血压者不宜多食。

6. 糯米瘦肉粥:糯米 100 克,小麦麸 50 克(同炒),瘦肉 50 克。共同熬粥至烂透,分两次食用。具有益气养心止汗作用。

适用于体虚经常出汗者。

7. 小米黄芪粥:小米、黄芪各 30 克。先将黄芪浓煎取汁,再加小米熬粥。具有益气止带作用。

适用于脾虚带下证,尤其是妊娠黄白带。

8. 羊骨小米粥:羊骨适量(捣碎),陈皮 5 克,良姜 5 克,草果 5 克,生姜 5 片,小米 100 克。用水煎浓汁,去羊骨、药渣,加入小米煮粥食用。具有温经散寒、益气固肾的作用。

适用于阳虚体质、怕冷、腰膝无力者。

9. 薏米莲子百合粥:薏米 50 克,莲子(去心)30 克,百合 20 克。先煮烂,再与粳米 50 克同煮粥,用适量红糖(或蜂蜜)调味食用。有健脾祛湿、润肺止泻、健肤美容作用。

适用于大便溏泻、下肢湿疹、面部痤疮等症。

在上世纪六七十年代粮食紧张的时候，无论城市还是农村，老百姓的餐桌上都没有白白的大米饭，米饭里都掺有南瓜、萝卜或青菜，或者以杂粮为主，大多数人没有三高现象。现在七八十岁的人，那时候都是家里和单位、生产队的主力，到现在为止身体大都很健康，只有严重吃不饱的人，由于营养不良，或抵抗力低，患上慢性病，就不在人世了。

当然，现在健康问题的严重情况，并非只是饮食一种因素引起的，但饮食因素占了很重的份额。

现在一提到健康问题，人人都承认它的重要性，但落实起来并不乐观。还是说这主食的问题，养生专家也好，长寿寿星也罢，都在说"主食多样性好"。很多人也知道一些主食的作用，也知道主食的多样性好，可就是只喊口号，不落实到实际行动上来。大多数人的主食还是以大米为主，甚至有人一日三餐都是以大米为主，早上食大米稀饭，中晚餐大米干饭。

可能还是因为大家的健康意识不够强，或者只停留在口头上，没有真正把健康看作人生的头等大事来抓。再有可能就是怕麻烦，只做大米饭，肯定比做多种杂食要简单。

要想身体健康，我们就有必要适当改变一下主食，起码是一天有一餐或两餐是以面食或杂粮为主。也可在主食里面适当加点杂食，或蔬菜、瓜果，比如前面提到的南瓜饭、胡萝卜饭。菜饭都是很好的主食，尤其是肥胖者、三高者更应该积极响应。

## 二、蔬菜类饮食的运用——宜补充与治疗相结合

为什么说蔬菜宜补充与治疗相结合？"五菜为充"是《黄帝内经》的教导，就是说，以主食作为主要的营养来源，五菜作为对主食的补充。在古代，由于主食的缺乏，补充也有"充饥"的意思，既然能充饥，也体现了它的营养价值。

从现代营养学来看，主食含的营养成分主要是碳水化合物、蛋白质、脂肪等，是人体热能的主要来源。蔬菜含的营养成分主要是丰富的维生素、微量元素、纤维素、胡萝卜素，少量的蛋白质、脂肪、碳水化合物及其他营养物质。而根据其营养的种类、营养成分含量的多少（也就是营养价值的不同），蔬菜又分为三六九等。

如果把蔬菜的营养含量用金字塔的形式来形容，最顶层的成员，亦即最优秀分子，我们叫它甲级蔬菜。这类蔬菜富含胡萝卜素、核黄素、维生素C、

钙、纤维等，营养价值颇高。它们中的成员有小白菜、马齿苋、空心菜、香菜、菠菜、茼蒿、芥菜、韭菜、雪里红等。

紧挨着它们的是乙类蔬菜，也就是金字塔的第二层成员，其营养成分仅次于甲类，通常又分为三个联盟：第一联盟是核黄素家族，包括所有新鲜的豆类，譬如黄豆、黑豆、绿豆、红豆、豇豆、毛豆、四季豆、豌豆、蚕豆、白扁豆等。豆芽如黄豆芽、绿豆芽等，也是这个家族的成员。第二联盟则是萝卜素、维生素的联盟，包括胡萝卜、芹菜、生菜、苋菜、大葱、青蒜、番茄、辣椒、苦瓜、红薯等。第三联盟就是维生素 C 这一家，大白菜、萝卜、包心菜、菜花等都是这个家族的忠实成员。

金字塔的第三层是丙类蔬菜，这类蔬菜虽然维生素的含量较少，但热量还颇高，洋芋、山药、芋头、南瓜等都是第三层的丙类蔬菜。这类蔬菜往往可作为主食来食用。

最下一层，亦即金字塔的最底层，是营养价值较低的一层，只含有少量的维生素 C，我们叫它丁类蔬菜。这里的成员有冬瓜、竹笋、茄子、黄瓜、茭白等。

根据蔬菜的颜色来看，颜色越深，营养价值越好，最好的是绿色蔬菜，其次是红色、黄色蔬菜，最次是无色蔬菜。

以上说法仅是从营养角度来说的，现代研究表明，那些所谓"底层"蔬菜，也含有很多对健康有益的成分，如花青素等。

根据五味的特点，具有甜味的蔬菜具有补益作用。一般规律是味越浓营养成分含量越高，淡味的要低一些。

以上所说这些关于蔬菜的营养，均是指不做任何处理时的生品蔬菜。如果经过清洗、切制和烹调以后，营养会大打折扣。因此，这些环节非常重要。我们有的人天天讲究购买有营养的蔬菜，吃有营养的蔬菜，可最后还是导致营养不良，问题有可能就出在了清洗、切制和烹调的方法上。

蔬菜从超市或菜市场买进门，到入口，这中间的贮藏、清洗、切制、烹调每个环节都有很多讲究，忽视了哪个环节，都有可能破坏或丢失其营养成分。

首先，蔬菜最好不要长时间贮藏。长时间贮藏会破坏维生素，如圆白菜在室温下存放 2 天，维生素破坏竟达 70%。因此，蔬菜一次不要购买过多，最好是现吃现买。

其次，在择洗时也要讲究科学。像大白菜、圆白菜的外层绿叶，维生素 C 含量比"心部"高出几倍至十几倍，芹菜叶中的维生素 C 含量比茎部高出 7～15 倍。但大多数人习惯的是加工大白菜和圆白菜时偏爱将外层的绿叶扔掉，加工芹菜时将根和叶全部扔掉，只吃茎部，这就大大减少了机体摄入的维生素。

洗菜时，更是有不少误区。像上世纪六七十年代，电视还没有普及，更没有网络，人们对一些科学知识知之甚少，洗绿叶蔬菜时，像雪里蕻这类的菜，切得很细并且用力洗，好像把绿色洗掉才洗干净了。

现在还有些人也把蔬菜切好后清洗。这样一来，就会有大量的维生素丢失。无论是绿叶蔬菜，还是果蔬或根茎类的蔬菜，都要未切制时清洗干净，洗好后再切，并且是切好后马上下锅炒。有些人家里没有老人，长期是边上班边自己做饭，中午回家时间紧张，就在早上上班之前，把中午要做的菜准备就绪，洗切好，中午回家炒。长时间把切好的菜暴露在空气中，容易导致营养成分丢失，或被污染。

另外，有些蔬菜如果能不切则尽量不切，以防营养成分丢失，像生菜、小白菜、菠菜、香菜、苋菜等。

最后，是烹调的方法。炒菜时多数只需急炒几下就可以，炒的时间越短，丢失的营养就越少。当然，像豇豆、扁豆这种含有生物碱的食物，要多烧会儿，为防止中毒，就需盖上锅盖，反复炒制直至完全熟透。大凡需要反复煎、炒、煮后才能熟的蔬菜都需要盖锅盖，防止营养成分丢失。

在烹调的过程中，盐不要放得太早，因为盐放得过早，菜里的水会跑出来，菜就熟得慢，这样煎炒时间就需要延长，维生素破坏的就多些。所以做菜时最好在菜快熟时，再放入适量的盐，搅炒均匀，再稍煎煮一会儿就可以了。

如果蔬菜在烹调的过程中不是一定需要特殊处理的，就不要用开水烫或者煮了捞起来再炒，这也是最容易导致营养成分丢失的。像菠菜用开水烫后再炒或者是凉拌，是因为要去掉其中有害的草酸。

蔬菜，包括果蔬和根茎，如果能生吃应尽量生吃，或凉拌吃，如黄瓜、苦瓜、西红柿、菜瓜等等，以更好地保证蔬菜中的维生素和其他营养物质不被破坏。

知道了常食蔬菜的营养价值，又了解了如何保护这些营养价值，那么，该如何运用这些知识来发挥蔬菜的补充和治疗作用呢？

对于正在生长发育的儿童、青年人，或体质虚弱需要补养者，多选择蔬菜金字塔顶层和第二层，即甲、乙级蔬菜。而体形肥胖、有三高的人群可适当多选择丙、丁级蔬菜，但不能经常只食用丙、丁级蔬菜，也要多种类型搭配食用。

蔬菜的治疗作用，都是以辅助治疗为主，如芹菜有较好的降压作用，你就不能说降血压的药都不吃了，完全寄托芹菜的作用，这是一种误区。血压完全稳定，并且很长时间都没有症状，也需要咨询专科医生（一般情况下，降血压的药只能是逐渐减量,不能随便停药)。

蔬菜养生也好,治病也好,主要与其制作方法和配伍有关。下面列举一些常食的具有养生或治疗作用的蔬菜范例,供大家参考。

1. 白菜炖豆腐:大白菜 500 克,豆腐 500 克。可以先将白菜在锅里用食用油、盐炒一炒,加水少许,再将豆腐切成小方块,放进一起炖,至白菜烂熟、豆腐起蜂窝眼为止。在炖制的过程中,可随自己的口味不同,随意加一些调味品。能补充各种微量元素,尤其是补钙效果好,因豆腐和大白菜都含钙量较高,大白菜所含的钙磷比例,是豆腐没有的,同煮以后能增加豆腐中钙的吸收。同时,具有清热利咽、通利大小便的作用。

适宜长期食用,并且味道好,久食也不会生痰、生热,老少皆宜。可辅助治疗大小便不利、咽喉肿痛、支气管炎等。

2. 白菜炖猪肉:大白菜 500 克,猪肉(五花肉)100 克。将五花肉切成小块,先在锅内炒出油,再下大白菜炒,加少许蒜、生姜、盐,加水共炖至肉烂熟即可。具有补虚、养血、润燥的作用。

可用于体虚者,对营养不良、贫血、头晕、大便干燥有一定的辅助治疗作用。

3. 青菜粥:粳米 100 克,青菜 50 克。先将粳米淘净,放入锅中加水熬粥,至烂熟,再加入洗净切细的青菜,盖上锅盖闷 3～5 分钟即可。具有健脾益胃、润肠通便的作用。

适用于作为保健食品,尤其对肥胖者或三高人群适用。

4. 青菜炒蘑菇:青菜 500 克,鲜蘑菇 50 克(或香菇、鸡腿菇等都可以)。如果是干品,可将干品 20 克蘑菇先泡开,撕成小块,同青菜一起炒熟即可。具有除湿降脂、软化血管的作用。

适用于作为保健食品,高血压、高血脂人群可经常食用。

5. 凉拌菠菜:菠菜 500 克,将菠菜拣翠嫩者洗净,入沸水中稍焯。加入盐、麻油、味精、蒜泥拌匀即可。本菜具有滋阴养血的功效。

适用于阴虚血不足者,平时也可作为常用菜食用。

6. 菠菜猪血汤:鲜菠菜、熟猪血各 500 克,姜片、葱段各适量。鲜菠菜洗净切段,猪血切条。将锅置火上,加猪油,将葱、姜煸香,倒入猪血煸炒。加入料酒,煸炒至水干。加入肉汤、盐、胡椒粉、菠菜,煮沸后,盛入汤盆即成。此汤具有养血止血、敛阴润燥的功能。

适用于血虚肠燥、贫血及出血等病症。

7. 空心菜炒红椒:空心菜 400 克,红辣椒 100 克,同炒食。具有较好的降血压作用。

适用于高血压患者,对防治糖尿病和龋齿有一定疗效。

8. 芹菜粥:芹菜 50 克,粳米 80 克,葱白 5 克。芹菜、葱白洗净切碎,先将粳米熬粥至烂熟,再加芹菜煮 2 分钟,最后加葱白,可适当加少许盐和味精调味,也可不加。具有清热利水的功效。

适宜作为保健食品食用,对高血压患者更适用。

9. 蚝油生菜:生菜 500 克,先将生菜洗净,在锅内放少许食用油,放少许蒜、姜干煸出香味,加生菜翻炒几下,加入蚝油和少许盐即成。具有行气和血,降血压、血脂、血糖的作用。

适用于三高人群,或作为常用家常菜。

10. 凉拌黄瓜:黄瓜 400 克,蒜瓣 2～3 瓣,生姜 3 片。将洗净的黄瓜用刀拍碎,放 1/3 小勺食盐拌匀,腌 15 分钟。将 2～3 瓣大蒜和生姜剁碎成姜、蒜泥,备用。将黄瓜渗出的汁水滤去,然后加入姜、蒜泥、香油、酱油、香醋、少量糖和味精拌匀即可。具有清热生津、宽中开胃的作用。

适用于所有人群。因为加了生姜和蒜,缓解了寒性,可作为夏季最常用的瓜果类食用菜。

11. 黄瓜炖泥鳅:老黄瓜 300 克,泥鳅 150 克。将老黄瓜带皮洗净,切成滚刀块。泥鳅祛除内脏,洗净,剁成小段。锅中倒入食用油少许,烧至 7 成热,加入生姜、蒜少许,煸出香味,放入泥鳅和黄瓜同时翻炒至基本熟,加入适量水,盐、酱油,盛入煲汤器具,炖至黄瓜烂熟即可食用。具有清热、利湿、解毒的作用。

适用于湿热体质,或急慢性肝炎患者。也可作为普通的保健食品,对清理肠道湿热也有效果。

12. 冬瓜莲藕汤:冬瓜 300 克,莲藕 150 克,扁豆 100 克,瘦肉 100 克,姜 2 片,盐适量。冬瓜洗净切厚块。莲藕去皮洗净,切块。扁豆洗净。瘦肉洗净。加水适量,下莲藕、冬瓜、扁豆、瘦肉、姜片,水开后改慢火煲 2 小时,用盐调味即成。具有清热祛暑、健脾渗湿作用。

适用于夏天普通人食用,也可用于湿热体质者。

13. 茄子泥:紫茄子 500 克。将茄子洗净,切成细条,盛放碗中,置蒸锅里蒸 15 分钟。取出控去水分,捣成泥,可直接食用。也可加盐、糖、醋、蒜泥、芝麻酱等凉拌。或不用捣成泥,加以上调味品,做成凉拌茄子。具有清热活血、降血脂、血压的作用,尤其是不加任何调料效果会更好。

适用于作为普通保健蔬菜食用,对高血压、高血脂病人更加适用。

14. 苦瓜汁:鲜苦瓜 500 克。先将苦瓜洗净切成小块,入锅中加水 250 毫升,煮 10 分钟左右,瓜熟即可,食瓜饮汁。或鲜苦瓜 100 克,黄瓜 100 克,加水适量,放入榨汁机,榨汁即可,随即饮用。本汁具有清热明目、清胃火的功效。

适用于肝火上炎、目赤疼痛者,或胃火上炎之牙痛等。脾胃虚寒者不宜食用。

15. 凉拌苦瓜:苦瓜 400 克。洗净切成细条,用开水烫一下,再用凉开水过一遍,沥掉水分,加少许盐、糖、醋、鸡精、香油或色拉油即可。或加芹菜 150 克,做法与上相同。具有凉肝降压的功效。

适用于肝阳上亢之高血压患者食用。也可作为夏天普通家常菜食用。

16. 排骨豇豆:豇豆 500 克,猪排骨 500 克。豇豆洗净切成段,排骨洗净剁成小块。先将排骨用开水煮一下,去掉浮末,再加适量水、几滴醋、姜、少许盐,用炖锅慢火炖至排骨八成烂,再加入豇豆,至豇豆烂为止。具有补养气血,脾肾作用。

适用于体质虚弱者或老年人、产后妇女食用。

17. 南瓜汤:南瓜 250 克。将南瓜去皮、瓤,洗净切小块,入锅中加水 500 毫升,煮至瓜熟,加入调料即可。饮汤食瓜,早、晚各服食 1 次。本汤具有降糖止渴的功效。

适用于糖尿病患者常食,亦可用作保健食品食用。

### 三、水果类饮食的运用——应寒热相宜

《黄帝内经》讲:"五谷为养,五果为助。"说明了五果的重要性。现在人们也越来越重视水果在养生保健中的作用了,但侧重点放在了水果的营养成分上,而忽视了它的寒热温凉的特性。如长期吃香蕉,有人吃后感觉胃脘不舒服,甚至会胃疼或腹泻,这是因为香蕉属于寒性,有的人属阳虚体质,或者是脾胃本身有寒,两寒相交,阳气受伤,当然身体会感到不适。再比如荔枝属于热性,阳热重的人吃多了就会牙龈出血,流鼻血,大便干燥。这就是人本身的体质和水果的寒热不相适应的结果。

所以,应该根据自己的体质特点挑选适当的水果。仅仅根据水果所含的营养成分来选择水果,很多时候会产生不适的症状。当然,如果你的体质和水果的寒热的特性是相符的(也就是说,你是寒性体质,而你选择的水果是温性的,或你是热性体质,你选择的水果是寒性的,这就叫作相符,即符合中医养生的理论,即"寒者热之,热者寒之"),如果又符合现代营养学的特点(就是说你是寒性体质,而你缺少的营养物质是以蛋白质、铁、硒等为主,你选择的

温性食物又含有这些成分),就更能充分发挥水果的营养作用。当然,实际生活中大家不是专业的养生家,也不是专业的医生,但大致了解水果的寒热特性,就能很好地规避一些因食水果不当而导致的问题。

水果的寒热特性主要分为温性、凉性和平性三种。性质温热的水果,有温中散寒、补火助阳的作用。从现代营养学角度来说,性质温热的水果就是热量高的水果,阴虚或阳盛体质的人不宜多吃温热性质的水果。

常用的温性水果有:红枣、桂圆、荔枝、山楂、桃子、李子、樱桃、杏、石榴、榴莲、木瓜、核桃等。

性质寒凉的水果,有清热泻火的作用。从现代营养学角度来说,性质寒凉的水果就是热量低、富含纤维的水果,阳虚体质的人不适宜吃寒凉的水果。

常用的凉性水果有:荸荠、香瓜、西瓜、梨、橘子、苹果、香蕉、芒果、柿子、甜瓜、柚子、橙子等。

还有一类就是平性的水果,即没有明显的偏寒或偏热的性质,适合于各类体质的人吃。

常用的平性水果有:西红柿、葡萄、凤梨、莲雾、菠萝、甘蔗、乌梅等。

知道了水果大致的寒热温凉的特性,吃之前,要根据自己的体质特点,再根据中医养生的基本原则"寒者热之,热者寒之"选用。如果不太清楚自己体质的特点,就尽量选择平性的水果。

再者,吃水果千万不要凭性子来。有的人工作很忙,根本就没时间买水果,连吃的时间似乎也挤不出来,当感觉身体越来越不如从前了,茶余饭后看看电视,或看看养生的书籍,到处都在强调水果的养生作用,就心血来潮马上去买水果,连续吃个几天,并且每天以斤来吃,过段时间,工作一忙又忘记吃了。这种吃法不仅起不到水果应有的养生作用,反而还会有害。这种人百分之二百不会考虑自己适宜于吃什么水果,更不用说根据体质的寒热特性,来选择水果的寒热特性。如果是个寒性体质者,刚好买的水果是寒性的,一次吃的量又不少,要说这种做法对身体没有副作用,那简直是不可能的。

所以,吃水果除了分清寒热外,一定要坚持量少均匀的原则。无论什么水果,吃多了不但无益,反而有害,并且还浪费你的钞票。比如血虚的人吃红枣、桂圆,一天也就吃个五六个,坚持长期吃才会有效果。

水果的吃法多是洗净直接吃,或者是榨果汁喝,或制成沙拉食用,都是凉的,有些胃有寒的人,或产妇,都不宜直接食用。可在微波炉里稍微加热一下,或者在去皮之前用开水泡热,这样虽然对其营养成分有些破坏,但不至于因吃水果导致胃重新受寒,或者产后形成寒凝血瘀导致产后腹痛。

以上是吃水果时最基本的也是最重要的一些原则,下面我们将简单地介绍一些常见水果的功效和主治运用。

西瓜

西瓜是夏天主要果蔬之一,号称夏季瓜果之王。夏天人体水分不足,干渴难耐,食欲不振,而西瓜含水充足,味道不是太浓,性是寒凉的,刚好符合了中医学上的"热者寒之"的理论。当炎炎夏季时,吃上一口甘甜滋润的西瓜,是一种十分惬意的事情。

所以很多人一到夏天就以西瓜为主食,甚至不吃饭。夏天适当吃些西瓜对人体是有益的,但吃得太多,以其代替主食,偶尔一天没什么问题,如果天天如此,是不利于健康的。因为西瓜性寒凉,会导致胃寒,尤其是原来就有脾胃虚寒的人,西瓜不能吃得太多。

西瓜具有清热解暑、生津止渴、利尿除烦的作用。适用于高血压、肾炎、肝炎、胆囊炎、黄疸、口疮、浮肿。《饮膳正要》说它"主消渴,治心烦,解酒毒",可即便是患有高血压、肾炎、肝炎的人,吃西瓜也要有度。

现在一年四季都有西瓜卖,其他季节更不能把西瓜当饭吃,像秋冬季节,最好不要吃西瓜,防止寒凉伤肺、胃、肾。

苹果

苹果被誉为温馨圣果。苹果中的维生素 C 是心血管的保护神、心脏病患者的健康元素,吃较多苹果的人远比不吃或少吃苹果的人感冒机会要低,所以,有科学家和医师把苹果称为"全方位的健康水果",或称为"全科医生"。

现在空气污染比较严重,多吃苹果可改善呼吸系统和肺功能,保护肺部免受烟尘等污染物的影响。

苹果还含有丰富的水溶性食物纤维——果胶。果胶有保护肠壁、活化肠内有用的细菌、调整胃肠功能的作用,还有吸收水分、消除便秘、稳定血糖、美肤、吸附胆汁和胆固醇的作用,能够有效地防止高血脂、高血压、高血糖,清理肠道,预防大肠癌。

前面我们提到,陈翰笙院士长期坚持每天吃一个苹果,一个鸡蛋,喝一袋牛奶,以主食为主,少吃肉食,这些饮食特点,是他长寿的关键因素。

中医认为,苹果具有生津润肺、除烦解暑、开胃醒酒、止泻的作用,适用于慢性腹泻、神经性结肠炎、高血压等病。

对于糖尿病人是否能吃苹果的问题,有资料说苹果是糖尿病患者的健康小吃,而且是一切想要控制血糖水平的人必不可少的水果;有些又说患有糖尿病者忌食苹果。糖尿病人究竟能不能吃苹果?

　　糖尿病人在血糖稳定为正常水平时,是可以吃苹果的。但由于苹果含糖量高,虽然其所含成分能稳定血糖水平,但也不能多吃,一天半个,最多就是一小个。血糖高的时候是不能吃的。

　　苹果也是凉性的,体质阳虚或脾胃有寒的人也不能吃。产妇或常人冬天要吃,可以放锅中炒了再吃。方法如下:苹果削皮,切块;铁锅放适量油烧热,倒入白糖,小火熬成糖稀,再加入切块的苹果,反复翻动,至挂上糖稀马上出锅盛盘即可。有开胃和胃、延年益寿的功效。

香蕉

　　香蕉因含钾量丰富,可平衡钠的不良作用,并促进细胞及组织生长,现在广泛用于高血压的辅助治疗。香蕉能促进肠胃蠕动,可治疗便秘。德国研究人员还发现用香蕉可治抑郁和情绪不安,因它能促进大脑分泌内啡肽类物质。

　　中医认为香蕉是寒性的,有止咳润肺、清热润肠、解毒降血压的作用,适用于便秘、高血压、痔疮出血、痈肿、百日咳的病人。

　　香蕉由于其滋润作用较好,可拿来做面膜,与鸡蛋涂抹在面部,半小时后洗净,可起到滋养润泽面部的作用。

　　还可用香蕉炖冰糖治久咳,亦是因为香蕉能润肺。但香蕉由于性寒质滑,阳虚体质大便经常清稀的人不宜食用。

梨

　　梨,《本草纲目》言其"润肺凉心,消痰降火,解疮毒、酒毒",《本草通玄》言其"生者清六腑之热,热者滋五脏之阴"。功用主治:生津,润燥,清热,化痰。适用于热咳、便秘、感冒咳嗽、急性气管炎、痰喘气急。

　　梨含水充足,润肺效果好,能润肺止咳,亦能润肠,对肺有燥热、咳嗽和肠燥便秘都有较好的效果。也就是说,梨的作用点在肺,所以,秋天干燥时,水果可以梨为主。

　　用鸭梨皮炖冰糖、贝母,有较好的润肺、化痰、止咳的作用,对治疗小儿、老人肺热或肺燥又有痰的咳嗽效果很好,是老百姓常用的一个单方。

　　但梨由于水分含量多,而且性也是寒凉的,因肺寒导致的咳嗽患者或平素是寒性体质的人不宜吃梨。

橘子

　　橘子因酸甜可口多汁,外出携带方便,易于剥皮,深受人们的喜爱。中医认为橘子有理气和中、生津止渴、化痰止咳的作用,适用于消化不良之胸腹胀满、食欲不振、冠心病、急慢性支气管炎和慢性胃病。橘子还能解鱼蟹毒,也就是如果误吃了有害的鱼和蟹,中毒不很严重,可以通过吃橘子来解毒。但严重的中毒不能依赖于橘子解毒,要及时到医院去救治。

橘皮,又称陈皮,性温,味苦,是一味极常用的行气祛痰药,对脾胃气滞、腹胀食少或咳嗽痰多清稀者,都有较好的效果。

有关橘子是寒性还是热性,说法不一。在现实生活中,有些人吃了橘子感觉有上火的现象,就认为橘子是温性的水果。但《中药大辞典》里描述橘子性凉,所以,我们还是把橘子归在了凉性水果里。

对于橘子吃多了容易"上火"的人,无论是肝炎、支气管炎,还是高血压的病人,都不能吃多,最多就1~2个。

橙

橙被称为水果中的"疗疾佳果"。橙子中含量丰富的维生素 C,能增加机体抵抗力,增加毛细血管的弹性,降低血中胆固醇。高血脂症、高血压、动脉硬化者常食橙有益。

橙含纤维素和果胶物质,可促进肠道蠕动,有利于清肠通便,排除体内有害物质。

橙的种类很多,有酸橙和甜橙的区别,酸橙由于味酸苦,不宜食用。最受青睐的主要有脐橙、冰糖橙、血橙。

中医认为橙有止呕恶、宽胸膈、消瘿、解酒、杀鱼蟹毒之效。可用于脾胃、肠道气滞之胃脘胀满、疼痛,以及甲状腺肿或伤酒烦渴等证,也可用于轻微的鱼蟹中毒。

但橙由于性寒,亦不宜多吃,胃寒者不宜吃,也不宜空腹吃。

葡萄

功用主治:补气血,强筋骨,利小便,生津止渴,除烦。适用于气血虚弱、肺虚咳嗽、心悸盗汗、贫血、头晕。

食用禁忌:脾胃虚弱者不宜多食,多食令人泄泻。

猕猴桃

功用主治:清热生津,和胃消食,利湿通淋。适用于抗癌、催奶、消炎及辅疗黄疸、痔疮、乳汁不通。

食用禁忌:脾胃虚寒者慎用。

杨梅

功用主治:适用于生津止渴,和胃止呕,运脾消食。有劳累过度引起的头晕、全身肌肉关节疼痛可饮用杨梅酒 30~60 克,早晚各服一次。

食用禁忌:有"损齿及筋"之说。血热火旺者不宜多食,糖尿病患者忌食。

草莓

功用主治：具有润肺生津、健脾和胃、利尿消肿、解热祛暑之功效，适宜于肺热咳嗽、食欲不振、小便短少、暑热烦渴等症。

食用禁忌：草莓性凉，胃寒者少吃。

桃子

功用主治：生津润肠，活血消积，镇咳通经。适用于便秘、高血压、经闭。

食用禁忌：不可多食，尤其是生桃，多食令人腹胀并生痈疖。

柿子

功用主治：清热润肺，宁咳化痰，健胃涩肠。适用于地方性甲状腺肿、桐油中毒、高血压、慢性支气管炎。

食用禁忌：不宜空腹食，不宜与鱼、蟹、虾同食，防高蛋白与柿子鞣酸结合成柿石。柿子含糖量高，糖尿病人不宜食。

核桃

功用主治：补肾固精，温肺定喘，润肠。适用于日久咳喘、阳痿遗精、尿频、便秘、尿路结石、肺肾两虚。

食用禁忌：阳热体质、阴虚火旺、痰热咳嗽及便溏者不宜用。

山楂

功用主治：消食化积，活血散瘀。适用于食积痞满、高血压、冠心病、心绞痛、月经过期不来、腰痛、疝气、恶露不尽。

食用禁忌：脾胃虚弱而无积滞或胃酸分泌过多者，及有实热便秘者、孕妇、儿童忌用。

大枣

功用主治：补中益气，养血安神，缓和药性。适用于脾虚食少、脾弱便溏、气血津液不足、肠炎、出血、血虚面黄。

食用禁忌：湿盛或脘腹胀满者忌用。食积、虫积龋齿作痛及痰热咳嗽者忌服。烂枣不能食用。

这些是我们常吃的一些水果和干果，也是南北方都有种植的。以上对于这些水果的性味、功效，主要适用范围和禁忌进行了简要的概括。食用这些水果，有两条主要原则：一是分清寒热；二是均匀长期吃，就是对你身体十分有益的水果，也不能当饭吃。

## 四、动物类食物的运用——择季搭配食用

上世纪的孩子最喜欢的是"过年"，因为过春节，可以穿新衣，放鞭炮，还

有一个关键点——就是有好吃的。有什么好吃的？就是有肉吃，肉、鸡、鸭、鱼等等。城市里的工薪阶层和农村里的农民家庭平时很少有肉吃，不到大的节日或有红白喜事，一般是没有吃肉的。

现如今吃肉已经不成问题了，想什么时候吃，就什么时候吃，想吃什么肉都有。很多人吃肉，吃出问题了，三高、肥胖等都与过多吃肉食脱不了干系。所以，没肉吃时想肉吃，有肉吃时不能乱吃肉，乱吃就会致害。

那么该如何吃肉，才能发挥肉食的"补养"作用，又不让人生病？现在七八十岁，甚至是百岁老人，有城市里的，也有不少是农村的，他们均生长在困难时期，肉食类食物不可能充足。他们能长寿，从饮食这个角度来分析，肯定不是多吃肉食的结果，反而应该与少吃肉食有关，也就是说过多吃肉食类食物对身体有害无益。

当然长寿有很多因素起作用，应该说是综合因素作用的结果。但有时单一的因素也会置人于死地，譬如，长期大量饮酒。有谁想拿自己当实验品，试试看？和同年同工种、同体质的人比比看，一个嗜酒如命，一个不喝酒，其他几乎相同，看看谁的寿命长，只怕没人敢"以身示范"。

因此，从已有的经验来看，少吃肉食是一个大的"方针政策"，尤其是身体已经亮了"红灯"的人。

其次，是吃动物类食品（肉和蛋）之前要简单弄清其寒温特性、主要功能和适应人群。

性温的动物类食物大多数可补肾壮阳、强健筋骨，部分有益肾填精、补益气血作用。主要适应于寒性体质者和老年人，或病后、产后体质虚寒的人。这类人常会精神萎靡不振，动不动就疲劳，容易犯困，易感冒，出虚汗，平时较怕冷。

性温类肉、蛋类主要有：羊肉、狗肉、猪肚、虾、羊乳、鸡肉、牛乳、白鲢鱼、带鱼、鹅蛋等。

寒凉类动物食品多有清热养阴、益精补血作用。主要适用于热性体质，尤其是虚热体质（比如患传染病、流行病后，体内水分不足，火相对旺）。高血压、糖尿病或更年期的人往往属于这一类体质，表现为时有烦躁或手脚心发热，或动不动就潮热、口干、面红、盗汗、睡眠不安、大便干结等。

寒凉类动物食品主要有：鸭肉、兔肉、田螺肉、蟹、蚌肉、蚬肉、蛏子、羊肝、鸭蛋等。

平性类动物食品主要有补虚扶正、益气养血、补脾胃、强筋骨作用。主要适用于气血不足，如经常头晕，四肢无力，心慌，无心做事，等等。

平性类动物食品主要有：猪肉、猪肝、牛肉、乌龟、鳖肉、鹅肉、鹌鹑、鸽子肉、墨鱼、鲫鱼、鲤鱼、鲈鱼、鳗鱼、鸽子蛋、鸡蛋、鹌鹑蛋等等。

了解了自己的体质状况，也了解了肉食类食物的适用范围，就得"对号入座"了。譬如，体质是阳虚的，体内的火不足，水会相对过盛。所谓相对是水针对火来说，实际上水总体并不盛，侧重点是火不足，补火是重点。这种体质类型者，就得选一些温性的肉食，如羊肉、鸡肉、鳝鱼、牛乳等。其他依此类推。

除了按这个原则来选择补益食品外，还要根据季节特点来选择补益的食品，即使是阳虚体质者，在大热的夏季，也不能天天吃温补的羊肉。春夏到秋冬，自然界气候是一个渐变的过程，我们选择补益食品时，也要根据这一特点来进行补养。冬季以温补为主，夏季以清补为主，春、秋季以平补为主。

具体来说，补养食品的搭配是可以千变万化的，如果加上一些补益的中药，其品种更是应有尽有，数不胜数，我们只要掌握基本原则就可以。

配制补养食品原则跟中药配方一样，要有主次之分。如果是配制温补类食疗剂，在用大量的温性肉食时，可配一些性平或寒凉的蔬果进去，或加点性凉的调味品。如果是配制清补类食疗剂，用平性或寒凉肉食时，加一些温性的调味品，等等。最终目的是使配伍出来的食品或药膳性不过偏。

下面介绍一些根据中医原理配制的效果好的补品或药膳，以供大家参考运用。

（一）温补类

1. 羊肉炖胡萝卜汤：羊肉200克，胡萝卜200克，当归30克，料酒2小匙，生姜5克，蒜1小匙，橘叶6片，糖与盐各适量。

（1）先将胡萝卜与羊肉洗净沥干，并将胡萝卜及羊肉切块备用。（2）将羊肉放入开水氽烫，捞起沥干。（3）起油锅，放入3大匙色拉油，烧6成热，将羊肉放入大火快炒至颜色转白。（4）将胡萝卜，其他调味料一起放入锅内，加适量水用大火煮开，改小火熬约1.5小时即可。

此汤来源于张仲景的名方"当归生姜羊肉汤"，具有温阳、散寒、补血的作用，增加了含有丰富胡萝卜素和维生素A的胡萝卜，其适应范围很广，不仅适应于阳虚体质、血虚体质、手足经常冰凉的人，也适应于普通人冬季作保健食品。

2. 狗肉苁蓉汤：狗肉150克，肉苁蓉15克，巴戟天12克，小茴香5克，生姜5克，适量盐。

（1）先将狗肉、生姜洗净切块；巴戟天、肉苁蓉、小茴香洗净，用冷水泡20分钟。（2）起油锅，加食用油3大匙，放入姜片、狗肉，煎炒片刻，加水放入其他用料。（3）盛入瓦罐内，武火煮沸后，改文火煮至狗肉熟烂为度，调味即可。

此汤具有温补肾阳、强筋健骨的作用，可用于肾阳不足、阳痿的病人，也可用于腰膝酸软、头晕目眩、夜尿频数量多、精神萎靡、面色白等体质类型者。

普通人如果平时较怕冷，冬天可用此汤去掉温补中药肉苁蓉、巴戟天，待狗肉汤煲到九成烂加入锅贴，再煮十分钟左右即成。有较好的温补作用，可作为常用的温补汤食用。

3. 猪肚莲子汤：猪肚 200 克，莲子 80 克，阴米 100 克（糯米蒸熟，先阴，后晒干），生姜 5 克，胡椒粉少许，盐、酱油适量。

（1）先将猪肚、生姜洗净切块；莲子、阴米用冷水泡半小时。（2）起油锅，加食用油 2 大匙，放入姜片、猪肚，翻炒片刻，加适量盐、酱油，加足够量的水。（3）盛入煲汤锅，加入莲子一起煲，待五成熟，再加入泡好的阴米，待米煮烂，加上胡椒粉、鸡精即可。

此汤具有益气温中、健脾养胃的作用。对于慢性胃炎、胃及十二指肠溃疡属于脾胃虚寒者效果明显。也可用于虽无明显胃病，但经常有胃部不适、胃部寒冷者。

4. 白鲢萝卜汤：一条白鲢 500 克，萝卜 200 克，平菇 100 克，生姜 5 克，葱蒜末各 1 大匙，花椒少许，干尖椒 1 个，料酒 1 小匙，适量盐。

（1）先将白鲢、萝卜、生姜洗净切块；平菇泡开。（2）起油锅，加食用油 4 大匙，放入姜片、蒜末煸香，将鱼块放入油锅翻煎至八成熟，加适量水及其他配料。（3）盛入煲汤锅，煲至萝卜烂即成。

此汤具有温补脾胃、行气消胀的作用。可用于脾胃虚弱、食欲不振、胃脘饱胀者。也可作为秋冬季节的常用保健食品。

（二）清补类

1. 女贞子煮鹌鹑蛋：鹌鹑蛋 3～5 个。先将女贞子 20 克、旱莲草 20 克加水一升左右，煎取浓汁。药汁凉后放入鹌鹑蛋同煮，蛋熟后剥去蛋壳，再放入药汁中煮片刻，吃蛋喝汤。

这道菜品可补益肝肾，滋阴养血。适用于肝肾阴虚、眩晕耳鸣、咽干鼻燥、腰膝酸痛等症。也可作为春夏季常用的清补食品食用，每日或隔日吃一次，宜常服用。

2. 薏仁鸭子汤：鸭子 400 克，薏仁 50 克，莲子 50 克，冬瓜 500 克，料酒 1 大匙，姜、蒜、葱少许。

（1）鸭洗净去皮和多余脂肪，冬瓜洗净连皮切成大块，薏仁洗净冷水泡两小时，莲子洗净冷水泡半小时。（2）将鸭子放入锅中，加水，大火烧开后，去掉浮沫。再加入所有材料,改小火炖至鸭肉烂熟,加入盐、味精即可。

此汤能清热解暑祛湿。适用于夏季暑热盛时,补充蛋白质食物,又有解暑的功效。

3. 排骨炖莲藕:猪排骨 500 克,莲藕 500 克,盐少许。

(1)先将排骨洗净剁成块,莲藕洗净去皮,切成块。(2)将排骨放入锅中,加水,大火烧开后,去掉浮沫。再加入莲藕,一起炖煮,大火煮开后,改小火慢炖,至莲藕烂熟,加入盐和味精即成。(3)盛入汤碗后,加少许葱末和胡椒。

此汤具有补益气血、健脾开胃的作用。用于体质虚弱,或常人夏季作保健食品使用。

4. 鲫鱼豆腐汤:活鲫鱼 1 条(500 克左右),洗净去掉内脏及鱼鳃,老豆腐 500 克,生姜 3 克,蒜少许,盐少许。

(1)起油锅,加食用油 3 大匙,放入姜片、蒜末煸香,将鱼块放入油锅翻煎至八成熟,加适量水,大火煮开。(2)将豆腐切成正立方形加入鱼汤,煮开后改小火煮 15 分钟,加入盐即可。

此汤具有益气健脾、通脉下乳、利水消肿等作用。由于含脂肪少,蛋白质高,此汤还可防治动脉硬化、高血压和冠心病,并有降低胆固醇的作用。对产妇还有催乳作用。适用于各类人群食用,尤其是产妇和高血压、高血脂等人群。

5. 莲子百合瘦肉煲:莲子(去心)20 克、百合 20 克,猪瘦肉 100 克,加水适量同煲,肉熟烂后加盐调味食用,每天 1 次。

这道食品具有固精止带、补脾止泻、益肾、养心、安神之功效,适宜于熬夜后有干咳、失眠、心烦、心悸、遗精、泄泻等症的人食用。也可作为夏季的清补品食用。

以上列举的是最常用的一些温补和清补类的食疗与药膳配方。至于性平之补养食物,也就是采用性平类的肉食和蛋类食物进行搭配食用,大家平时吃得最多的就是猪肉、牛肉、淡水鱼和鸡蛋,这几种就是平性的,适宜于各类人群食用,可以和主食类、蔬菜类大多数食品搭配食用。

食物的配伍是多种多样的,用千变万化来形容一点都不为过,只要掌握了我们前面提到的有关饮食的四气五味、功能特点及主要营养成分等内容,再根据自己了解的关于体质的一些知识,就可以因人而异地配伍适应自己的美食,既能饱口福,又能保健康。

另外,还有一类食物,就是食用菌(菇类)。在《黄帝内经》中,它是属于五菜类食品。早在二三千年前，我国人民就已把食用菌作为珍贵的食品，而且很早就懂得食用菌的栽培。食用菌类一般都是高等真菌的子实体，在我国发现的不下 350 多种，常见的有蘑菇、草菇、香菇、平菇、凤尾菇、金针菇、黑木耳、松口蘑、花菇、羊肚菌、牛肝菌、竹荪等多种。这些食用菌味道鲜美，营养丰富，含有丰富的蛋白质、脂肪、糖、维生素、矿物质等营养成分。而且某些食用菌对动植物病毒性疾病有免疫或抑制作用，还能抑制肿瘤的发生和发展，并能溶解一定量的胆固醇，具有抗氧化等作用，所以被人们称为"保健食品"。

食用菌营养丰富，保健作用强，可单独食用，也可配伍各类蔬菜或肉食同用，适应范围较广，如小白菜炒平菇或香菇、苋菜炒香菇、豆腐炖蘑菇、香菇炖萝卜、平菇炒瘦肉、花菇炖鸡、排骨炖蘑菇等等。一般都可以任意搭配，对高血压、高血脂有较好的预防和治疗作用。

# 第四节　常用食药同源食物

这里所说的常用食药同源的食物，是指在中药房或中药店常常作为配方的食物，如生姜、紫苏、枸杞、大枣等。由于种类较多，涉及的范围较广，不便于大家掌握，在此删繁就简，将常用食药同源的食物分为三大类，即温性类、凉性类、平性类，并详细叙述其功能与应用，特别强调作为食物应用的形式和适应范围。

选用食药同用食物，主要是根据其功能和主治选用。但要适当参考其药性，就像我们前面提到的，绞股蓝性寒能降血脂，如果是寒性体质的人就不适用。再比如，具有清热解毒的食物，大多数人夏天会经常食用，但如果是寒性体质者，也不能经常食用。

## 一、温性类

紫苏：具有解表散寒、行气宽中的作用。主要适用于感受风寒后的感冒，也可当食物用。主要是用作调味品，在烹调鱼类食品时加点紫苏叶或梗，能起到除腥的作用；同时能调理脾胃气机，如果说平时总感觉胃脘部或腹部食后有胀感，在食物里加点紫苏，就能缓解这种症状。紫苏还能解鱼蟹毒，对于进食鱼蟹中毒而致腹痛吐泻者，能和中解毒。可单用紫苏煎水服，或配伍生姜、陈皮、藿香等同用。

生姜：具有解表散寒、温中止呕、温肺散寒作用。用于风寒感冒，胃寒呕吐,肺寒咳嗽。如果感冒不是太严重,又是受了风寒,用生姜3克切成细丝,加5克葱白煎水服,接着吃点滚烫的粥,睡一觉出身汗,就会好。

胃寒恶心或食欲不振者,也可平时做菜时多加一些生姜食用。

生姜作为食物也主要是用作调味品,一是烹调肉食类食物时,有去腥的作用;二是大多数时令菜,尤其是夏天时令菜,多寒凉,而夏天人体往往外热内寒,所以炒菜时多用生姜。因此,民间有"夏吃姜"之说。

葱白:就是大家平时用的小葱近根部的鳞茎部分,具有发汗解表、散寒通阳的作用。作为食物也适用于调味。治感冒同生姜(见生姜条)。

葱白还能通阳气,将其打烂外敷肚脐,可用于膀胱气化不利的小便不通。还能敷乳房,治疗产后乳汁郁滞不下,乳房胀痛。

胡荽:就是大家平时吃的香菜,也有的地方叫臭菜。具有发表透疹、开胃消食的作用。轻微的感冒,用胡荽加点生姜煮食,就有较好的作用。

胡荽有较好的开胃作用,食欲不佳者可食一些胡荽,能起到增加食欲的作用。

木瓜:具有舒筋活络、和胃化湿的作用。用于风湿类疾病、腰腿疼痛、关节疼痛、脚气、小腿抽筋等。

木瓜作为食物,可以生吃,也可以炖排骨或炖肉食,有较好的助消化作用。可作为风湿病、各类筋脉挛急者的食疗之物。现在市场上流行用木瓜丰胸,木瓜是否真正有丰胸的作用,到现在为止,在专业期刊上没有看到这方面的研究报道。

砂仁:具有化湿行气、温中止泻、安胎的作用。主要用于脾胃有湿阻(总感觉胃部有水泡着,不舒服)或先兆流产等。

砂仁当食品多用于做调味品使用,如火锅底料、卤制食品调味料,能开胃、除腥。

与砂仁相似的白豆蔻、草豆蔻、草果等化湿类的药物,都有化湿行气,温胃的作用。食用特点与砂仁相同。

肉桂:具有补火助阳、散寒止痛、温经通脉、引火归原的作用。用于中焦脾胃、下焦肝肾以及肢体经脉有寒导致的疼痛等病证。

作为食物主要用作调味品,如产后妇女、寒邪导致的痛经的妇女或因寒导致关节炎的病人,在其食物中均可适当加些肉桂调味。

小茴香:具有散寒止痛、理气和胃的作用。用于小腹冷痛、痛经、中焦脾胃有寒和气滞所导致的脘腹胀满疼痛、遇寒加重等病证。

作为食物主要是用其嫩茎叶炒鸡蛋,或做包子、饺子陷,对胃寒者较适用。亦可用小茴香的成熟果实作为调味品使用。

另外，丁香、高良姜、胡椒、花椒等均可作为调味品使用，一方面是有除腥的作用，另一方面这些药物均能散寒止痛，尤其是对中焦脾胃有寒效果好。患有慢性胃炎、胃溃疡类疾病因寒所导致者，可在食品中适当加入这些调味品使用。

陈皮：具有理气健脾、燥湿化痰的作用。用于脾胃气滞、呕吐呃逆、湿痰寒痰、咳嗽、胸痹等病证。

用作食物可用干陈皮粉加入食品内，如香肠、各种副食品，或自制一些小吃，如市场上卖的九制陈皮。有较好的开胃驱寒作用，凡中焦脾胃有寒和气滞，也就是说胃脘部的地方常有饱胀或寒凉感，可在所食的各种食物中加些陈皮末食用，也可用陈皮泡茶饮。

山楂：具有消食化积、行气散瘀的作用。现代药理研究证明，山楂能降血压、降血脂、抗动脉粥样硬化。可用于食积不化、瘀血腹痛或高血压、高血脂的病人。

可用山楂的各种加工品来食用，如山楂片、山楂糕、山楂饼等，来防治高血压、高血脂等病证，也可用于肥胖者。但脾胃虚弱而无积滞者或胃酸分泌过多者均慎用。

人参：具有大补元气、补脾益肺、生津、安神益智作用。用于元气虚脱、肺脾心肾气虚、热病气虚津伤口渴及消渴等证。

人参，尤其是野生年长者几乎是宝贝，是一味极具补养强壮作用的药物。现代研究证明，人参有强心、抗疲劳、抗休克、抗肿瘤以及促进蛋白质合成、促进造血等多种功能。

近些年来人们将人参与食品配伍食用，如人参炖鸡、人参炖猪蹄、人参泡茶等等。广泛用于各种不同类型的人群，对体质虚弱者、年老者、产后妇女均较适用。

儿童、青壮年或高血压患者不要食用人参及其制品和食品。近年来也有不少关于使用人参不当，导致中毒或一些不良反应的报道。因此，食用人参或制品的一定是气虚人群，并且是无高血压者（气虚特点可参照前面相关章节的内容）。

扁豆：具有健脾和中、化湿作用。用于脾胃虚弱、饮食减少、便溏腹泻、白带异常以及夏季感受暑湿引起的呕吐、腹泻、胸闷等。

扁豆是一种人们常用的蔬菜，也是一味补气中药，有较好的补脾作用，对于脾虚饮食减少大便不实者，有较好作用。可炒食，也可与薏米、山药一起加粳米熬粥食,或炖肉类食品,补益气血。

紫河车:就是老百姓说的胎盘。具有补肾益精、养血益气作用。用于阳痿遗精、腰酸、头晕耳鸣、气血不足及肺肾虚喘等证。

胎盘,中医称为血肉有情之品,具有较全面的补养作用。现代研究证明其含有丙种球蛋白和对某些传染病的抗体,因此,具有较好的增强抵抗力、免疫力及抗过敏作用。

作为食品,能制成干粉食用,或与肉食类食品炖服,或与其他中药一起配伍制成食品食用,如胎盘炖山药、胎盘炖大枣、桂圆等。

主要适用于体质虚弱者或老年人。但食用胎盘一定要选择健康产妇的胎盘,有传染病的产妇胎盘不能选用。

韭菜子:具有温补肾阳、壮阳固精作用。用于阳痿遗精、白带白淫、肝肾不足、腰膝痿软证,也就是主要用于肾阳不足所导致的生殖系统病证。

作为食物食用可用韭菜子熬粥,或加入肉食类食物煲汤食用。如韭菜子、苁蓉炖狗肉用于阳虚怕冷的体质。

海狗肾:是海豹的雄性外生殖器,具有暖肾壮阳、益精补髓的作用。用于阳痿精冷,精少不育,肾阳衰微,心腹冷痛。

作为食品,新鲜海狗肾可直接加调味料煮熟食用,也可与其他中药配伍炖食,温补肾阳,如海狗肾炖熟地、枸杞,温肾益精。或用干海狗肾泡酒服用。海狗肾只适用于阳虚体质者,阴虚体质、湿热体质或其他热性体质均不宜食用。

龙眼肉:具有补益心脾、养血安神作用。用于思虑过度、劳伤心脾、惊悸怔忡、失眠健忘等证。

可直接食用。每天食桂圆、大枣各5枚左右,补益气血,对气血不足、易于疲倦者较适用。也可与肉食类食品熬汤,用于补虚。

## 二、凉性类

菊花:具有疏散风热、平抑肝阳、清肝明目、清热解毒的作用。主要用于外感风热感冒,或肝火上炎之头痛、目赤,以及皮肤之痈疖疔毒等证。

菊花作食物用,以泡茶服用为主,用来清热解毒,尤其是野菊花效果更好。常与枸杞子同用,对高血压肝阴不足及肝阳上亢之头痛、头晕有效。

葛根:具有解肌退热、透疹、生津止渴、升阳止泻作用。用于风热感冒头痛、项背强痛、麻疹不透、热病伤津口渴、热邪导致的腹泻等。

用作食物主要是止泻,或作高血压、糖尿病病人之保健食品应用。如果家里备点葛根粉,孩子受热腹泻,煎煮食之,有较好疗效。

据药理研究,葛根中的黄酮有一定的降压作用。葛根有轻微的降血糖作用,高血压、糖尿病患者可适当用葛根。但葛根久用或大剂量应用有伤胃阴的副作用,不能盲目听信一些商家的宣传资料。另外,葛根由于有升阳的作用,有些高血压类型(肝肾阴虚、肝阳上亢)的病人不适宜运用(确实不适宜,肝阳上亢型高血压使用葛根,可能会引起脑出血)。

葛花:有解酒毒、醒脾和胃作用。饮酒过度,可用葛花 10 克煎水服。

淡豆豉:是大豆的成熟种子的发酵加工品,也就是农村村民常做的豆豉酱没有腌制前的豆豉。具有解表、除烦、宣发郁热的作用。用于外感热邪后热邪入里郁滞,热扰心胸,烦躁不安。

作为食品,有一定的健胃、助消化作用。感冒发热、饮食减少可用淡豆豉 10 克煮食,有一定作用。淡豆豉加生姜、蒜子、辣椒、桂皮等腌制后的豆豉酱,是一种较好的调料或佐餐食品,有较好的开胃作用,但不能长期多食,腌制品多食容易导致高血压。

大豆黄卷:采用大豆浸水湿润发芽晒干而成。具有解表祛暑、清热利湿作用。新鲜的黄豆芽也有相似作用,所以,在炎热的夏天多食一些黄豆芽,能清热解暑,对于体内有湿热、形体肥胖者更加适宜。用黄豆芽加少许盐煮食或炒食都可以。

芦根:为芦苇的新鲜或干燥根茎。具有清热泻火、生津止渴、除烦、止呕、利尿作用。主要用于热病伤津之发热、口渴或呕吐、小便不利,还能用于肺脓肿或肺脓疡的病人。

芦根作为食物,可用新鲜的嫩根炒食,或干根泡茶,有清热作用,对阴血不足、口渴者较适宜。夏天用芦根煎水,加适量冰糖,当饮料饮用,作用类似于凉茶。

苇茎:为芦苇的嫩茎,与芦根功能相似,但清热生津作用不如芦根,清肺热作用较芦根好,感冒后留有肺热咳嗽,可用苇茎煎水服。也可作食品炒食,或煎汤代茶饮。

竹叶:为禾本科植物淡竹的叶,其卷而未放的幼叶,称竹叶卷心,用其鲜品更好。具有清热泻火、除烦、生津、利尿的作用。主要用于心火旺盛之口舌生疮、心烦、口渴、小便短少或尿少涩痛等症。

竹叶作为食物,可在夏季煎水代茶饮,有清心火、利小便作用。因夏季暑湿盛,心主令,心与小肠相表里,夏季最易致心火旺盛,心火又易下移小肠。

竹叶既能清心火,又能利小便,使夏季之热从小便排出。因此,在炎炎夏日,用竹叶煎水,加少许冰糖代茶饮,是一种针对性很强的清凉饮料。

决明子:清热明目,润肠通便。用于肝经热盛之目赤肿痛,或大便干结,也可用于肝阳上亢之头痛、眩晕。

作为食疗,可用决明子泡茶,治肠燥便秘或高血压、高血脂。也可用 15 克决明子加粳米、小米熬粥喝,预防高血压、高血脂。但脾虚大便清稀者不宜用。

金银花:具有清热解毒、疏散风热的作用。主要用于治疗风热感冒和皮肤上的感染性疾病。

作为食品,以茶的形式泡服,用于夏季清热。如果夏季口渴较重,烦躁,小便黄,皮肤上有热疮及痱子,咽喉疼痛等,都可用金银花 10 克泡茶服。

蒲公英:具有清热解毒、消肿散结、利湿通淋作用。用于各种感染性疾病,内、外、妇、儿各科均可使用。尤其对乳腺炎有较好作用,可用新鲜蒲公英捣烂敷乳房,效果较好。还能治急性黄疸型肝炎、泌尿系统感染等。

作为食物,可用新鲜蒲公英榨汁服,或将新鲜嫩蒲公英当普通菜食用,或切成细末,与粳米同熬粥食用,待粥熬好后,食前加入。主要适用于对热性体质者,或正在患上述疾病者的食疗。

鱼腥草:具有清热解毒、消痈排脓、利尿通淋作用。治疗作用与蒲公英同,但清肺热效果更为显著。

对体质偏肺热者,其食疗形式与蒲公英同。什么样的人是肺热者? 经常容易咳嗽,咳痰黄稠,大便干结等。但体虚有寒者不宜食用。

败酱草:具有清热解毒、消痈排脓、祛瘀止痛作用。治疗作用与鱼腥草同,但偏于清下焦实热。因其能祛瘀止痛,对妇科盆腔的急性感染效果显著。

食疗形式同蒲公英,可作为阑尾炎、妇科盆腔炎的针对性食疗,也可做成普通的清热食品。但脾胃虚弱者不宜食用,也不宜长久天天食用。

马齿苋:具有清热解毒、凉血止血、止痢作用。主要用于热邪所致的痢疾、泄泻及各种出血,尤其是妇科出血证。

近年来,美国农业部的一个研究所对马齿苋进行了长期的研究,发现马齿苋的茎叶中含有一种对人体极为重要的营养成分:$SL_3$-脂肪酸。这种脂肪酸是形成细胞膜,尤其是脑细胞和眼细胞膜的重要成分。过去认为这种脂肪酸只储存在脂性海鱼,如沙丁鱼、秋刀鱼等体内。这一意外发现,为人类食谱增加了一味新的高营养食品来源。100 毫升马齿苋汁中,含有 $SL_3$ 约 200 毫克,与海鱼相比毫不逊色。此外,马齿苋中还含有维生素 E 和胡萝卜素,这两种物质都是天然的抗氧化剂,它们能有效地防止游离基对人体组织所造成的伤害,有抗衰老、防治冠心病及防癌变、防肥胖的功能。

因此,近来马齿苋成了有些地方的高档食品,在市场上都很难见到,并且价格也不菲。马齿苋作为食物,可用作清炒、炒瘦肉,也可以凉拌,还能做饺子、包子馅和熬粥等,是一种极好的保健食品。大家不要有眼无珠,把这种高级食品当无用的野草哟!但再好的东西,也不是人人都能享用的,脾胃虚寒、大便滑泄者和阳虚体质忌用。

绿豆:具有清热解毒、消暑、利水作用。用于夏季清热解暑,或各种上部热证,如口腔溃疡、牙痛、咽喉肿痛等。但绿豆由于煎煮方法不同,效果也有差异。

明代高濂在养生专著《遵生八笺》中就描述得十分详细,解暑,"绿豆淘净,下锅加水,大火一滚,取汤停冷色碧食之。如多滚则色浊,不堪食矣"。

宋代《开宝本草》言绿豆"主丹毒烦热,风疹,热气奔豚,生研绞汁服。亦煮食,消肿下气,压热解毒"。

宋代《圣济总录》中治消渴,"绿豆二升,净淘,用水一斗,煮烂研细,澄滤取汁,早晚食前各服一小盏"。

可见,用绿豆清热解毒,就无须将绿豆煮烂、煮透,只须大火煮8分钟左右就好,也就是"色碧绿"就好,或"生研绞汁服";如果是用于治消渴,就须"煮烂研细,澄滤取汁,早晚食前各服一小盏"。

如果热不甚,只是一般意义上的清热,用绿豆熬汤、熬粥均可。

薏苡仁:具有利水渗湿、健脾、除痹、清热排脓作用。用于脾虚有湿、水肿腹胀、泄泻、小便不利,或风湿、类风湿性关节炎,也可配伍其他药物治疗肺脓肿或阑尾炎。

作为食物使用,可以与粳米、小米、扁豆或补气之黄芪等熬粥食用,治疗脾虚大便不实者。也可作为保健品经常食用,对脾虚有湿或痰湿、湿热体质者效果尤其好。

冬瓜皮:具有利水消肿、清热解暑作用。主要用于治疗水肿或暑热证。

用于食疗,可用冬瓜皮煎水代茶饮,用于夏季暑热口渴、小便短赤;也可煎水代茶作为夏季清凉饮料。

荠菜:具有利水消肿、明目、止血作用。用于水肿、目赤或因热所致的各种出血证。

作为食用可以炒食、凉拌,或做饺子、包子陷。可作为普通保健食品食用,能预防肿瘤,尤其适应于热性体质者。

垂盆草:具有利湿退黄、清热解毒作用。用于黄疸、痈肿疮疡、喉痛、蛇伤、烫伤等证。

作为食用可以炒食、凉拌。可作为普通保健食品食用及急性肝炎的辅助治疗,尤其适应于热性体质者。

丹参:具有活血调经、祛瘀止痛、凉血消痈、除烦安神作用。现代研究证明,丹参有降血压、降低血液黏稠度、促进肝细胞再生、抗肝纤维化、保护胃黏膜、抗胃溃疡等作用。用于妇科月经不调、痛经、闭经、产后腹痛等,以及内科胸痛、腹痛、风湿痹痛、心悸失眠等,外科的跌打损伤、疮痈肿毒等。现代还可用于各种胃病、心血管疾病、慢性肝病的防治。

用于食疗,可用丹参20～30克加入粳米熬粥食用。

百合:具有养阴润肺、清心安神作用。用于阴虚燥咳、劳嗽咳血、失眠心悸及心肺阴虚内热证。

作为食品,可用新鲜百合炒食,或鲜品及干品熬粥、炖汤均可。

石斛:具有益胃生津、滋阴清热作用。用于胃阴虚证、热病伤津证、肾阴虚证。

作为食物可直接食用鲜品,也可用与其他药物配伍熬粥,或炖食。如石斛炖瘦肉、炖鸡、炖鸭,适用于阴虚体质者。

## 三、平性类

茯苓:为多孔真菌科真菌茯苓的干燥菌核。具有利水渗湿、健脾、宁心作用。其运用与薏苡仁相似,但茯苓还能宁心安神。

茯苓作为食品,可做茯苓饼,或与大米一起熬粥,可治疗脾虚痰湿内盛,或心脾两虚之失眠。茯苓一味煎汤代茶饮,还能治疗斑秃。

玉米须:具有利水消肿、利湿退黄作用。用于治水肿或黄疸。

玉米须作食品,主要是洗净后新鲜或干燥煎水代茶饮,可用于慢性肾小球肾炎或急慢性肝炎的辅助治疗。

枳椇子:俗称拐枣。具有利水消肿、解酒毒作用。

作为食品可直接生吃其果实,适用于高血压和饮酒过度者。与红甘蔗炖猪心肺服,适用于饮酒过度,成痨吐血。

松子仁:具有润肠通便、润肺止咳作用。主要用于肠燥便秘,如老年人、产后妇女、津血不足者,或肺燥咳嗽,尤其是素体阴虚经常咳嗽者。

作为食品可直接炒熟当零食食用,也可与核桃仁一起捣成膏状,加熟蜜,饭后用米汤送服,可治肺燥咳嗽。或与麻仁一起各15克,加粳米100克熬粥食用,治便秘。可作为保健食品,预防心血管病、高血脂等。脾虚大便清稀者、痰湿体质者不宜用。

麻仁:是桑科植物大麻的干燥成熟果实。可用麻仁15克研碎加粳米煮粥食,不宜过量,过量会中毒。

桔梗:具有开宣肺气、祛痰排脓作用。据现代研究,桔梗还能调节免疫力、降血糖、降胆固醇等。主治咳嗽痰多、胸闷不畅、咽喉肿痛、失音、肺痈吐脓。

桔梗在朝鲜是一种极普通的食品,可用来做多种食品用,如素炒、凉拌、做泡菜、做饼等。可用于糖尿病、高血脂病人,或呼吸系统感染病人的辅助食疗。还可配伍甘草、玄参、麦冬泡茶治疗急慢性咽喉炎。

白果(银杏果):具有化痰定喘、止带缩尿作用。适用于哮喘、咳嗽、带下、白浊、尿频、遗尿。

食法主要有烤食、煮食、炒食和配菜等。去皮后的银杏仁可与猪脚、鸡、鸭、牛肉等配合炖食,也可将白果煮十分钟后与鲜猪肉、鸡肉、莴笋、白菜等炒食。白果以其外观晶莹剔透、口感香脆回甜、保健功能明显而受到越来越多的消费者的青睐。主要用于预防高血压、高血脂。也可用银杏叶泡茶,具有一定的降血压、降血脂作用。

但银杏有一种成分有溶血作用。也就是说白果有毒,不可多食,一般成年人每次10克左右,一定要熟食。

灵芝:具有补气安神、止咳平喘作用。据现代研究,灵芝多糖,具有免疫调节、降血糖、降血脂、抗氧化、抗衰老及抗肿瘤等作用。

灵芝作为食品越来越受到人们的重视和青睐,广泛用于三高人群及神经衰弱、肿瘤等病人,亦可作为正常人的保健食品。可泡茶、熬粥、泡酒,也可与如银耳、百合等其他药食两用食品炖汤食用。亦可与肉食同用,如灵芝炖鸡、灵芝炖鸭、灵芝炖肉等。

天麻:具有息风止痉、平抑肝阳、祛风通络作用。用于肝风内动、惊痫抽搐、眩晕头痛、肢体麻木。现代用于高热抽搐、高血压头痛或冠心病等。

天麻可与鸡蛋或鸡、鸭、肉同煮食。

党参:具有补脾肺气、补血生津作用。用于脾肺气虚、气血两虚。现代广泛用于体质虚弱或肿瘤放、化疗病人的辅助治疗。

作为食用,可用鲜品或干品与肉食类食物炖汤食用,如党参炖鸡、党参炖猪蹄、党参炖鲫鱼汤等。

太子参:作用与功效同党参,可用鲜品炒食。用于体质虚弱者做保健食品,其他食疗形式与党参同。

山药:具有益气养阴、补脾肺肾、固精止带作用。用于脾虚证、肺虚证、肾虚证、消渴肺阴两虚证。据现代研究证明有降糖、抗氧化作用。

作为食疗可炒食，也可熬粥，或炖鸡、炖鸭、炖猪羊肉等食用。体质虚弱者多与肉食同用，降血糖则多清炒。是一种较好的保健食品。

蜂蜜：具有补中、润燥、止痛、解毒作用。用于脾气虚弱之胃脘部疼痛、腹痛喜按、肺虚久咳、肺燥咳嗽、肠燥便秘等。

蜂蜜是一味常用食物，也是一味补气中药。可直接食用，或与其他补气药同用。或加入食品内，既调味，又补虚，如豆浆加蜂蜜、粥加蜂蜜、炒菜加蜂蜜等。

阿胶：具有补血、滋阴、润肺、止血作用。用于血虚证，如经常头晕，面色黄或白。或正气不足导致的出血证、肺阴虚燥咳。或热性病后期热邪伤阴导致心烦失眠，甚至虚风内动（就是手足不由自主的蠕动）。

阿胶作为食物可直接泡服，或与枸杞、当归等一起熬汤服。

黄精：具有补气养阴、健脾、润肺、益肾作用。用于阴虚肺燥、干咳少痰、肺肾阴虚、劳嗽久咳、脾胃虚弱、肾精亏虚、内热消渴等证。

现代研究证明，黄精有较好的降血压、血脂及减轻冠状动脉粥样硬化程度等作用。用作食物，可用新鲜黄精炒食或熬粥。也可用鲜品或干品炖鸡、炖鸭、炖肉食。

黄精既能补气又能养阴，还有补肾作用，是一味极好的补品。

枸杞子：具有滋补肝肾、益精明目作用。用于肝肾阴虚及早衰证。

枸杞子作为食品，可直接食用，每天 10 克左右，也可熬粥，或与肉食品煲汤用于体虚者。对于三高人群，可用枸杞子与山药、黄精加粳米熬粥食用。也可与芹菜或苦瓜等食物一起清炒食用。

黑芝麻：具有补益肝肾、润肠通便作用。用于精血亏虚、头晕眼花、须发早白、肠燥便秘等证。

黑芝麻作为食物食用，多数老百姓都知道，但不知其还是一味常用中药，可用来补肝肾。老年人或体虚者可多食用黑芝麻，可炒熟后磨粉食用，也可加入其他食材熬粥食用，还能加入大豆里磨豆浆食用。

莲子：具有益肾固精、补脾止泻、止带、养心安神等作用。用于遗精滑精、带下、脾虚泄泻、心悸、失眠等证。

作为食品，主要用于熬汤或磨粉，或与其他肉食同时炖服。

芡实：《本经》又称"鸡头"，《江西中药》又称"鸡头苞"。具有益肾固精、健脾止泻、除湿止带作用。用于遗精滑精、脾虚久泻、带下等证。

作为食物可生食嫩种仁，成熟种仁食用方法与莲子同。芡实茎可炒食或生食，有清热除烦作用。

# 第四讲　精神情志与健康

　　有些年轻人，他们十几年如一日，从小学到本科、硕士、博士，苦苦追寻科学、追求真理。谁会想到，当他们学业快结束之时或学成之后，不是用自己的知识去实现儿时的梦想，而是选择了从城市的高楼纵身跃下。是什么让他们不惜亲情分离，不顾妻离子散，选择了结束自己年轻的生命？有人说是为了爱情，有人说是为了职位，还有人说是为了糊口，众说纷纭，不一而足。细想一下，这些都是理由，也都不是理由，即使是，也不能成为他们放弃生命的理由。他们最终放弃生命，除了各种诱因外，还是因为一时的"迷糊"，而"迷糊"的形成与情志因素有关。

　　情志因素之于人，无处不在。当你满足了最基本的生存需要后，追求的就是更高一级的精神需求。精神需求对于有思维的人来说有多重要，想必大家都清楚。如今这世界可能没有不叫喊精神压力过大的，连幼儿园的小朋友都不能幸免。

　　但如何去规避这些压力，让压力变动力，成为正向的驱动力，减弱其影响人类健康的副作用？

　　让我们还是从《黄帝内经》那儿看看压力（情志）是如何产生的，当怎样去化解它。

## 第一节　五脏与五志的关系

　　《素问·阴阳应象大论》云："天有四时五行，以生长收藏，以生寒暑燥湿风。人有五脏化五气，以生喜怒悲忧恐。"就是说，自然界有四时五行的变化，促成了生物的生长收藏的过程，并产生了寒暑燥湿风的气候。人体有五脏，化生各自的脏气，而产生了喜怒悲忧恐五种情志。

　　这段话很明确地告诉我们，人之所以有情志活动是脏气决定的，而不同的脏气产生不同的情志活动："肝在志为怒"，"心在志为喜"，"脾在志为思"，

"肺在志为悲","肾在志为恐"。

## 一、肝在志为怒

不知大家想过没有,为什么一定是肝在志为怒,而不是心在志为怒?为什么我们往往形容大发雷霆的人是肝火太旺,而不是肺火太旺或肾火太旺?

虽然在几千年以前,中医的先辈们没有现代的检测仪器,但他们也不会毫无根据或道理,胡说一气。比如看到一个小孩正对着母亲怒目而视,两手握拳,大呼小叫,你一定能猜到这孩子正在生气呢。这生气就是中医所说的怒。

东汉末年杰出的医学家华佗,去给一个郡守看病,他认为此病是因为思虑过度所致,让其大怒就会愈,于是就大量收受财物不给办事(治疗),还留了一封信骂他。郡守哪能受得了这种待遇,结果大怒,"吐黑血数升而愈"。

还有在你身边经常发生的吹鼻子上脸、摔锅碗瓢盆、"怒发冲冠"的案例。怒目圆睁、大呼小叫也好,怒而吐血、怒发冲冠也罢,都是一种气上的表现,而肝气的特点就是以升发为主。人遇到强买强卖、蒙冤受屈、劳而不获等不合理的事情,适度的愤怒对身体是有利的,可帮助肝疏通气机,也就是说怒志,达到的效果和肝主疏泄的功能是一致的。

肝还具有藏血的功能。肝血是人体怒志的物质基础,当遇到外界的不良刺激,适度的怒,是肝血充足的一种表现。

我们常常看到有些人当别人骑在自己头上拉屎拉尿了,都不吭声。这种状况可能的因素很多,最可能的是修养到家了;也可能是权其利弊,惹不起躲得起,忍了。但也有一些人是因肝血不足,肝体阴不足,不能用阳,发不起脾气来。而动不动就发火,在旁人看来根本没必要,这种人往往是肝气太旺或肝火盛。

所以,《内经》有"肝虚则恐,肝实则怒"之说。说到此,大家也许有点明白为什么肝在志为怒,而不是其他脏在志为怒。

## 二、心在志为喜

心在志为喜,喜即心志。人在高兴的时候,会开怀大笑,喜笑颜开,满面春风,这就是喜悦的情感。人体气血充盛、畅通的时刻,就会面如桃花,面如桃花就是气血上荣于面的最好写照。"心其华在面",就是指心血的充盛、畅通与否,可从面部反映出来。

心主血脉,主藏神,就是说心具有推动人体血液在血管里运行的功能,能主管人体生命和精神意识、思维活动。心要行使这些功能，主要靠心的阳气推动，心阳气充足，血液才能运行正常，心也才能完成其藏神的功能。

心的整个功能特点表现在气血的畅通。喜悦是心情愉快的情感活动，人体保持喜悦的心情，可使气血调和，营卫通利，全身舒适，所以《素问·举痛论》说："喜则气和志达，营卫通利。"也就证明，心的功能和喜志最终达到的效果是一样的——气血调和，营卫通利。

心血的充盛或畅通与否和喜志是有密切关系的。有的人无论如何也难高兴，这就是人们常说的悲情者。有的人总是乐呵呵的，相信"面包会有的，房价也会降的"，这就是传说中的乐天派。为什么会有这种区别呢？中医认为与心的物质有关，心血充足，人喜得恰当，当喜则喜。

若心有病邪阻滞，痰火扰心，会喜不休，这就是我们常常在大街上看到的赤身裸体、蓬头垢面，从你身边走过还对你嘿嘿直笑的陌路人。

若心血不足者，即使是周幽王用"烽火戏诸侯"的办法，也无济于事。因此，《内经》有"心虚则悲，实则笑不休"之说。

这也就是心在志为喜的缘由，而非其他脏。

## 三、脾在志为思

脾在志为思。思，即思考、思虑，是人类特有的精神情志活动。罗丹象征但丁形象的"思想者"铜像特征：一个强有力的巨人弯腰屈膝地坐着，右手托腮，嘴咬着自己的手，默默凝视着下面被洪水吞噬的苦难深重的人们。全神贯注，"劲往一处使，心往一处想"，集中精力考虑问题。这就是"思"的最形象的表达。

这种集中"火力"（气血）猛攻难关（问题）的过程，就是一个气血凝注的过程。

脾有主运化的功能，所谓运化，就是指脾具有消化饮食，吸收水谷精微并将其转输至全身的功能。也就是说，脾在营养物质的化生和转输中起到了很重要的作用，如果脾运化的功能正常，进入胃的水谷（一切食物），就能很好地消化吸收，最后化生气血充足。如果脾主运化的功能不正常，就会影响饮食物的消化吸收，气血的化生会受到影响，导致气血不足，而"思"的物质基础是气血。

医生常常碰到这样的患者，就是不能长久地思考问题，思考问题过久，就会头晕脑胀，面色不是黄就是白，全身无力，吃东西也没胃口，这就是脾虚的一种典型表现。由于脾虚，运化功能差，气血化生不足，气血不能上行以养脑,就会出现用脑后的不适感。

如果脾有病邪阻滞,人就会整天昏昏沉沉,大脑里像罐了糨糊,总是不太清醒,想个简单的问题,都想不出个头绪来,自己都感觉自己跟白痴一样,糊里糊涂的。

脾主运化,与胃相表里,是人体气血生化之源,而"思"是气血凝聚的过程,需要气血为基础,因此,脾在志为思。

## 四、肺在志为悲

肺在志为悲(忧)。悲、忧都与肺有关,亦即悲、忧均为肺志,是肺气在情志方面的生理反应,不会导致人体发病。肺气调和,则遇事悲忧适度。

肺主人体一身之气,包括主呼吸之气,主管气的生成,调节全身的气机。肺主呼吸之气,是指肺主管呼吸运动,为体内外清浊之气(氧气和二氧化碳)交换的场所。主管气的生成,是指肺吸入的自然界的清气(氧气)是人体一身之气生成的主要来源之一,特别是宗气的生成。宗气是在肺的气化作用下,将吸入的自然界清气与脾转输至肺的水谷精气(食物消化后的精微物质)结合而成。大家在影视作品里经常看到垂危的病人,其亲人都要将耳朵凑到病人嘴边才可能听得见病人要说什么,为什么会是这样? 其实这就是宗气不足的表现,是因为危重的病人长久不能进食,水谷精气化生不足,加上呼吸微弱,吸入的自然界的清气也不足。产生宗气的两个元素都不足,自然就会导致宗气生成不足,语音低微。

肺主气还有一个十分重要的特点,就是通过肺有节律地、不停顿地一呼一吸,调节全身之气的升、降、出、入运动。它与肝疏泄气机的功能共同维持人体气机的协调平衡。

而悲伤时人体的气机可消解,这和肺调畅气机的作用是一致的。我们常常看到孩子哭泣时,全身抽动,或有憋气的现象,哭着哭着就睡着了。开始哭泣就是一个气机调畅的过程,但时间一长就会(在正常范围内)消耗正气,马上就会疲劳,家长们就会很奇怪,怎么刚才还在哭,一会就睡着了。所以,不要怕孩子哭,适当的哭泣可调畅气机,保持气的畅通,是好事情。现代医学认为哭泣可增强肺活量,但过度的哭泣就会超越正常范围,耗伤正气,也就是中医说的"悲则气消"。

可见,肺主气,调畅气机,适当的悲也可疏通气机,有"殊途同归"的生理效应。所以,肺在志为悲。

## 五、肾在志为恐

肾在志为恐。恐就是恐惧、害怕的情志活动。大家平时看到的最容易被吓着的多是小孩和老人，还有就是我们平时说的"胆小者"，被吓后主要表现为尿裤子、恐惧不安或瘫软无力等。这就是"恐则气下"的表现，吓严重了才会有尿裤子的现象，一般的吓吓，使气下行，内藏于肾，这对人体来说，是有益的。

为什么这三种人容易被吓着？这主要与肾有关。孩子和老人相对来说肾精、肾气不足，而"胆小者"物质基础是肾不足。还与教养方式有关，如果孩子在成长的过程中很少与外界接触，对外界环境和事物什么都不了解，就会很容易被吓。人们常说"艺高人胆大"，见多识广的人不容易被恐吓。

为什么恐与肾有关呢？肾主藏人体精气，是恐志的物质基础。如果一个人很容易被恐吓，看见日光灯就整天担心它会爆炸，不敢在有日光灯的房间里工作，这种人大家一定会给他下个诊断——"心理病"。但如果一个人什么都不怕，杀人放火，无恶不作，他从来就没有怕过，大家可能很少认为这人也可能会是一个病人，也可能是心理有问题。

也就是说，人体的恐也应该是适度的，该恐则恐，不该恐时也恐，该恐时也不恐，都是异常的情况。中医认为这些都与肾有关，如肾精不足，稍微受点外界刺激就会恐惧过度，影响正常的生活，甚至导致身体健康受损。我原来有个学生，只要遇到考试就会严重失眠。其实她的成绩也还不错，每次考试之前我就会给她做一些积极的心理暗示，但效果不是太理想。后来就建议她吃些补肾的中成药，如六味地黄丸、肾气丸交替吃，以六味地黄丸为主，吃了一段时间，这种恐考的现象有明显的好转。

肾主藏精，适度的恐，利于肾藏精。肾精亦是恐志的物质基础，肾精正常，人受外界刺激后，恐适度。所以，肾在志为恐，非其他脏在志为恐。

综上所述，五脏与五志的对应关系不是空穴来风，也不是人为臆造的。其一，是根据不同脏腑自身的功能特点与情志特点作用的一致性，如肝气升发，人在发怒时气上；再如心气推动血液运行，人喜悦时气血调畅，等等。其二，是不同情志活动的物质基础与五脏所藏之物质和功能特点有密切的关系，如怒志的基础为肝血，恐志的基础为肾精，等等。

所以，人体的情志活动是建立在脏腑活动的基础之上的，完全体现了唯物主义的哲学观。这也提示我们对情志异常的情况，要从多方面找原因。比如说一个孩子喜欢哭吵，可能是身体某个方面出了问题，一个成年男人对孩子、老婆拳打脚踢,也可能不是单纯行为粗暴、修为不够那么简单,可能是身体、心理出了问题。

# 第二节　五志过极致病

情志除了前面提到的"五志",还有忧、惊,也就是中医所说的"七情"。"七情"属于中医学"神"的范畴,分属于五脏(已在前述),总统于心和脑。因心藏神,即心主宰生命活动和精神意识、思维活动;"脑为元神之府",脑是管理精神活动的器官。所以,喜、怒、忧、思、悲、恐、惊七情变化正常与否,除了与相应的五脏有关外,与脑也有关系。比如,痰火之邪上扰心、脑,就会表现为躁扰不宁、呼号怒骂、不避亲疏、行为狂乱等一系列神志严重失常的现象。

人们常说"人有七情六欲",说明七情六欲都是人体正常的心理和生理反应,是人体对内外环境刺激的不同反应。如果人没有正常的情志活动,该喜不喜,该悲不悲,该怒不怒,你想想看这是什么人? 要么是机器人,要么就是一个非正常人。所以,人有正常的情志活动,该喜则喜,该悲则悲,也说明了脏腑的正气充盛及功能活动正常。并且,正常的情志活动还能协调脏腑的功能活动。那么,什么样的情况下"七情"就成了病因呢?

## 一、情志致病缘由

七情过度就会导致人体出现异常,这也就是中医把"七情"作为病因的由来。那么,什么样的情况下"七情"就成了病因呢? 有两个比较明显的特征。第一是突然、强烈的刺激,超出了人体生理调节的范围。这种案例在我们身边经常发生,比如,亲人突然离世,当听到这一消息时,有的人会马上昏厥,有的人会精神失常。我曾遇到这样一个案例,一个 3 岁的孩子,她的父母在一次车祸中突然丧生,这孩子一下子就由活泼开朗变得沉默寡言了。很多人都不敢相信这是事实,因为那孩子只有 3 岁呀。

第二是长期、持久的刺激。最多见的是亲人离世后长久不能释怀,不能正视这一现实,每天都在想与此相关的一些事。再有就是失恋的年轻人,一方还在热恋另一方,而被另一方拒绝,就会长久解脱不了,久而久之会食不香,睡不寝,慢慢地头晕脑胀、四肢无力、出虚汗这些问题都来了。

即使有这两个因素,对于不同的人也未必是同样的结果。中国人感受最痛苦的事情并非是"钱没花完人就没了",或"人还没玩完钱就没了",而是"少年丧父,中年丧妻,老年丧子"。尽管现在有些钱财来路不明者,把中年丧妻与升官、发财看成了同等幸事,但多数老百姓和有良知者,面对这些不幸,仍然会很悲伤。这种刺激可谓强烈,但我们看到的大多数人,不会永远悲伤下去,他们总会随着时间的流逝慢慢消解这种伤痛。这就是遇到哪怕是再强烈的精神打击,出现意外或一病不起的人,总是少数。

而这少数人除了与外界的原因有关外,还与个体耐受、调节能力的强弱有关系。也就是说,同样的情志刺激对于不同的人,其结果是不一样的。比如"文化大革命"时期,有些人就用生命来对抗这种非理性的运动,而多数人还是挺过了这一特殊时期。如果没有"文化大革命",即使这些耐受、调节能力差的人也可能能顺利地度过自己的一生,所以,有的时候外因也能起到致命的一击。

情志最后是否致病,取决于外因、内因两个方面。如果把这两方面的因素具体化,就包括以下三个因素。

第一,社会因素:如战争、社会角色改变、地位改变、人际关系紧张、工作不顺利、婚姻家庭破裂等等。

第二,疾病因素:如突然遭遇车祸、患重病、传染病或患慢性病。这些病不仅本身直接影响人体的情绪,同时由于长期的疾病困扰损伤人体的脏腑气血,导致人体不耐情志刺激(也就是降低了人承受压力的水平)。我们常常见到正在患病的人极不耐烦,很容易发脾气或情绪激动,就是因为疾病为情志致病创造了条件。

第三,体质因素:体质是人结构、生理、心理的一个综合概括,体质的形成与很多因素有关,如遗传、后天修为(包括行为习惯、教养理念、教养方式等等)。比如,体质差的人就容易被情志损伤,体质强壮的人就好得多。这里面包括生理和心理,心理素质差的也可称体质差。

了解了七情为何能伤人,我们就可有的放矢地去修正自己,减少因情志受伤。

## 二、情志致病特点

情志致病,又有很明显的特征。

一是直接伤及脏腑,并且是"反伤本脏"。什么意思呢？就是说,肝在志为怒,过怒伤肝;心在志为喜,过喜就会伤心;脾在志为思,过思伤脾;肺在志为悲(忧),过度悲(忧)伤肺;肾在志为恐(惊),过恐(惊)伤肾。以上情况也可导致几个脏同时受伤。

二是影响人的气机,如怒则气上(肝气),喜则气缓(心气),思则气结(脾气),悲则气消(肺气),恐则气下(肾气)等。

(一)肝在志为怒,怒则气上。受到外界刺激,适度发怒是人之常情,人在发怒时气往上行,有利于舒解气机。若恼怒或愤怒过度就会伤肝,所以《素问·生气通天论》言:"阳气者,大怒则形气绝,而血菀于上,使人薄厥。有上于筋,纵,其若不容。"就是说人的阳气在大怒时就会上逆,血随气升而瘀阻于人体上部,使人发生昏厥。如果伤及诸筋,会使筋弛纵不收,而不能随意运动。

正常时气血之间相互联系,相互为用,气行则血行,气滞则血滞,气上则血亦上,大怒时气血上涌,就会头胀痛如裂。我们常常看见大发雷霆的人,捶胸顿足,抱头痛打,更有甚者会突然昏厥。

夫妻吵架经常会出现这种情况,吵着吵着,一方突然没了声息,再一看晕倒了。这种人如果是没有潜在的疾病,掐掐人中穴就会很快缓解。如果是潜在患有高血压、脑血管畸形或血管瘤的病人,大怒是非常危险的,弄不好,一怒之下就没命了。《三国》里的周瑜就是典型,一气就没命了。

华佗采用情志治病的方法,使人大怒而吐血,达到治病的目的。这是要有相当水准的,要不然,病人还没来得及吐血,就没命了。

现在有些人遇事心情不畅快时,想找人打架吵架,打架吵架过后,跟没事一样。这就是吵闹过后,为早已不畅通的气找到了出口,气一疏通,心情就舒畅了。如果长期郁怒,又没有及时疏解,就会伤肝,导致肝郁(表现为胁肋胀痛、喜太息,或头胀头痛、面红目赤等)。还可因为肝郁,肝气横逆,侵犯脾胃,引起消化方面的问题。这也是我们很多人心情不好时,连饭也不想吃,吃什么都没有胃口的原因。

人之所以大怒,就是前期的小问题没有及时解决,好像河堤上的管涌,小的不补就会扩大,最后到决堤。中医认为肝气郁结不解,日久就会化火,此时如果还没有想办法消解,火会越来越大,最后一遇诱因就会总爆发。如果身体有潜在疾病,就非常危险。

如果社会公共事业单位或是家庭都有这种观念或基本常识,创设一些让人发泄不满情绪的设施,于公于私都是一件极好的事情,就会杜绝情绪积累到"过怒"伤肝的窘迫状态,可减少很多不必要的"牺牲"。

(二)心在志为喜,喜则气缓。气缓,有缓和、怠缓、涣散之意。遇到一件让人开心的事,人就会不由自主地心花怒放,喜笑颜开。这是一种从内到外的良性情感活动,能及时缓和紧张情绪,使人体气血和调,营卫通利,对人内心及外表都有着积极正向作用,故有句俗语叫着"笑一笑十年少"。喜笑颜开、和颜悦色对周围的人也是一种最大的尊重，很多服务行业都提倡微笑服务，意义亦在此。

但暴喜过度则易伤心。大家最熟的是"范进中举"的故事。中举是范进梦寐以求的夙愿，而他有这个愿望不是一天两天了，长期的情绪积累一旦实现，大喜过望，就直接疯了。

我的老师在20多年前上课时，给我们讲了一则过喜中风的案例，说是一个十分想做官的人，奋斗了好多年，当上级领导宣布他当某某局局长时，他一头栽倒在地中风了。两则案例都是喜过度，前者因心气涣散，短时间无法收敛，后者是原有高血压，激动过度，诱发血管破裂。

喜是一种良性情感，绝大多数情况下，对人体是有益的，常常有"喜事"伴随的人，不仅身体健康，而且也显得比同龄人年轻。即使是这种良性情感，过度也会致害，这又一次体现了中医的"中庸"思想。

（三）脾在志为思，思则气结。气结，即气机郁结。思几乎是从事脑力劳动的人每天都要做的事，正常的思考是人认识事物、处理问题的必然过程，又是人类特有的本能，且对机体的生理活动并无不良影响。但过度思虑或所思不遂，如那些备战各种考试的人，遇到难题整天想得茶饭不思、抓耳挠腮，就会伤脾，导致脾的气机运行障碍，气郁结，对饮食物的消化吸收功能减弱，出现不思饮食，脘腹胀满，稍有饮食不慎就会腹泻等。

很多从事高精尖研究的人，往往面如"菜色"，或萎黄，或苍白，就是由于他们常年过思，导致脾伤，不能很好地化生水谷产生气血，最终形成气虚血少，不能上行以养人体的面部。在上世纪80年代，有不少知识分子英年早逝，与过思伤脾不无关系。当然，这肯定不是他们英年早逝的唯一因素。

可能有人会说，你从事了这份工作，总不能中途退出，并且"喜思"已经成了很多人的习惯了。但思要有节制，要劳逸结合。毛泽东主席不是说过了，"会休息的人，就会工作"吗？举世瞩目的科学家、文学家如钱学森、钱伟长、陈省身、马寅初、巴金、冰心等，他们都是高寿，难道他们不思考问题？他们除了有较好的身体素质外，平时的生活习惯一定不会是"颠倒黑白"。前面提到的著名经济学家、历史学家、社会学家、国际问题专家陈翰笙院士，活到107岁，难道他不思考问题？他在工作之余，就是按自然规律养生。

因此，工作性质也好，工作需要也罢，这都不是我们轻视健康、忽略养生的理由。

（四）肺在志为悲，悲则气消。气消，指肺气消耗。当人遇到悲伤的事情，适度的悲伤对调畅肺气有一定的帮助，并不会因悲则气耗，导致肺气实质性的损耗。但如果过度悲伤，或长久悲伤，会耗伤肺气，使人意志消沉，可见少气懒言、呼吸气短、体倦乏力等肺气不足症。反之，当人体肺气不足时，也容易出现悲伤过度的情绪低落变化。比如两个同学参加英语六级考试，同样是考过两次了，第三次又没有过，当得知这一消息时，有个同学稍微不高兴了一会，就没什么事了，有个同学就很难受，以至于全身无力，寝食不安。这两个同学所遇到的事情是一样的，但情感体验有很大的差异。一般人可能都会认为，他们之所以对待这件事的体验不同，就是心理素质不同。这一点没错，但心理素质的差异是否与生理有关呢？这可能是很少有人考虑的问题。

体验深刻的学生，有可能是肺气不足的情况。肺气不足，功能低下，机体对外界不良刺激的耐受性下降，就很容易形成悲观厌世或悲观的性格特征。

可能大家见过，某某人身体很强壮，却总是儿女情长，说明身体强壮的人，不是每个脏腑都强壮的，也会有某个地方是薄弱环节。

（五）肾在志为恐，恐则气下。气下，即气机下陷。人遇到恐惧的事情，适度的恐是一种正常的心理调节，但如果恐惧过度，就会伤肾。比较形象的比喻是一些文学作品里面，对"黄世仁"、"周扒皮"之流的描述，就是他们面对人民政府强大的政策攻势，吓得"屁滚尿流"。"屁滚尿流"说起来损了点，但这个词很准确地反映了肾虚、肾气下泄的状况。因为肾气对人体尿液的排出有固涩作用，当肾气不足时很容易导致遗尿，常见于小孩和老人。素有肾气不足的人就会小便次数多，如果向更严重的方向发展就会遗尿。

反过来，肾精气不足的人，又容易被吓着。比如，今天怕说话不谨慎冒犯了领导，明天怕做事不小心得罪了同事，后天又怕工作不力出了差错事故等等。这类人不妨看看中医或适当用些补肾的保健品，如枸杞、鹿茸、冬虫夏草、乌龟、甲鱼等。

以上我们讨论了情志致病的主要两个特点，即情志过度直接伤脏，并且多是伤本脏，以及情志过度容易影响人体的气机，常见的情况也是与相应的脏有关（如怒则气上，怒志与肝有关，气上以肝气上为主，其他依此类推）。但这种情况在临床实际病例来看，并不是绝对的，不可机械对待，死搬硬套。什么意思呢？比如过怒伤肝，也可伤脾、伤肺，也就是一种情志过度可以伤其对应的脏，也可同时伤及其他脏。

几种情志过度，可以伤几脏，也可以伤一脏。大多数情况下，情志过度最容易伤的是肝、心。因肝的生理有主疏通情绪的作用，一旦有情志过度，肝首当其冲；心为五脏六腑之大主，主管人体的精神意识、思维活动，情志过极心也是容易受伤的脏。

情志致病还有第三个特点,即可诱发和加重病情。良性的情志活动,有利于疾病的好转和恢复;不良的情志变化,则能加重病情。剧烈的情绪波动,可使病情急剧变化,甚至致人猝死。这种病例举不胜举。10多年前我曾经碰到一例因住院费该谁出的问题,导致老人复中风。老人因高血压中风,住院治疗,经过一段时间医生精心的救治,很快病情就有了转机。到出院时,儿子、女儿为谁该付多少费用的事,在医院大吵,被老人听见,老人情绪过于激动,马上又中风,病情急剧恶化。

## 第三节 以情胜情可治病

人的情志与生俱来,每个人都有情志活动,但人与人是有差异的,这差异既来源于先天(父母),又来源于后天(学习)。

情志与五脏关系密切,五脏的虚实可以影响情志活动,一般来说五脏的虚或实,可以降低或增加情感体验,和正常时有不一样的感觉。

情志是人体脏腑功能活动的体现,突然、强烈或持久的情志刺激可以伤人,影响人体健康。如果遇到身体正处于非正常时期,一句不经意的话,或一个不小心的决定,可能置人于死地。

了解了关于情志的一些知识,运用这些知识来解决暂时或长久的情绪困扰,才是我们真正的目的。

《黄帝内经》早就给我们指明了方向:"怒伤肝,悲胜怒";"喜伤心,恐胜喜";"思伤脾、怒胜思";"忧伤肺,喜胜忧";"恐伤肾,思胜悲"。这就是中医以情胜情的情志疗法,其规律是根据五行相克的理论来确立的。

### 一、怒伤肝,悲胜怒

对于怒伤肝我们已经有了足够的认识。在日常生活中我们如何适时而怒,发泄自己的不满,使自己不受伤害,也尽量不伤害别人?同时,当自己无事总想发怒或过怒时,可采取哪些制怒措施来及时缓解这种情绪?

如果在生活、工作中,遇到太过分的无理取闹,或不合理的事情,可以采取沟通的方式与人达成共识,但屡次通过这些方式都不能解决问题,可以对事不对人地发泄自己的不满,这对那些无视于别人的人也是一个提醒,也及时舒解了自己的情绪。

如果长期不良的情志刺激得不到疏解,就会形成肝气郁结。肝气郁结的人,总是对周边的人或事看不顺眼,动不动就想发火。这种情况,一方面要自己主动进行情志调节,采用悲的情感来缓解怒。如果你要发怒时,就想想你这辈子最悲伤的事情,大家不妨试试,往往有奇效。另一方面,就是主动看心理医生,让医生用其专业技能帮助解决。

为什么悲能胜怒呢? 人在发怒时,气是上行的,即"怒则气上",而悲时气是消散的,即"悲则气消",从气的运行特点上,几乎是相互抵消了。

悲能胜怒,是因为怒为肝志,肝属木,悲属肺志,肺属金,金克木。也就是说,悲能胜怒,是取决于五行相克的关系。

在实际生活中,最典型的事例是女性或孩子,在吵架或被大人打骂后,愤怒之余,痛哭流涕,慢慢情绪就会稳定下来,怒气也就消了许多。如果再辅以一些悲悯的语言进行安抚,效果会更好。

在《儒门事亲》里,就有关于张子和采用悲胜怒治愈病人的案例。张子和治妇人病,问病人曰:"心欲常痛哭为快否?"妇曰:"欲如此,余亦不知所谓。"张又曰:"少阳相火,凌灼肺金,金受屈制,无所投告,肺主悲,但欲痛哭为快也。"于是张子和鼓励病人尽量痛哭,其病得以康复。此病为木火伤肺金,肝肺气郁,故以哭出为快。

## 二、喜伤心,恐胜喜

大家也许已经明白了,喜是一种良性情志反应,日常生活中谁都愿意碰到高兴的事情,只要喜不过度,无疑对人体健康来说是有百益而无一害。但对期盼已久的事情,一旦实现,就会喜极而泣,乐极生悲。喜极而泣,是对自己多年辛勤努力后,得到回报时内心的一种复杂情感的表达,虽然情感体验深刻,可能会终生难忘,但对身体健康没有伤害。乐极生悲就不一样了,金榜题名时的疯狂,官梦实现后的中风,或偷情时的暴亡等等,这些都不是人们愿意看到或得到的由喜而来的结果。

因此,喜虽是好的情感,可也不能贪喜,过度喜也会伤害身体,甚至喜极而亡。

战胜过喜致病,即以恐胜喜,因恐属水的范畴,喜属火的范畴。水克火,这是件很常见的自然现象,用在情志治病上也有奇效。

范进中举后,喜极而致疯狂,就是他最恐惧的岳父(胡屠夫)一记耳光,彻底让他清醒了。这就是恐胜喜的典型范例。

而有些病例,如法炮制未必有效。比如我们前面提到的病例之一,某人当官梦实现时,由于高兴过度随即中风。中风后的情感体验就不再是喜了,已经由喜变悲了,再用恐胜喜来治疗,就没意义了。这种情况,可在过喜之前,仍然用恐胜喜,打点预防针,就会起到预防喜极而病的作用。如家里的亲朋好友,经常提醒一下极想当官者当官的利弊,就能多少降低过喜的程度,对预防突发病证是有利的。

### 三、思伤脾,怒胜思

思属脾志,过思伤脾,最常见的临床表现是出现消化不良(腹胀,食少,大便不实),营养不良(头晕眼花,面色苍白,四肢无力)。这主要与脾主运化的功能有关,如果运化功能长久失调,不仅会引发饮食物的消化障碍,气血化源不足,还会导致气血不养心神,出现心神不宁的表现。所以过思的人,还会有心慌、气短、睡眠不安稳等现象,以至于病人的亲属都会怀疑其是否得了"精神病"。

据法新社报道,英国心理学家弗兰克·托里斯博士在《心理学家》杂志上发表文章说,在过去,由于爱情挫折造成的癫狂、抑郁和迷茫经常被渲染上罗曼蒂克的色彩,很少有人将其视为医学问题严肃对待。托里斯博士警告说,严重的"相思病"往往是致命的。

《红楼梦》里的尤三姐,就是死于单相思。当贾琏逼她出嫁时,她才在无奈之下说出了她爱的人是柳湘莲,可是由于她从来没有向对方表白过,所以对方也没有机会接近她、了解她。最后,柳湘莲仅根据"贾府除了门前的两只石狮子干净罢了"的传言,断然拒绝了她纯洁的爱情,逼得她自刎以明志,柳湘莲则因自责而出家远行。

这种案例在我们身边时有见到或听到,有的最后发展成精神病,如某名牌大学女生爱上自己的辅导员,因各种原因没能成功,最后精神失常。

对于这种因过思而病者,中医采用的方法就是以怒胜之。这是利用发怒时肝气升发的作用,来解除体内气机郁滞的一种疗法,它适用于长期思虑不解气结成疾或情绪异常低沉的病症。如《续名医类案》载:"一富家妇人,伤思虑过甚,二年不寐。张子和看后曰:'两手脉俱缓,此脾受之也,脾主思故也。'乃与其丈夫怒而激之也,多取其财,饮酒数日,不处一法而去,其人大怒,汗出,是夜困眠,如此者,八九日不寤,自是而食进,脉得其平。"

此例说明思虑过甚可使人的行为和活动调节发生障碍,使正气不行而气结,或阴阳不调,阳亢不与阴交而不寐,当怒而激之之时,逆上之气冲开了结聚之气,兴奋之阳因汗而泄,致阴阳平衡而愈。

思则气结,也就是说思虑过度会影响气的运行。那些做科学研究的学者,如果长期思虑过度,也会出现一些身体上的问题,如头晕、头痛、饮食减少、面色苍白、睡眠障碍等,但只要注意休息,适当运动,加强营养,很快就能恢复。

但对这种"相思病"过思导致的气结,就要采用大怒的方式来使气升,从而疏通气的运行。这就是怒胜思的原理,亦即木克土,因怒为肝志,肝属木;思为脾志,脾属土。

### 四、恐伤肾,思胜恐

过恐能伤肾,即使是一般意义上的恐,也是很让人讨厌的。本来如果一点恐惧感都没有,你去做任何事情,就能最大限度地发挥自己应有的实力,取得较理想的成绩。一旦有了恐惧感就会影响应有水平的发挥,影响实际成绩。如每年的高考,总有家长或老师说,这孩子平时成绩很好的,这回没有发挥好,这种话听得比较多。还有一种声音是说,这孩子平时成绩就一般,这次考得是最理想的,这种话比较少。

这就是说大多数人,尤其是青少年,关键时刻容易产生恐惧感。我认真观察过学生,在老师与其一对一进行实验考试或提问时,无论学生平时跟这老师有多么随和,这老师对学生有多么关心、爱护,多数学生仍然有恐惧现象。

如果有及时能缓解恐惧的方法,对多数人来说,克服恐惧,有利于在学习和工作中发挥自己应有的实力或超强的实力。

遇到轻度恐惧(紧张),最简单的方法就是拿些自己有兴趣的又相当复杂的问题来思考,很快就可以分散对恐惧的注意力。这也就是思胜恐,因思为脾志,脾属土;恐为肾志,肾属水,土克水。

古代医家比较重视以情胜情的治疗方法,这类病案古医集里时有记载,如《续名医类案·惊悸》中有这样一则医案:"卢不远治沈君鱼,终日畏死,龟卜筮数无不叩,名医之门无不造。一日就诊,卢为之立方用药,导谕千万言,略觉释然。次日凌晨,又就诊,以卜当十日死。卢留宿斋中,大壮其胆,指菁山叩问谷禅师授参究法,参百日,念头始定而全安矣。戊午过东瀛吴对亭大参山房,言及先时恐惧状,盖君鱼善虑,虑出于肝,非思之比。思则志气凝定,而虑则运动展转,久之伤肝,肝血不足,则善恐矣。情志何物? 非世间草木所能变易其性,惟参禅一着,内忘思虑,外息境缘,研究性命之源,不为生死所感,是君鱼对症之大药也。"

这段话说的是,沈君鱼成天担心自己要死了,总是这里那里求神问卦,拜访名医。一天找到卢不远给他看病,卢在给他开方之后,又给他做思想工作,可他还是觉得自己十日之内就要死。卢最后要他去找大师参禅，果然参禅百日后，沈君鱼忘却了"死"的念头，"病"也好了。这就是典型的以思胜恐的案例。

## 五、悲伤肺，喜胜悲

悲是正常的七情之一，人生在世不可能不遇到悲伤的事，尤其是转型中的社会。人到中年，上有老，下有小，突然有一天单位宣布你下岗了，你愁不愁，难过不难过？孩子贪玩，成绩总是不好，离中考越来越近，你愁不愁？房价一天比一天贵，眼看这辈子都可能没机会住上一个像样的房子，急不急？

所以，悲伤之事几乎天天伴随你，如何处置它？有些人是干脆不理不睬它，下岗了，总会找到糊口的工作，不要最好，只要有就行；孩子成绩不好，没关系，天生我"孩"必有用，健康就好；买不起房就不买，有地方栖身就好，管你房价今天五千明天一万，均与我无关。

可是大多数人没有如此潇洒，总有愁不完的事，愁完工作愁孩子，愁完孩子愁父母。如果整天这样愁下去，终究会把人愁出病来，《红楼梦》里的林黛玉就是典型的例子。这就是中医所说的过悲伤肺。

怎么解决这一问题？现代心理学采用的就是转移的方式。转移的方式有很多，还是用五行相克的理论，用喜事来转移你的注意力，让你以喜代悲，忘掉不开心的事和人。

带孩子的家长经常采用这个简单实用有效的方式，来制止哭闹不休的孩子。例如，孩子正哭得起劲，家长各种好话都说尽，孩子就是不理不睬，一个劲地哭，有的甚至在地下打滚。这种时候最有效的办法是拿来他平时最喜爱的玩具，或最喜爱吃的东西，或聊一下他最有兴趣的话题，孩子立马就会停止哭闹。

喜胜悲，在中国古代几乎是用得出神入化了，当人遇到悲伤之事时，就采用"冲喜"疗法。明朝知名人士方孝孺在《医原》中记载了这样一则医案，说的是从前有位尊贵之人患病，而患病的时候正是天旱。病人的病总治不好，医生换了十多人，都没什么疗效。最后一位医生来看病，切完脉，并用手指计算日子说："某个晚上天必定会下雨。"说完就走了，既没有跟病人及家属讲治病的方法，也没有开药方。这位尊贵的病人很是怀疑地说："难道是我的病不能治疗了吗？为什么讲下雨却不讲给我治病呢？"不久，某个晚上果真下雨了，病人很高兴，起床在庭院里走动，一直到天亮，病像甩掉一样就好了。第二天，最后来治病的医生来拜见，病人很高兴，就询问医生说："前些天先生来诊病时讲到下雨,如今得到雨病就真的好了,是什么道理呢?"医生回答说:"您的病是因忧愁而得,我考虑您既忠诚又仁爱,所担忧的是黎民百姓。因天旱而得病,因下雨而病好,是理所当然的,为什么一定要依靠治疗病才能好呢?"

这则病例是医生采用了自然界的现象来"冲喜",虽然和我们经常在影视剧中看到的采用"洞房花烛夜"来冲喜具体内容不同,但原理是一样的。巧的是,"久旱逢甘露"亦是人生四大喜事之一。

用喜事来冲淡让人悲伤的事,降低或转移悲伤给人带来的伤害,也就是中医所使用的"喜胜悲"。喜属心志,心属火;悲属肺志,肺属金。喜胜悲,即火克金。

五情相胜的方法简单实用,且效果显著。对愁事不断的百姓来说,为什么不采用这种方式,来帮助自己缓解内心的痛苦,让每天都过得"不是神仙,胜似神仙"?

## 第四节　养性先养脏

这里说的性并非前面提到的男女之间的那点事,也就是与"性行为"没有任何关联,而主要说的是性子、个性、性格,就是思想、行动上的一些特点。

当人们听到一个坏消息,有的人就会要弄清楚,这消息从哪里来,是否可靠,如果这消息是真的,就会想对自己可能造成的影响;但有的人就直接大呼小叫,不知所措。再如,遇到不公平的待遇时,有的人会泰然处之,相信善有善报,恶有恶报,好像一切都与自己无关;还有的人会大发雷霆,非得要找当事人去理论理论;更有甚者会聚众闹事,让那些制造不公平者"吃不了兜着走"。

以上这些都是人的个性,就是不同的人遇到同样的事,其反应完全不一样。为什么会有这种截然不同的反应? 在前面已经提到,原因主要有两方面,一是源于先天,二是源于后天。

人的个性与先天遗传及后天的生活背景、养育环境、教养方式、受教育程度、教育者观念的影响等都有关。其中与人的身体状况也有密切的关系,而这一点往往被很多人忽视。《内经》早就告诫人们:"人有五脏化五气,以生喜怒悲忧恐。"也就是人的个性,即情志活动来源于脏腑,脏腑处于不同的虚实状况,人对事物的反应就不同。

所以养性要先养脏,五脏的正气充盛,功能健全,所产生的情志活动才正常,该喜则喜,该怒则怒,并且喜或怒、悲、思、恐都"合天理,通人性"。

那该如何养脏呢?养脏不是从哪一个方面来养,而是全方位来养。有的人天天喊吃黑五类养肾,吃冬虫夏草、枸杞养肾,但每天不忘光顾"青楼",一边还没有养起来,一边早就透支了。现在大家一提起"养",首先想到的就是拿饮食来养、来补,这就不全面了。养脏也一样,既要通过饮食养生来养,也要通过起居、运动、情志等各个方面来养。

## 一、养肝,使怒得其所

肝在人体主要有贮藏血液、调节血量、疏泄气机的功能。就是说人体的血液主要由肝来调度,"人静则血归于肝,人动则血归于诸经"。女子月经期,血液下行为月经;妊娠期,血注胞宫以养胎儿;哺乳期,气血上行化为乳汁。这些都由肝来调度,所以中医有"女子以肝为先天"之说,说明肝在血液藏泄方面的重要作用。

肝主疏泄,就是疏通气的运动,保持气在运行中一路绿灯。主要包括精神情志、饮食消化、气血运行、水液代谢、冲任二脉畅通等五个方面。

肝疏通气运行的功能正常,人的精神情志就畅快。我们经常看到的那些心情舒畅,遇事不容易发愁也不容易生气的人,起码说明他肝主疏泄的功能是正常的。如果肝疏泄不及(就是不够,达不到应有的水平),人就会郁郁不乐,喜欢叹气,遇到别人看来很高兴的事,他也高兴不起来。如果疏泄太过(也就是超过一般的水平),就会情绪亢奋,容易发脾气,或有头痛目胀等感觉。

再比如在饮食方面,疏泄功能正常时,消化功能就正常,也就是说饮食物的消化,除了脾胃自身的功能外,还需要肝疏泄气机的功能来帮忙。若肝疏泄气机的功能不正常,气的运动郁滞,饮食消化就会有影响。

……

肝与全身的系统联系,在起居养生中,已经列表显示。养肝就包括通过各种手段来保持肝的主要功能的正常,及与肝系统联系的各个方面。

养肝要养血,通过按时睡眠和保证足够的睡眠时间来养肝血(前面已经阐述);通过饮食养肝,多食养肝之枸杞子、桑葚子、猪肝、鸡肝、鹅肝、瘦肉等(详细内容见饮食养生相关章节)。肝开窍于目,目不久视,注意看书写字、看电脑、打游戏都要中间抽时间闭目休息,按揉眼周围,这也能养肝血,因久视伤血。

养肝还要保持肝气舒畅,如通过练瑜珈、侧体弯腰运动、拉伸动作等运动使筋脉疏通,因肝主筋,筋脉舒展,有利于肝气畅通。

肝血充足,肝气调畅,肝之怒志才能该发则发,怒得适度,怒得其所,既不伤人,也不害己。

## 二、养心,使喜不疯狂

"心者,君主之官也,神明出焉。"就是说心主宰人体全身,是君主之官(像帝王一样),人的精神意识、思维活动都由此而出。反过来,精神意识、思维活动又对心有反作用力,思维过度会暗耗心血。

孟子说:"养心莫善于寡欲。"消除各种欲望,减少精神意识、思维活动是养心的首要法则。但脑力劳动者很少能做到,那就要劳逸结合。实际上很多人争分夺秒,也不是分分秒秒都有实际效果。只要观念更新了,就可以解决学习、工作、身体等方方面面的冲突。

养心要注重养心阳。心是人体血液循环的动力器官,推动血液运行,主要靠心的阳气推动。保证心阳的充足和畅通,有利于血液循环,才能保持心主神志的功能活动。如适量地食葱、蒜、薤白等食物,有利于阳气的温通。

养心阳还要注意感冒时不要发汗过度(尤其是小孩、老人或体质虚弱者),防止发汗过度伤心阳。因汗为心液,出汗过多不仅伤津,还很容易导致心阳气耗伤。

常用的养心食品:小麦、红枣、桂圆、莲子、麦芽、山楂、山核桃、葵花子、百合等。如每天坚持吃3～5粒红枣,能补中益气,养血安神。现代医学研究表明,大枣中含有的环磷酸腺苷还有扩张血管的作用,可改善心肌的营养状况,增强心肌收缩力,有利于心脏的正常活动。

亦可用小麦、红枣、莲子熬粥喝,每天一小碗,坚持一段时间使用,再换其他的养心食品。百合、红枣各10克,每天熬汤喝。或用麦芽加脱脂乳,每天一小碗。麦芽是美国医学博士莫里森认为的最好的血液稀释剂之一,对冠心病或其他如高血脂类的病人有非常好的血液稀释作用。麦芽在中药里是一味消食药,能帮助人体消化饮食、健胃,还能促进乳汁回流。消食药往往有较好的消脂的作用,对血液的稀释有效。

也可以单独吃,比如山核桃,每天生吃60克;或葵花子不加盐,每天吃60克;对于肥胖者,可每天吃30克山楂,既能消脂,还能化瘀,防止血液黏稠。

如果每天红枣加桂圆各3～5粒食用,还能养心血,若属于体质偏温的可加麦冬、百合食用。

以上几种食物一起配合食用,或分别服食不同的2～3种都可以,但要坚持一段时间食用才能有效果。这些养心食品多有养心安神和稀释血液、防止血液黏稠的作用,符合中医心主血(推动血液运行,防止血液瘀阻)以及心藏神的作用。

心在体合脉,脉即血脉,就是人体的血管(包括现代医学的动脉、静脉和毛细血管)。心阳气不足的人,往往手足冰凉,也就是大家常说的末梢循环不好。

养心注意手脚的运动,对保持血管的畅通有益,反过来能促进血液循环。例如,没事或看电视时可玩健身球,或用按摩捶敲打脚和手,或自行捏手、脚(以局部发热为宜)。

用"拿五经"的方法疏通人体的阳经,也是养心的一种方式,阳经经气畅通,为阳气充盛提供了基本结构条件,也对防止心血瘀阻起到了间接的作用,所以,也是一种养心法。具体方法是:将人体手五指分开,中指置于头部正中线,其余四指依次排开,从前往后像梳头一样地拿捏。每次 5 分钟左右。

心阳、心血充足,血液畅行,喜志就会适度,因喜不及而忧郁或过度而疯狂的现象亦可杜绝。

## 三、养脾,使思有所从

著名科学家斯蒂芬·霍金患有肌萎缩侧索硬化症(ALS),全世界几十年来均在寻找其确切病因。在 2007 年,《科技日报》报道,美国的两个科研小组报告说,研究人员发现,一种名为"神经胶质细胞"的变异神经细胞所分泌的毒素,可导致 ALS。科学家认为,这将有助于找到治疗这种变性神经疾病的新方法。这的确是一个令人振奋的消息。

但中医对各种原因导致的肌肉萎缩症,均采用"治痿独取阳明"的原则。这里的阳明就是指足阳明胃而言。怎么治肌肉萎缩与胃拉上了关系呢?因胃与脾为表里,共同维持人体饮食物的消化吸收及气血的化生,而气血养肌肉四肢。

"治痿独取阳明",也就是治脾胃。如果是脾胃虚弱,就采用补脾胃的方法和药物,使脾胃的功能恢复,化生气血充足,气血养肌肉四肢,肌肉萎缩症就可得到改善。如果是有病邪,如湿热之邪侵袭脾胃,导致影响脾胃的功能,就针对病因进行治疗,祛除病邪,最终使脾胃气血化源充足,气血养肌肉四肢,达到治疗目的。

我们谈养脾,为什么要说"肌肉萎缩"的问题?是因为脾主肌肉四肢。养脾也和前面的两脏一样,就是针对脾的功能和系统联系,通过不同的途径来养脾。

养脾的运化主要有三方面的内容：

一是饮食调理。前面气虚的适宜饮食，均适合养脾。这里给大家一个简单的方药：用黄芪30～50克，加水适量煎30分钟，把水倒出，放在冰箱里备用。每天用黄芪水煮粳米50克、扁豆30克、薏米30克、小米30克（或用糯米换粳米，或优质大米换粳米都可以），熬粥分两次吃（也可适当减量，一天吃一次）。

最简单的方式，就是每天吃3～5粒红枣。前面我说红枣是养心的食品，其实红枣的真正作用是补中益气。它是健脾食品，养心是它的副业，不过效果也还不错。

二是促进肌肉运动。因脾主肌肉四肢，肌肉适当运动，可反作用于脾胃，如练健美操，各类球类运动等。

三是思不过度。思是脾志，与脾主运化、化生气血的功能密切相关，但如果整天胡思乱想，想入非非，过度思虑，就会伤脾。

因此，脾健或者保持脾的功能的正常，气血化源充足，给人体的思维提供源源不断的养料，人就会思有所依，思有所从，不会胡思乱想，也不会思而不及。

## 四、养肺，使悲不过度

悲是一种负性情感，谁都不喜欢处于悲伤的状态。虽然适度的悲伤对人体是没有伤害的，但如果没有悲伤岂不是更好吗？

世界卫生组织和联合国人口组织多年的调查统计表明，女性比男性平均寿命要长5～10年，而且在一些国家，这种差别还在逐年上升。

为什么男性寿命比女性短？这是自人类进化以来一个恒久不变的话题和事实，也是普通老百姓街头巷尾议论的热点问题。谈论来谈论去，最后编了个顺口溜："男人有泪不轻弹，男人有话不爱说，男人有病不去看，男人有家不愿回。男人有强就爱逞，男人有酒就要喝，男人有烟就会抽，男人有空就想睡。"

其实这只总结了男人的一些不良的生活方式和行为习惯。男人天生的基础代谢高，性染色体XY的特点、雄激素对血管的负性作用，社会、家庭对男人的期望值逐渐增高，男人压力增大，等等，都对男人的寿命有影响。

"男儿有泪不轻弹"的社会期望导致了男儿养育方式的过于苛刻，使男性在成长的过程中不能及时用哭泣来宣泄自己的情绪，这也是男性寿命较女性低的一个不可忽视的原因。

所以，悲伤时适度的哭泣对人类的健康是有利的，而如果悲伤之时强忍着、压抑着不让自己的泪水流出，对身体的伤害会很大。

美国明尼苏达州的生化学家佛瑞做过一个有趣的实验，让一批志愿者先看动人的情感电影，如果被感动得哭了，就将泪水滴进试管。几天后，再利用切洋葱的办法让同一群人流下眼泪，并收集进试管内。

实验结果显示，因悲伤而流的"情绪眼泪"和被洋葱刺激出的"化学眼泪"成分大不相同，在"情绪眼泪"中蕴含着儿茶酚胺，而"化学眼泪"中却没有。

儿茶酚胺是一种大脑在情绪压力下会释放出的化学物质，过多的儿茶酚胺会引发心脑血管疾病，严重时甚至会导致心肌梗塞。所以，当我们落下"情绪眼泪"时，排出的是有可能致命的"毒"。

不知大家想过没有，悲伤哭泣时所流的眼泪，含有大量的有害物质"儿茶酚胺"，那么这种物质在哭泣时，就会彻底排尽吗？很显然是不可能的。之所以说悲伤时适度哭泣比不哭泣好，是因为哭泣时多少排出了一些有害物质。

有人说，如果不悲伤不是更好吗？这是一个不现实的问题。人非草木，岂能无情？生活在这万花筒般的社会，总会遇到林林总总不开心的事。如果能降低悲伤的次数，就是一个比较好的选择。

中医认为悲为肺志，如果肺正气充盛，功能正常，就能降低人对悲的敏感性。在人体正常之时，不时地养养肺，有利于提高对悲的抵抗力。

养肺重在养肺阴、肺气，主要有以下三点。

一是防外感。因为肺外合皮毛，也就是我们人体的皮肤、汗毛都与肺有密切关系。大家都有体会，天气突变时，皮肤受了一点寒，有些平时体质不太好的人，立马就会流鼻涕、打喷嚏甚至咳嗽，这些都属肺的症状。经常感冒，无论感受的外邪是寒是热，是风是燥，都会伤肺，肺伤后，日久会导致正气不足，就会容易产生悲伤的情感。防外感详细内容可参照前面起居养生的内容，在换季时要注意及时加减衣服，冬天要顾护鼻子（因肺开窍于鼻，鼻子受凉也会感冒）。

二是饮食调理（参照饮食养生中的补气、补阴食品）。用百合、麦冬、党参各 20 克煲心肺汤喝，每个月 1～2 个心肺。秋天燥气盛，容易伤肺，秋天多吃一些清肺养阴食品，对养肺有益，如银耳羹、豆浆、百合、鸭肉、蜂蜜、梨等。

三是悲不过度。有研究表明，哭不宜超过 15 分钟。压抑的心情得到发泄、缓解后就不能再哭，否则对身体反而有害。悲愤过度会消耗肺气，反过来人又容易产生悲情。

所以，肺正气充盛，功能正常，是悲不过度的主要生理基础。

### 五、养肾，使恐不气下

过恐对于人的伤害轻则遗尿、遗精，重则直接伤命。恐对应的脏为肾，因肾为人体"阴阳之根"、"水火之宅"。五脏六腑之阴精，非肾阴而不能滋生；五脏六腑之阳气，非肾阳而不能温养。故肾阴、肾阳为五脏六腑阴阳之根本。

肾阴、肾阳在各脏腑形体官窍功能的正常发挥，以及精、气、血、津液各自的新陈代谢及能量的相互转化过程中，发挥着重要的推动和调节作用。

严重的恐惧导致人暴亡，是因为肾伤导致多个脏器急性衰竭而亡。可见恐惧的危害性有多大。如何来杜绝恐惧伤肾？实际上，养肾、养肝同等重要，前面不是提到了"肝虚则恐，实则怒"吗？

可能有人会问，究竟是肝虚导致恐，还是肾虚导致恐？根据"人有五脏化五气，以生喜怒悲忧恐"的理论，恐属肾志，与肾精有密切的关系。也就是说当人体肾精充足时，人体一般不会产生过度的恐，即使是外界有人恶意地使你恐惧，你也一般不容易受伤害（当然是有限度的）。

从这层意思来看，肾虚更容易产生恐。但肝与肾在五行中是母子关系，肾属水，肝属木，水生木，肝虚会累及肾，这就是中医说的"子病犯母"。肝不足，就会导致肾不足，也会产生恐。

所以防恐重在养肾，辅以养肝。养肾重在养肾精，主要应注意以下几方面。

一是养肾谨慎房事。这是养肾的第一要务。在房事养生内容里，已经讨论了许多。这里再次提醒大家，并非危言耸听，房事对人体的伤害不是立马就有反应的。年轻时尽情去享受，及时行乐，到一定年龄后什么病都来了，可能罪魁祸首就是包二奶、包三奶、逛"窑子"。当然，即使你既没有钱财去包二奶，也没有兴趣去逛"窑子"，也可能还是伤于房事过度（就是说婚内的性行为也要有节制）。

二是采用饮食来养肾。这一点可以参照冬季饮食养生的内容。

三是"饮玉浆"养肾。这里所说的"玉浆"，就是人体的唾液。人有五液，即汗、泪、涕、涎、唾，这五液与五脏有对应关系。肝在液为泪，因肝开窍于目，泪为目液。心在液为汗，是因为汗的物质基础是津液，也就是人体正常的水液。而血的物质基础也是津液，汗和血都源于津液，叫"血汗同源"，所以，中医很注重这点，在临床上治病时，出血过多或正在出血的病人是不能随便用发汗药的。比如，生孩子后的产妇，由于出血过多，如果在生产后不久患了感冒，就不能随意用发汗作用较强的感冒药。正在出汗的人，或自汗、盗汗的病人,治疗时要注意顾护血液、津液。而心又有主血的功能,所以,汗属心液。脾在液为涎,因脾开窍于口,涎为口腔分泌物。肺在液为涕,因肺开窍于鼻,涕为鼻腔的分泌物。患感冒时,表现的鼻塞、流鼻涕、打喷嚏,都是因为肺开窍于鼻。肾在液为唾,唾与涎同为口津,也就是说涎水和唾液都是口腔里的津液。一般质地较稀的为涎,质地较稠厚的为唾。肾的经脉上挟舌根通舌下,唾为肾精所化,故肾在液为唾。

拐了三百六十度大弯,回来再说"饮玉浆"。饮玉浆就是吞唾,因为唾为肾液,吞唾反过来有养肾的功能。其方法是:以舌抵上腭,待唾液溢满口腔后,缓缓咽之,以养肾精,增强体质。

四是叩齿养肾。因齿为骨之余,肾藏精,精生髓,髓养骨。叩齿有间接刺激骨骼的作用,对肾有反作用力,跟前面提到的锻炼肌肉有促进脾主运化的功能原理是一样的。这和孩子小时让其训练手指的精细动作以促进大脑的发育,具有同样的作用。

在做任何事情的时候,只要不是正在用嘴,就可以叩齿。某电视台曾经报道过一个老人,由于早期身体不是太健康,后来坚持练叩齿和舞剑数十年,有效地改善了原有的身体状况,到 70 多岁了健康状况非常好,还能跟着建筑施工队打地铺、做预算,并且还在电视上表演用牙齿拉动汽车的节目,以证明其叩齿的效果。

肾在志为恐。当人遇到一般的恐惧事件,不会导致气下,但如果肾虚之人,就很容易因为恐,哪怕是不严重的恐惧事件而引起气下,出现尿频、遗尿甚至遗精等病症。所以,为防止恐伤肾,首先注重武装肾的精气是上上之策,肾精气足是防恐伤肾导致气下的关键。

# 第五节　顺应四时调情志

一年四季阴阳交替,春生、夏长、秋收、冬藏是其自然规律。人类是万物之灵,掌握了自然界这些规律,就可以采取一些必要的养生方式,主动去帮助自己的生理、心理顺应自然,免受伤害。

《黄帝内经》关于四季养生的内容,就是侧重在生理和情志方面。有关生理方面,前面已在生活起居和饮食养生中叙述了。

关于四季的情志养生,《黄帝内经》提出了明确的要求。

### 一、春生——"以使志生"

《黄帝内经》春天调养情志的"大致方针"是"以使志生"。什么意思呢？就是指通过调摄精神保持情志抒发、愉快，以适应春生之气。

怎样调摄精神呢？即"生而勿杀，予而勿夺，赏而勿罚"。就是说保持万物的生机，不要滥行杀伐，多施与，少敛夺，多奖励，少惩罚。

也就是春天的时候不要去杀戮，要保护万物春生的自然特性。我们常常听到有"秋后算账"之说，而没有说"开春算账"。如果一个单位的上司在新年致辞时，就将其下属批了一番，或说了些伤人的话，这一年中当大家想起这件事时，就会心情不爽，是不是就会影响工作呢？所以，聪明的上司在新春伊始，一定是说一些热情洋溢、鼓舞士气的话，让大伙听了喜在耳朵，暖在心窝，他们才会在一年的工作中努力为你的公司创造利润。

在春季，所有人都要多帮助周围的人，如教师对学生应多采用赏识教育，医生应多关心自己的病人，商人应多以诚信为本，父母应多给孩子鼓励，等等。不要去伤害别人，去索取别人的财物。多奉献不索取，多奖励不惩罚，这就是《黄帝内经》春季养生的重要指示精神。

总的原则是春季人要保持精神、情志畅快，像春天的自然特性一样伸展；要有一颗善良的心，以慈悲为怀，对人和事始终保持一份爱心。

但如果平时是气郁体质的人，相对来说肝气不是太舒畅，一到春天，人体会随之出现相应的变化。主要表现为肝气需要条畅（因肝与春相应），而有些人由于机体有隐患存在，肝的这种能力降低了，不但不能应春生，反而容易发怒。这就是我们说的"肝病（肝郁）"容易在春天发作的原理。这种问题该如何来解决呢？

那就要因势利导，利用春天的自然景观和人文景观，去纠正这些偏差。

春天主生，自然界春光明媚，风和日丽，鸟语花香，春意盎然，一派郁郁葱葱的景象。人体肝与之相应，属木，色青。青色之于肝郁者，有较好的解郁作用。

那些心情不畅快的，平时有肝郁气滞的，或体质偏于气郁的，春天之时均可以多到大自然去走一走。有条件者，可和家人一起出去旅游，去和大自然来个亲密接触。没条件或没时间的人，也应每天尽可能抽点时间在小区或城市里的广场、绿化区去踏青问柳，临溪戏水，行歌舞风。

还可以通过家居绿化来调节心情。如在阳台上，盆栽一些吊兰、米兰、栀子、月季、文竹等植物。早晚给它们"喝水"、"洗澡"时，也饱了自己的眼福，何乐而不为呢?

同时,春天是多风季节,是放风筝的大好时光。在踏青出游时放风筝,一线在手,看风筝乘风高升,随风翻飞,实在是一件快事。风筝放飞时,人不停地跑动、牵线、控制,通过手、眼的配合和四肢的活动,可达到疏通经络、调和气血、强身健体的目的,对调节人的心情、保持肝气畅通来说,也是一项极佳的运动。

## 二、夏长——"使志无怒"

《黄帝内经》关于夏季情志养生的总的"指导方针"是"使志无怒"。

所谓"使志无怒",就是情志应保持愉快,切勿发怒。而夏季最容易让人生怒的,是看见像火一样的太阳。

按说春属木,春天的主色调是青色,在春天,青色之于人是十分有益的,人们看见青色就有踏青郊游的冲动,对调节人的心情绝对是有益的。夏天属火,色红。在夏天人们看见红色,也应该有如春天看见青色一样的感觉呀,为什么夏天一般看见红色反而感觉烦躁呢? 这里面就蕴藏了物极必反的道理。夏天阳气几乎盛到了极点,气候炎热,如果再看见火红的颜色,就有如火上浇油,加上身体上的热,人很容易产生心烦气躁的感觉。

夏天的烦躁来源于炎热,而炎热来源于火红的太阳。夏天较其他季节天气炎热,是因为夏天太阳直射在地球表面,热量更为集中,是不可控的一种自然现象。对不可控的炎热带来的心烦气躁,《黄帝内经》给出了解决的办法:"夜卧早起,无厌于日。"晚点睡,早点起,趁太阳还没有出来或已经"下山"了,把事情干完,待骄阳似火的时候,就不要在太阳底下劳动了。不要厌恶白天太长,骄阳似火,因为这是一种不以人们意志为转移的自然现象。

倒是违背了自然规律,就可能发生意外。每年夏天各地时有报道建筑工人、城市清洁工人等因天气炎热而中暑甚至中暑身亡。如果这些劳动者的顶头上司人性化一点,具备一些常识,要求一线工人早晚工作,炎热时休息,就会减少这些事件的发生。

夏季,应保持情志愉快,勿发怒。《黄帝内经》还告诫说:"使华英成秀,使气得泄,若所爱在外。"就是说要使精神之英华适应夏气以成其秀美,使气机宣畅,通泄自如,精神外向,对外界事物有浓厚的兴趣。

再通俗一点,就是夏季要保持心情愉悦,要使精神像含苞待放的花一样秀美,而不恼怒,表现为和颜悦色,使人体阳气疏通而不郁滞,通泄自如,使人的精气神从内透向外,情绪外向,对外界事物表现出浓厚的兴趣。

《类经·摄生类·四》注:"华英,言神气也。"华英成秀,即容色秀丽、神气外现之象。也可理解成当人体心情愉悦时,气血流畅,气血上荣于面,使人面若桃花,美丽动人。

夏季跟春季有所区别。春季是阳气初生,情志以条畅为主,对人对事要怀着一片爱心。夏季既要条畅,也要宣泄。除了有爱心外,还要有一份热心。所以,夏季尽可以多有些想法,多有些野心,对外界事物表现出浓厚的兴趣,并加以实施。这也是借自然阳气以壮胆。可能平时没有勇气实施的事情,到夏季就有了(当然可不是要你干坏事)。

夏季,情侣之间还可以通过适当增加性生活频率来表达爱意,疏通情感,缓解压力,以利人体气血流畅,精神舒缓,宣泄情绪,"使志无怒"。

## 三、秋收——"使志安宁"

《素问·四气调神大论》中指出:"秋三月,此谓容平。"所谓容平,是指自然界万物的形态平定下来,而不再繁盛地生长。也有人解释:"容,就是盛东西的容器。平,丰收之意。收获的果实装满容器,是谓容。"这里的容平就是丰收季节的别称。

也就是在秋季,自然景象因万物成熟而平定收敛。比如,植物的营养就从最末端向其根本聚集,枝叶失去营养就会慢慢凋谢。不像春夏季节从根部向枝叶输送,呈现一派生长的景象,所以称"秋收"。

人体的阳气也顺应自然特点,开始由外长向内收,这也就是为什么秋天人体的皮肤、孔窍都表现为干燥的由来。

由于秋天万物凋零,西风阵阵,具有肃杀之气,自然界呈现一派萧条的景象,人很容易产生"悲秋"的情感。若原来有精神类疾病,往往会在此时发作,即使正常人也容易心情抑郁。

现代医学研究证明,人体大脑里的松果体会分泌一种"褪黑激素",这种激素能诱人入睡,还可使人消沉忧郁,而阳光能使褪黑激素减少分泌。

秋凉以后,常常是阴沉沉的天气,阳光少而且弱,松果体分泌的褪黑激素相对增多。

此外,褪黑激素还有调节人体内其他激素,如甲状腺素、肾上腺素的作用,从而使甲状腺素、肾上腺素受到抑制,生理浓度相对降低。而甲状腺素和肾上腺素等又是唤起细胞工作的激素,如果它们相对减少,就会使细胞"瘫痪懒散",人们也因此而情绪低沉,多愁善感。所以,古时候有"秋风秋雨愁煞人"之说。

因此,秋天情志养生较之其他季节更重要。那么,在这易惹愁绪的季节里,该如何调整自己的情志呢?《黄帝内经》根据"天人相应"的理论,明确指出了秋天调神的"重要方针",即"使志安宁"。

"使志安宁",就是保持神志安宁。保持神志安宁的目的在于"以缓秋形",减缓秋季肃杀之气对人体的影响。

那么,怎样才能"使志安宁,以缓秋形"?《黄帝内经》告诫说:"夜卧早起,与鸡俱兴。"就是人应该早睡早起,和鸡的活动时间相仿。秋季阳气渐收,人早点睡觉,以顺应自然的阳气收敛。早上阳气生,人早起,与阳同生,并且要多晒太阳,以缓解"悲秋"的情绪。

关于缓解"悲秋",《黄帝内经》还告诫说:"收敛神气,使秋气平,无外其志。"就是说要收敛神气,以适应秋季容平的特征,不使神思外驰。

人们在夏天时有太多的梦想,太多的欲望,太多的兴趣、爱好,在秋天就要开始收敛了。在秋天要少一些欲望,少一些兴趣,多一些淡泊,多一些宁静,以平淡之心对待各种名利得失,要使精神内守,不急不躁,使秋天肃杀之气得以和平,不使意志外驰,保持内外皆宁静的状态。在秋高气爽、阳光灿烂的时候,或赏菊,或登高而歌,就能让心情收获喜悦,达到养生的目的。

有精神类疾病的人,容易在秋天发作。因为精神类疾病(尤其是抑郁症),多有肝郁气滞或肝阴血不足的病机存在,肝在五行属木。秋天气候凉燥,万物凋零,与金的肃杀之性相类似,所以归于金的范畴。金克木,肝本来就有问题,遇到旺盛的金秋,克木过盛,就会诱发原来的疾病。

所以,有抑郁症一类疾病的人,需要提前进行针对性预防,如吃些疏肝解郁、养肝的食物(见有关养肝的内容)、药物。病者家属也要多关心他们。协助他们培养一些如琴棋书画类的爱好,来度过"多事之秋"。

## 四、冬藏——"使志若伏若匿"

"冬藏",冬季草木凋谢,种子埋藏在冰雪之下,动物冬眠,地面的一切生机都看不到了,这就是"藏"的具体表现。比如说一棵树,从秋季开始,其营养就会慢慢从叶到枝再到根部,到了冬季就完全进入根部了,贮藏在根部。而表面看到的就是光秃的枝干,一点生机都没有。

人体也要顺应自然界的特点,将阳气潜藏。《黄帝内经·素问·六节脏象论》说:"肾者主蛰,封藏之本,精之处也。"就是指肾主蛰伏,是封藏精气的根本,为精所居之处。

自然界冬季万物潜藏,肾主封藏,与自然界冬季类似。冬气通于肾,冬季养生，就是通过各种养生方式养藏，使人体阳气潜藏，顾护肾主封藏的特点。

《黄帝内经·素问·四气调神大论》提出冬季养藏的总方针是"无扰乎阳"。可以通过各种养生途径，如生活起居养生中的穿衣、睡觉、性行为，饮食养生中的补肾温阳食品等，来达到"无扰乎阳"的目的。

在这里主要探讨如何通过情志养生来达到"无扰乎阳"。《黄帝内经·素问·四气调神大论》的指导方针是"使志若伏若匿，若有私意，若已有得"。就是说要使神志藏于内，安静自若，好像有个人的隐秘，严守而不外泄，又像得到了渴望得到的东西，把它密藏起来一样。这句话实际上是冬天调节人体情志的具体方法，意思是说，人们在冬季要保持精神安宁，要想办法控制自己的情绪，最好做到含而不露，好像把自己的隐私藏匿起来，不外现，又好像得到了至宝一样那样满足。

前面我们提到夏天要多有些想法、欲望等。随着秋冬季节的到来，人体就要适应自然环境，减少思虑，减少各种梦想和欲望。但是这在如今的社会能做得到吗？很多人可能就觉得，冬天不如夏天出门方便，有些外联的事情多在夏天完成，把一些文字方面的工作多留在冬天晚上熬夜完成。

而《黄帝内经》要求冬季"早卧晚起"，减少体力、脑力劳动，顾护阳气。怎么能既满足工作的需要，又不伤害身体呢？

首先，还是应有个观念上的修正，不要把所有的事情寄托在秋冬季节来完成。秋冬季节，尤其是冬季，要尽可能地休息好，达到静养的目的。至少是不要劳累过度，较其他季节要适当增加休息时间，以使心静。大家都有体会，一旦思考的问题太多，不可能达到心静。

其次，是有意调节自己的精神情志。这种调节的能力，只要是正常人都具备。如何调节呢？把自己的"神"藏于内，不是简单地控制自己的欲望，不显在外，而是真正降低自己的欲望。欲望一旦降低，自然就在外也不显露了。

冬季"使志若伏若匿，若有私意，若已有得"的精神调养方法，与夏季里"使华英成秀，使气得泄，若所爱在外"的精神调养方法相比，截然不同。夏季通过体育锻炼，通过情感表露，通过适当增加性行为次数等方式来宣泄情感，"使志无怒"。冬季刚好相反，要适当减少运动，不轻易表露自己的情感，减少性行为次数，以藏匿人体的阳气。

较之春夏，人体在秋冬更应该加强自身的修为，内炼心志，更看淡名利得失，要使自己"神藏于内"。这是因为修炼的结果，而不是有意压抑的结果。

这种修炼心志使之内藏的功力，对处于激烈竞争社会的现代人来说，是非常重要的。适度的动机，对人可起到励志的作用，过度的动机，即欲望太多太高，与自己的能力无法匹配，只会适得其反，甚至让人发疯。所以，少私寡欲，保持心灵深处的宁静，也应是冬天养藏之首务。

# 第六节　调理性情之则

养性，即是调养人的个性、禀性，也就是指精神情志调养与道德的修养。从唯物主义的观点来看，人的精神情志是建立在生理的（物质的）基础之上的，也就是我们前面讨论的"人以五脏化五气，以生喜怒悲忧恐"。

人体生理功能正常，为情志活动的产生奠定了一个坚实的基础，但并不等于身体健康了，心理就一定健康。我们也常常看到有些人身体很健康，可就是心理不健康。

所以，人类很多的精神意识、思维活动是后天学习获得的。同样身体状况的人，他们对外界的反应可能完全不一样，除了先天因素和身体状况外，在很大程度上可能取决于他们成长背景和教育背景不一样。

因此，为保证个人不受精神因素困扰，也不因为个体精神不正常而给其他人带来伤害，每个人都应该了解并学习一些"养性"的知识。这里以《黄帝内经》为依据，和大家一起来聊聊怎样保持一个良好心态。

## 一、"志闲而少欲，心安而不惧"

这句话来源于《素问·上古天真论》，说的是上古时代（远古时代，即人类生活的早期时代）的人，思想清闲而很少欲望，心境安定而没有恐惧。远古时期的人，少有欲望，心静无恐惧，这只是他们保持身心健康的一个很细微的内容。

但即使是这个细微的内容，要如今的人能做到，比上天还难。为什么？你想想看，如今的环境和远古时代有多大差异？

远古时期，社会发展缓慢，物质贫乏，信息、交通都处于原始状态，你有欲望也白有。大多数人的生活状态相似性比较大，即使方圆几十里有个成功人士，大家也不认识，也没听说。没有外界的刺激，人也就没什么感觉了。

现在资讯发达，是真真切切的"秀才不出门，能知天下事"。即使是蠢材，不出门也能知天下事。现在人活得累，为什么累？随便叫上一个人可以给你数落至少十个累的理由，诸如不堪重负的婚姻，越来越贵的房价，不稳定的工作，不如意的上下级关系，微薄的收入，不安全的食品、药品，等等。还有一个是很多人身不由己找到的累——"人比人,气死人"。

我们曾在学生中做过随机调查,问题是:"如果是你的同学考上了一本的学校,你只考上了二本;你的邻居家盖起了三层楼房,你家还是原来的平房;别人拿的奖学金比自己多;别人参加的社会活动比自己多……对这些问题你们是否在意,或不开心?"几乎绝大多数同学的回答是肯定的。

所以,想要现在的人和远古时代的人一样,少有欲望,心静没有想法,是极不现实的。

因为现在的社会早已不是过去的社会,而是一个极具竞争性的社会,你要生存得有价值,就会有压力。因此,现代人有欲望,有适度的"忧患"意识,是很正常的事情,尤其是年轻人,这样才能有动力,才能不断成长和进步。

但不能因为盲目攀比,就不正视现实,不考虑人与人之间的差异,而一味地向上看,给自己定一些远远超出自己实际能力和水平的目标。最后,很可能不但没有实现这些目标,反而弄得"出师未捷身先死,长使英雄泪满襟"。

曾经有个案例,说的是两个面临高考的高三学生,一个成绩好一点,给自己定了一个很高的目标,非名校不上;一个成绩差一些,给自己定了一个比较适合自己的目标,只要有大学上就可以。结果两个人考了同样级别的学校,都是二本。到校后目标低的那个学生,就很高兴,觉得这学校比自己原来预期的要好,心态就非常好,看见老师和同学都觉得亲切,成绩自然就好。而那个目标高的同学,就很不开心,因为他就觉得自己是上名校的料,沦落到二本,实在不是自己的初衷,上课也没办法集中注意力,对老师、同学也很难有兴趣。最后成绩一塌糊涂,身体健康也受得威胁。

这就是一个活生生的动机与实际水平不匹配的例子。很多学生家长,看着邻居、看着同学的孩子成绩好,也希望自己的孩子能跟别人的孩子一样好,总抱怨孩子说:"你看某某成绩那么好,你怎么就这么笨呢?"有的家长抱怨自己的孩子没有别人的孩子成绩好,有的家长抱怨自己的孩子没有找到体面的工作,还有的家长责怪自己的孩子没有找到比自己有钱的亲家,等等。

这些都是大家经常听到或碰到的事情,大多数家长都认为是为了孩子将来能幸福。但有多少家长去分析了别人孩子成绩好,或工作好,或找的爱人好的真正原因。

这些家长盲目攀比的教养方式,误导了孩子,导致孩子也不十分清楚自己究竟有几斤几两,一味追求高标准的生活。自己的能力达不到,怎么办?只好去偷去抢,去杀人去放火。

曾经有个21岁的抢劫杀人犯,在庭审时法官要求他说说他的人生经历。

他就认为,他成为杀人犯的元凶是他父亲。他父亲从小就教育他,要做有钱人,无论采取什么手段,弄到钱就是英雄。

那么,在如今竞争十分激烈的社会,该怎样来制定自己的人生目标,使自己既不被时代淘汰,又不至于动机太强,影响了身心健康?

首先是要提高认识。你走在大街上,看到过两人一模一样吗?有的人可能会说看到过,还看到过三个人一模一样呢。那你看到的一定是双胞胎或三胞胎。

除了这种情况,所有人在外表上就不一样。至于器官结构、生理功能、代谢水平、心理特点等,虽然大体上是一样的,其实差异很大。这些都是遗传基因不同,人与人的差异还有生活背景不同,教养方式不同,接触的老师、同学、同事不同,等等。仅仅父母的教育背景,就会对孩子有很大的影响。

所以,一句话,人是有差异的,不可能全球的人都有同样的动机,都达到同一目标。有一句话叫作"只有想不到的,没有做不到的",这句话拿来激励一下年轻人,让他们努力奋斗,没有什么错。但对那些性格有缺陷、有点偏执的人来说,纯属误导。有的人就妄想别人能做得到的,我也一定能做到。柏杨先生曾说过,皇帝多好呀,想怎么样就怎么样,谁都想当皇帝,能做得到吗?

其次,是根据自己的实际能力和水平,制定一个需要努力才能实现的目标。不是随随便便能成功,但也不至于拼死也完成不了。这样,即使完成不了,也不会把命玩完。

有个家长给上三年级的孩子布置家庭作业,布置五道题,三道稍微简单一些,让孩子努力一下能做。其余两道非常难,怎么努力都很难做出来。为什么这样布置呢?家长解释是让孩子对自己有信心,五道题做对了 3/5;又要使孩子不自满,知道还有努力的余地,所以有 2/5 的题让他不会做。可见这位家长用心良苦。

给自己制定一个合理的目标,做匀速运动很重要。有的人长年累月战斗在歌厅、舞厅、麻将桌上,突然有一天发现自己已经远远地掉在了别人后面了,怎么办?努力拼搏,想一口吃成一个胖子,结果一口还没吃完,给"噎死"了。

再次,从健康的角度看问题,有点阿 Q 精神也无妨。既然世界上没有完全相同的人,没有完全相同的人生和结果,这是很正常的事情,那么又何必要跟别人一样呢?

萝卜白菜各有所爱,这才是真正的人性。学会纵向看问题,减少不必要的烦恼和不切实际的欲望,干好自己当下的工作就好。

## 二、"无思想之患，无嗔恚之心"

《素问·上古天真论》云："圣人者，处天地之和，从八风之理。适嗜欲于世俗之间，无嗔恚之心。行不欲离于世，举不欲观于俗。外不劳形于事，内无思想之患。以恬愉为务，以自得为功。形体不敝，精神不散，亦可以百数。"

就是说称为圣人的人，能安处于自然环境之中，顺应气候变化规律，使自己的嗜欲同世俗社会相适应，没有恼怒悔恨之情。其行为既不脱离世俗，但也不仿效世俗，在外不因为劳累而伤害形体，在内没有任何思想负担，以安静、愉快、易于满足为目的，所以他们形体不易衰老，精神不易耗散，也可以活到百岁。

"无思想之患，无嗔恚之心"，就是内心不要有思想负担，也不要有恼怒悔恨之情。

也许有人会说，房贷压得你都喘不过气来了，孩子的学费也没有着落，你还能没有思想负担？

遇到醉酒驾车，一次撞死五、六个人；听到行走在斑马线上的行人，又被飙车者撞飞；在明码标价的超市、商场，又买到假货了；吃奶粉吃出了结石，等等，你能无愤怒之情？

只要不是圣贤，咱普通老百姓，面对这些问题，很难没有想法或抱怨，甚至是愤怒，都有要去找这些不法分子算账的冲动。

但只要仔细想想，从古到今，从国外到国内，每个时期都有每个时期的矛盾，每个国家也都有每个国家的问题。

看看过去皇宫里那些事，哪件大事小事，不是尔虞我诈，鲜血淋漓？多少位高权重、忠于职守的内阁大臣、文官武将，最后都免不了死于非命，甚至灭九族，死了也让你的灵魂不安宁，如岳飞、于谦、张居正等。那老百姓的生死就更不用说了，民不聊生的状况到处可见。

被人们视如天堂的美国，也有不少的社会问题，如贫富差别问题、失业问题。当你走在美国的大街上，也会看到有流落街头的乞丐，无家可归的流浪汉。

也就是说，有人的地方，就会有不公平存在，有矛盾存在。大多数人有想法，也是正常的。我们看问题，无论是从国家还是从个人的角度，都应该全面地去看问题，看问题的主流和大局。

可能没有人会不认可中国改革开放以来的丰硕成果，以及家庭与个人生活水平的快速提高。

个人有经济压力和工作压力，甚至有烦恼、有愤怒，都是正常现象。但我们一定要注意，要正视现实，想办法去解决问题，不要让这些问题成了生活的主流。每天都有烦不完的事，每天都有生不完的气，那就会对身体造成极大的隐患。或许你现在没有问题，若干年以后，突然得了大病，这病可能就来源于你曾经有很长一段时间精神压抑，情绪不佳。

所以，压力也好，愤怒也罢，只能是暂时的。从生理和心理的角度来说，短暂的发泄和适度压力对人体是有益的。因为我们人体是一个活的机体，只有不断受到适宜的刺激，才能提高生理和心理的应激能力和水平。

美国心理学家对数百名大公司经理进行调查的结果显示，处于适度紧张的经理先生们，其生病和患病几率比工作轻松的同事少得多。

另外，还有研究资料显示，日本平均寿命曾为全世界最高（由1992年的79岁增至1995年的81岁），而日本人的生活节奏和工作效率比其他国家的人更紧张。

话又说回来，抱怨又有什么用？既解决不了实际问题，又对身体有伤害。还不如拿抱怨的这点时间和精力去充实一下自己，为更好地工作打基础。

既然有"思想之患"，既不利人，也不利己，何不去掉这些无用的"思想之患"？《黄帝内经》告诫我们："内无思想之患，以恬愉为务，以自得为功。"保持一份安静、平衡、愉悦的心态，减少自己的欲望，容易满足需求，这样自然会减少思想负担。

具体来说，首先，是及时清除记忆库里的"垃圾信息"。这里所说的"垃圾信息"，就是看到、听到的让你产生负面情感的信息。

人体的记忆库主要在大脑，从中医的角度说也与心有关，因心主神志。当你遇到烦心之事时，或正在痛苦时，心前区会感觉闷胀，甚至疼痛。所以，老百姓有句经常劝人的口头语："你不要把这些事放在心上。"什么事呢？就是让你不开心之事，让你痛苦之事，让你想起它欲罢不能的事……

这个记忆库就好比盛东西的仓库，无用的东西装多了，有用的东西就会装不进去。当你的记忆库里贮存了太多的让你痛苦的"垃圾信息"，这些信息会时时刺激你，让你情绪不佳。

因此，及时清除记忆库里的"垃圾信息"，让良性信息进入记忆库，是保持心静如水的第一要务。

其次，是有意拒绝敏感信息。有的孩子因沉迷于玩游戏，荒废了学业，荒废了工作，荒废了婚姻，一旦醒悟时就会对"游戏"二字十分敏感，看到、听到这二字就会有痛不欲生的感觉。因为他的青春早已逝去，没办法再能追回。

孩子的父母也会痛恨这二字,他们总会认为是游戏害了自己的孩子。

对于这类敏感的信息,听到了,看到了,要只当没有一样,暗示自己"一切都过去了",用时间去淡化这些敏感信息,保持平衡的心态。

再其次,学会从不同的角度看问题。前面我们已经提到了,大多数人的痛苦来源于盲目的攀比。看到别人比自己钱多,不开心,不平衡,认为自己付出的并不比别人少。看到别人的老婆比自己的老婆年轻漂亮,也不乐意:"凭什么?我的职位不比他低,我的钱不比他挣得少,我的学问也不比他差……"比来比去,弄得不开心的理由有一百个,一千个。越比越不开心,越比越痛苦。

有的人甚至连兄弟姐妹比自己好都嫉妒,有点不可理喻。其实,你换个角度考虑一下,你身边的人都富有了,国家肯定就富强了。国家富强了,投入基础建设和公共福利的钱肯定会增多,对谁都有利。

我们国家长三角、珠三角是经济较发达的地方,看看这些地方的环境、社会福利,再看看相对落后地区的状况,就会感觉还是大家都富有好。不从大局考虑,只从个人的角度考虑,全国人民都富有了,兄弟姐妹都富有了,对你有何不利?

看看下面这几个感谢,你会发现,原来还可以这样看问题。

"感谢伤害你的人,因为他磨炼了你的心志!感谢绊倒你的人,因为他强化了你的双腿!感谢欺骗你的人,因为他增进了你的智慧!感谢藐视你的人,因为他觉醒了你的自尊!感谢遗弃你的人,因为他教会了你该独立!"看来所有的事都有其两面性,或多面性。

如果能做到以上几点,基本就能够做到《黄帝内经》说的"无思想之患,无嗔恚之心"。

### 三、"美其食,任其服,乐其俗"

这句话来源于《黄帝内经》,《素问·上古天真论》言:"夫上古圣人之教下也,皆谓之虚邪贼风,避之有时,恬淡虚无,真气从之,精神内守,病安从来?是以志闲而少欲,心安而不惧,形劳而不倦,气从以顺,各从其欲,皆得所愿。故美其食,任其服,乐其俗,高下不相慕,其民故曰朴。"

翻译过来就是说:上古时代精通养生之道的人教导人们,人们都照那样去做。对于四时不正之气,都能及时防避,思想清闲而无杂念,保持真气调和顺畅,精神守持于内,疾病从哪里发生呢?因此,他们都能做到思想清闲而很少欲望,心境安定而没有恐惧,形体劳动而不使疲倦,真气因之而调和,各人都能随其所欲,得其所愿,所以他们无论吃什么食物都觉得味道甘美,随便穿什么衣服都感到舒适,不管生活在怎样的风俗习惯之中都觉得快乐,无论地位高低都不互相倾慕,这样的人才称得上质朴。

称得上质朴的人才能保持心静如水,有自己固有的思想和观念,不容易被花花绿绿的世界所左右。

(一)"美其食"——从心里认同自己所食的食物是美味佳肴

有关饮食养生我们在前面提到了很多,比如该吃什么,吃多少,怎样将四性五味的食品搭配来吃,以及根据人自身的年龄、性别、体质等因素来搭配饮食,根据季节气候特点来选择饮食。还有如何饮水、饮酒等,都有较详细的论述。

其目的有以下几点。一是让大家更新一个观念,饮食是人生来就有的最低的生理需求,但如何科学、合理地饮食,也是需要学习的。

二是使大家了解一些饮食中的最基本的知识,如四性五味,以及根据自己的体质特点如何选择四性五味的食品,进行搭配。

三是了解每天吃的食物性味特点、成分含量及主要功效,及如何选用。

如果我们预期的饮食养生的目的都能达到,是不是就万无一失了呢?还可不可能因饮食的问题而致病呢?

"杯弓蛇影"是大家十分熟悉的一个典故,这个典故说的是某甲到某乙家里去做客,喝了一杯酒杯中有蛇的酒,回去就一病不起,身体每况愈下,多方医治无效。过了一段时间,某乙刚好有事到某甲那里去,知道某甲病的缘故是当时碍于面子,勉强喝了他家杯中有蛇的酒。某乙听后,沉思良久,才悟出原来客人杯中的蛇,是他家墙壁上挂的弓,经太阳照后反射在杯中的弓影。某乙再次将某甲请到家中,安排他坐在原来喝酒的地方,倒上一杯酒,请某甲看看酒杯里是否有蛇,某甲确定,酒杯里也有蛇。某乙拿掉墙上的弓,蛇即没有了。这就是"杯弓蛇影"的由来。明白真相后,某甲疑虑消失,沉疴顿愈。

这个典故说明,如果在吃饭时,一不小心"生出"一些精神因素来,就会顷刻间得病,并且还会"病入膏肓"。

这里我们把"美其食"作为情志养生的一个小内容,就是想说,如果在饮食时心态没有调理好,也会因此滋生一些疾病。

在了解了饮食的一些知识后,我们便要有这样的意识:只要是没有违背饮食的一般规律,没有严重偏食,就应该在心理认同自己的饮食是最有营养、最符合自己体质特点的饮食,味道是最美的。

在外面就餐,选择好了卫生条件符合要求的餐厅,就不要因今天看这菜颜色不太好,口味不太好,总是怀疑是否吃了地沟油,是否厨师是用抹布洗了锅。如果有这种心态的人，就不要经常到外面去就餐，最好是在家吃。你在外面吃饭的次数总是有限的，既然已经在外面吃了，也就要认同自己选择的餐厅，让自己吃饱、吃好的同时，心里也高兴。

另外，不要刻意追求山珍海味、品牌食品。吃东西，活命是第一目的，饮食符合健康要求就好。其次是感官的享受，视觉、味觉的享受。最后是心理的享受。如果总是挑剔，什么都享受不了，还会徒增一些不必要的烦恼，弄得饭没有吃好，还心情不太畅快。

很多人都有切身体会，吃饭时如果心情不好，就会有明显的胃部不适，如胃部饱胀或隐痛等。

前面我们已经讲过了肝与脾胃的关系，心情不愉悦时，很容易导致肝疏泄功能失调，就不能帮助脾胃消化，最容易导致消化不良。时间久了，就会引起胃炎、胃溃疡之类的疾病。

现在年轻人压力大，患胃病的概率很高，与吃饭时不能专心致志地吃有关系。很多人边吃边工作，打电话，发短信，看 Email 等。更有甚者，领导也见缝插针来谈工作，有时候还加点批评，你的胃不病才怪呢。

因此，美其食，不仅要认可你吃的是"美食"，更要全神贯注地享受美食，不要掺杂了太多的情绪因素，尤其是负性情绪。

在此也提醒父母，不要在孩子吃饭时来数落孩子的不是。如果你总觉得找不到机会来教训孩子，经常在吃饭时来跟孩子谈一些不愉快的事情，你的孩子迟早会患上胃病。

（二）"任其服"——在心里认同自己选择服装的能力

所谓"任其服"，大意是指随便穿什么衣服都感到舒适，实际上还是一个穿衣时的心态问题。有的人由于自信心不足，总是不认可自己，这在穿衣上也能表现出来。

如果对周围的同事、朋友或与你擦肩而过的陌生人留意一下，你会不难发现，在穿衣上，真的还有不少问题。

比如，有的人看到别人买了一件十分新潮的衣服，穿在身上很漂亮，自己也跟着去赶时髦，结果穿在自己身上并不好看，就非常沮丧，影响情绪，甚至弄得食不香寝不安。有的人非名牌不穿，但一不小心买到了假货，也会愤怒、烦躁，甚至与商家产生一些纠纷或官司。还有的是看上一件自己十分喜爱的服装，由于价格太贵，没能买，最后买了件款式相似的。事后因为没钱买自己心仪的服装，生出很多其他的烦恼，认为自己单位不理想，待遇不高，或认为自己能力不够赚钱少，还可能迁怒于自己的家人，等等。

穿衣中林林总总的情况举不胜举，只要衣服没有质量问题，不直接导致人体生病，其他颜色问题、样式问题、价格问题、是否时髦问题、品牌问题等等，都不是问题。起码不要因为这些，影响了人的情绪、睡眠、食欲，最终影响了健康。

就现代人来说，随便买件衣服穿在身上，要求自己在心里认同这件衣服就是最好的，感觉是最舒适的，几乎不可能。所以，现代人除了对衣服的一般直觉外，还要比较系统地了解一些有关服饰的基本常识。比如，根据自己的经济状况了解各种层次的品牌，服装面料的特点，自己的体形类型以及与之相匹配的款式，职业与服装的关系，肤色与服装颜色的匹配，等等。

比如，最基本的常识是，体形太胖的不宜穿横条纹的，或浅色尤其是白色服装，也不宜穿太有款有型的服装。体形太瘦的，不要穿深颜色，特别是黑色或直条纹的服装，最好不要穿十分紧身或过于宽大的服装。职业女性，如果没有工作服，在工作时穿得庄重一些，可能比穿得过于随意要好，如教师上课时不宜穿袒胸露背的服装。

再比如，运动鞋不宜配西装。服装颜色搭配不能过于复杂，一般不要超过三种以上。肤色白的人穿什么颜色都没有太大的关系，如果肤色偏黑或偏黄，对服装的颜色要求都比较高。像肤色比较黑的，最好不要穿颜色太暗或太浅的衣服，如白色或黑色；肤色偏黄的，最好不要穿带黄的或绿的颜色，偏红色或粉色比较适宜。

有了一些基本的服饰知识，再结合自己的喜好，一旦服装选好了，穿上了身，就得遵从古人的劝诫"任其服"。就要主观感觉它是舒适的，是美的，是最适宜自己的。

实际上我们每个人包括孩子去买衣服时，都有一个精心挑选的过程。既然自己精心挑选了，就要认同自己的能力，不能马上否定了自己。

所以《黄帝内经》说的"任其服"三个字，可是穿衣之大道。如果大家在穿衣上都能做到这一点，不就减少了很多由穿衣带来的不必要的烦恼，以及一些情绪方面的困扰？

衣服的原始功能是遮羞和保暖，现在除了它的原始功能外，人们更重视其对人体的美化作用。由于人们过于强调了衣服的修饰作用，由服饰美导致的健康问题也不在少数。如寒冷的季节穿露脐服装或过于单薄的衣服，引起的腹痛腰痛、女性痛经等；或夏天为了美观，穿透气性不佳的服装，导致暑湿为患等。

总之，"任其服"就是在符合一般穿衣规律、不影响健康的前提下，要感觉你的服装穿着是舒适的，是美的，是最合适自己的。不要因穿衣带来情绪困扰，最后影响到身心健康。

（三）"乐其俗"——从心底认为自己生活的地方是最好的

最近几年来，不同的科研机构和媒体，对中国城市或城乡居民做了关于幸福感的调查。

如中欧国际工商学院所做的"2005年中国城市及生活幸福度调查"，调查城市包括重庆、上海、北京、成都、天津、广州、西安、沈阳、杭州、南京等。

调查结果显示：十大城市总幸福度排行榜上，月平均收入是杭州、成都、上海位列前三。报告同时指出，杭州、成都和上海人最愿留在自己的城市生活。其中，上海人最希望子女留在上海。而沈阳、天津、西安的人最不愿留在自己所在的城市生活。

杭州是在各项幸福指标中获得冠军最多的城市，在总幸福度、环境、文明程度、交通方面均列第一。虽然杭州的市民最感到幸福，但人们最希望迁入的城市却是上海（北京其次，但明显落后于上海）。上海其他各项指标均处于比较领先的地位，特别是在赚钱机会、便利程度、娱乐生活这些方面名列十城市之首。北京除了赚钱机会较多（第三名）以外，其他排名均靠后，在环境和交通方面更是在十个城市中列倒数第一。

再如，江苏卫视与零点研究咨询集团等13家机构发布了历时三个多月调查的《2009幸福指数调查报告》。

在调查中，多数受访者认为城市尤其是一线城市的生活更幸福。不同的是，农村居民更羡慕大城市的生活，城市居民则认为中等城市的生活更幸福。

调查结果还显示，南方环境较有优势，经济比较发达，幸福本感相应较高，但令人意外的是，南方人没有从宜人的气候和发达的经济中体会到更多的幸福，北方人却能在严酷的气候和稍欠优越的生活中自得其乐。其中，华北地区幸福感最强。

另外，全国妇联在2009年初发布第4次中国城市女性生活状况调查结果。在本次调查中，65％的被访者认为目前的生活状况是"幸福"的。杭州和青岛的被访者幸福感最强，高出十城市的平均分7分左右。哈尔滨市被访者幸福感总分为66.7分，排在第三，高出平均分近5分。给调查单位最深印象的是，哈尔滨女性回答"幸福"的频数为69次，在被调查城市中较为突出。以下被访者幸福感排序依次为：深圳、广州、上海、长沙、北京、兰州、郑州。

从以上不同机构对中国城市或城乡居民做的关于幸福感调查的资料来看，幸福感最强的城市并不是绝对固定的。从这些资料来看，有社会治安环境、自然环境、人文环境、经济环境都较令人满意的杭州、上海等,也有自然气候、经济环境相对欠缺的华北地区、东北地区城市。这些都是省会或直辖市,相对中小城市和农村,自然环境和经济环境、文明程度、各种信息等都要好得多。虽然因为存在某些差异,可能调查的角度不同,无法分出伯仲来。

良好的社会治安环境、自然环境、人文环境、经济环境,以及便利的交通、适宜的房价等,都是人们迫切期望的生活居住条件。

从孟母三迁的故事就可以得知,良好的居住环境对于人们自身及子孙后代的作用有多大。

但外界环境不是绝对的或唯一的。中欧访问教授、芝加哥商学院教授奚恺元在对中国十大城市幸福度进行调查后解释说:经济基础和幸福度并不成正比。高收入人群的确比低收入人群要幸福,但随着收入增加,它们之间的关系则渐渐减弱。而相对收入(个人与同龄人之间的收入差距)和生活幸福度之间仍存在显著关系,比绝对收入更影响人们的幸福感。此外,诸如生活节奏、便利程度等没有引起人们足够重视的"软性"因素与幸福有着非常密切的关系。

所以,最后影响幸福的因素,还是少不了互相攀比。这也可能是导致人们无论条件怎样改善都缺少幸福感的最关键因素。从国家的繁荣昌盛,从个人的事业发展的角度看,物质财富是一种好的元素,但从健康、快乐的角度来讲,这是一个致命的东西。

人活着既要"有头有脸",也要有健康快乐,有亲情有爱情,才不枉来人世间一趟。每个人的能力、精力都是十分有限的,当你"无头无脸"时,起码还要有个好心态、有个健康的身体吧。

我们个人无力改变环境,能改变的唯有自己的行为习惯,同时也应争取为创造一个好环境添砖加瓦。

还要善于调整自己的心态,外面的世界很好,很精彩,但也会有无奈。自己的村庄虽然没有大城市经济发达,繁花似锦,但空气新鲜,风景如画,亲情浓浓。

当我们还没有能力离开自己认为是一个相对不如意的居住环境时,现在居住、生活的地方,就是最好的,是最适宜自己居住的,这里的环境是最美丽的,人是最善良的,是"美丽的地方,我的家"。同时,我们每个人都可为自己居住的地方环境变得更好出一份力。

# 第五讲　运动锻炼与健康

今天在某报刊上看到一篇科普文章说"生命在于静养",明天又有专家撰文说"生命在于运动";今天有人在报纸上刊登"有人练静气功出偏,成了精神病",明天在网络上又看到一则消息说"某某在健身中猝死"。

对于普通大众来说,可能有时候的确无所适从,不知道是静养好,还是运动好。其实静养没有错,运动更是有理。

为什么这样说呢?因为静养和运动都只是相对的概念,并不是绝对的。静养不是指绝对的静止不动,即使有时候是绝对的静止不动,一定是处于一个非常时期,比如说正在患重病或严重的外伤,需要一段时间来静养。除此之外,仍然是要有适宜的运动。

运动也并非绝对的剧烈运动,倒是经常处于剧烈运动的人,会影响健康长寿。据报道,国外一家保险公司曾对 5000 名运动员做过健康监测,结果表明,不少运动员 50 岁左右就患了心脏病,多数人的寿命不及普通人,其根本原因就在于运动剧烈且过度。

从已有的科研成果和事实来看,无论是人类还是动物世界都有动、静两方面长寿的事例。那些终生很少做剧烈运动的人,如文学家、书法家和科学家等,活到八九十岁者却不乏其人。自古以来,和尚、道士大多健康长寿,这与他们经常坐禅入静不无关系。但他们又有很规律的运动锻炼时间、练功时间。所以,他们能长寿是静养与运动相结合的结果。

动物世界里,不同的动物其活动习性不同,动静也是有差异的。如大象在野外生活,可活 120 年,而关在动物园中的大象,则活不到 80 年;野兔可活 15 年,而家兔只活 4 至 5 年。

被视为长寿象征的龟与鹤,也是从不做剧烈运动的,它们都是不爱动的动物,但并不是绝对不动。

从中医的角度来分析,静养重在养心,运动重在养形,即"心神以静为宜,躯体以动为佳"。中国传统的武术——太极拳,就是最好地演绎了养心、养形的一种受大众普遍欢迎的运动。

2009 年 3 月 10 日,《红山晚报》刊登一篇题为"老年人体育锻炼方式悄然嬗变"的文章,文章中谈到,一位 62 岁的退休阿姨告诉记者:"原来学习太极拳没有什么目的,也是看人家学自己也学,可是真正学会了这些招式拳法,才发现中国传统武术文化的博大精深,每次打完拳都感觉到一股热气从脚底向上传送,气定神宁,不但脚步轻松了很多,心情也放松了不少。"

"动"、"静"都是相对的概念,动中有静,静中有动。动不能过度,静亦不能离谱,都得因时因人制宜,不能一刀切,否则就会生出一些"偏差"来。

# 第一节　合理运动

## 一、流水不腐

《吕氏春秋》言:"流水不腐,户枢不蠹,动也。形不动则精不流,精不流则气郁。"有谁看见流动的水会变质变臭,活动的户轴会被虫蛀?没有。什么道理呢?就是动的结果。

人体也和自然界事物相似,人体不活动,就会影响精的流动,精流动有障碍,就会影响气的运行,导致气郁。这是因为精气之间相互联系,相互为用,而精气又是脏腑做功所化生的,人体运动才能促进脏腑的功能活动。亦即现代医学所强调的,人不活动就会新陈代谢减弱,血液循环减慢,肌肉松弛,胃肠蠕动与吸收减弱,呼吸变浅。

三天不活动的人,其力量将下降 5%;长期不活动,各组织器官将发生退行性变和机能衰退,以至危及生命。

缺乏体力活动,组织器官会衰退,工作能力会下降,抗病能力会减弱,身体会出现多种症状。国外有人做过试验,身体健康的青年人在床上静卧 20 天后,心脏功能下降 70%,血压也降到危险程度,肌力极度衰退,好像生了一场大病。

这说明运动对健康和长寿有着直接的关系。所以,从古到今,从国内到国外,很多有识之士都十分重视运动对人体健康长寿的重要性。

汉朝著名医家华佗就积极主张运动,同时强调不能运动过度。华佗说:"人体欲得劳动,但不得使极尔。动摇则谷气得消,血脉流通,病不得生,譬如户枢不朽是也。是以古之仙者为导引之事,熊颈鸱顾,引挽腰体,动诸关节,以求难老。"

翻译过来就是说：人体应当运动，只是不要让运动达到极点罢了。（身体）运动，那么水谷能够消化，血脉流通，疾病不生，譬如门轴不朽就是这样。因此古代长寿的人进行导引疗法，像熊那样攀挂（树枝），像鸱鹰那样左右顾盼，伸展腰背身躯，活动各处关节，来求得长生不老。

华佗后来根据"流水不腐，户枢不蠹"的原理，结合虎、鹿、熊、猿、鹤五种动物的行为习惯、动作要领，创造了一套运动术，名曰"五禽戏"，用其锻炼身体，消除疾病，同时使腿脚便利。因此，华佗说："吾有一术，名五禽之戏：一曰虎，二曰鹿，三曰熊，四曰猿，五曰鸟；并以除疾，并利蹄足。"

再如，唐朝养生第一人孙思邈指出，人们"极须知调身按摩，摇动肢节，引导行气。流水不腐，户枢不蠹，以其运动故也"。他还进一步强调，运动调气，便会使人"气通则体悦怿，面色光辉，鬓毛润泽，耳目聪明，令人食美，气力强健，百病皆去"。

他还指出运动得量力而行，不可过度："出门行三里、二里，及三百二百步为佳，量力行，但勿令气喘而已。"或可以搭伴谈笑而行："亲故邻里来相访，携手出游百步，或步量力，宜谈笑简约共趣，才得欢适，不可过度。"

孙思邈也提到了"流水不腐，户枢不蠹"八个字。人体欲得健康长寿，就应该懂得使自己的身体始终处于一个运动的状态，懂得调理身体，采用按摩、活动关节、导引行气、结伴运动等方式，但无论采取哪种形式都不能过度。

孙思邈特别强调了运动调气的作用，也就是通过运动使气畅通，气通则颜面红润有光泽，毛发润泽光亮，耳聪目明，食欲、气力大增，百病消除。这与国外做的实验结果是一致的。

医学之父希波克拉底说过："阳光、空气、水和运动，是生命和健康的源泉。"你要想得到生命和健康，离不开阳光、空气、水、运动，说明运动和阳光一样重要。

18世纪法国思想家伏尔泰说："生命在于运动。"

19世纪初德国著名医生戈费朗特曾指出："世界上没有一个懒人可以长寿；凡是长寿的人，其一生总是积极活动的。"

……

然而，并非所有的运动都有益于人体健康。剧烈的运动，或不合理的运动，或者超负荷的劳动，往往会破坏人体内外的生理平衡，加速机体某些器官的磨损和一些生理功能的失调，导致人的生命进程缩短，出现早衰和早逝，或诱发旧病，甚至导致重要器官急性衰竭而死亡。

洪绍光教授2004年在中南海所作的题为"生活方式与身心健康"的健康

讲座上,讲了很多生动的实例,其中一例就是突然干重活诱发的急性心肌梗塞。

他谈到一位北京的同志在计划经济时代,有一天买了许多白菜回家放在墙根,结果第二天下了一场雪,他怕冻坏了,于是从三楼下来搬白菜,白菜一棵好几斤,第一次搬3棵,从楼底搬到三楼阳台,第二次又搬了3棵,第三次搬了7棵白菜,50斤重,可是呢,因为平常不干活,一下子上下三楼,累得直喘,越来越厉害,咳嗽吐血吐痰,他知道不行了,就上医院。

"一到我们安贞医院,一看不行了,急性心肌梗塞,急性左心衰竭。赶紧挽救,打上一针,这一针药0.1克15000元钱。金子1克才100块,0.1克才10块钱,这个药0.1克就要15000元钱。药还挺好,打进去之后就化开了,最后花了6万元,为了抢救这6块钱的白菜共花了6万元医药费,命差一点就没了。如果他接受过健康教育,要是知道这个事,平常不太活动的人不要突然之间干重活,就可避免这个事了。"

最近几年我们在电视上、网络上甚至是身边熟人当中,看到听到的关于平时不运动,或不持之以恒地运动,突然剧烈运动导致突然死亡的事例时有发生。如在健身房里,在运动场上,或大学新生军训时出现突然死亡等。有的是体内有隐性心血管类疾病,有的是纯属剧烈运动超出了身体承受的能力,有的是本身就处于疲劳状态再加上不恰当的运动,最终导致死亡。因此,要强调合理运动。下面就来讨论"动而有节"。

## 二、动而有节

要想健康长寿,运动是必需的,但关键在于掌握一个"度"。适度的符合科学规律的锻炼,可采取"定期运动"法:每星期锻炼至少三次,每次20～30分钟。

另外,应遵循"适当运动量"法,以锻炼中或锻炼后的1分钟脉搏数为基准。由于年龄和体质不同,理想的锻炼后脉搏波动也不同。一般用220减去年龄数为最高脉搏数,剧烈运动也不应超过此限。

传统的锻炼方式,如太极拳、八段锦、五禽戏、踢毽子等,都是非常有益的锻炼方式,有谁看见或听到说谁因为打太极拳致死的?倒是有很多慢性疾病、顽固性疾病或疑难杂症,最后医生没办法了,靠打太极拳,慢慢不药而愈。骨质疏松或缺钙者不适宜打太极拳,会伤膝关节。

前面提到了,如今中国的大小城市到处都活跃着成群结队的中老年舞蹈队。我们也做过一些调查,凡是长年累月坚持者,大多数身体健康状况良好,很少光顾医院。这也是一项极佳的运动方式，在锻炼肢体的同时，又能通过听觉欣赏到优美的音乐，起到形与神的双重锻炼效果。

可惜的是在舞蹈队里男性太少了，这类运动对男性来说，可能比其他运动效果会更好，因为男性平时就较女同志沉默寡言，柔韧性也没有女性好，通过边享受音乐边运动肢体，更能纠正男性的这些偏颇，得到形与神的锻炼。

除此之外，散步、慢跑、游泳、各种球类等等，都是不错的选择。现在还有一个普遍存在的现象，不知大家注意到没有，就是坚持锻炼的人，大多数是身体已经亮"红灯"了，也就是多是一些中老年人。

为什么年轻人坚持锻炼的人少，学生更是凤毛麟角？现在很多大学都是上万的在校生，但常年在操场上锻炼的人很少，而经常喊身体不舒服的人不在少数。根据我们在学生中所做的体质类型的调查分析看，在校大学生体质的偏颇现象十分普遍。中学生里坚持锻炼的人就更少了。

年轻人缺乏锻炼，笔者的看法是，年轻人客观上时间不充裕，特别是参加工作不久的，又在大城市工作的人，由于房价的居高不下，很多人只有在城市边缘地区，甚至是郊区买房或租房，在路上奔波的时间太多，过于疲劳，加上经常加班加点，大多数工作很辛苦，有时间就想补觉。主观上还是不够重视健康，因为年轻有资本，有的身体素质天生不错，没有遇到患病看医生的难处。

其实最终还是一个观念上的问题，观念更新了，能认识到健康是一切的基础，没有了健康，钱财、事业、家庭都是子虚乌有的事。医学再发达，到了病入膏肓时，再高明的医生，再多的钱，都会无能为力。

现在年轻人的健康状况从总体情况来看，并不乐观，从很多单位体检的结果就能看出。所以，年轻人不是不需要注意健康，而是迫切需要健康，从衣食住行到情志调理都需要按中医的养生要求来做。

至于运动锻炼的时间，就是要像电视剧《老大的幸福》里傅吉祥教给大家的方式方法，在工作一小时左右从座位上起来，扭扭脖子，伸伸腿，拍拍胳膊，捶捶背，只要坚持，就会消除"电脑病"。

另外，在工作时，也可练练孙思邈的十三法，随便选择几项，长期坚持锻炼也会起到强身健体的作用。以下是孙思邈"养生十三法"，又名"耳聪明目法"。

第一，发常梳。

将手掌互搓36下，令掌心发热，然后由前额开始扫上去，经后脑扫回颈部。早晚做10次。

头部有很多重要的穴位。经常做这动作，可以明目祛风，防止头痛、耳鸣、白发和脱发。

第二,目常运。

(1)合眼,然后用力睁开眼,眼珠打圈,望向左、上、右、下四方;再合眼,然后用力睁开眼,眼珠打圈,望向右、上、左、下四方。重复3次。

(2)搓手36下,将发热的掌心敷上眼部。这动作可以强化眼睛,纠正近视和远视。

第三,齿常叩。

口微微合上,上下排牙齿互叩,无需太用力,但牙齿互叩时须发出声响。轻轻松松慢慢做36下。

这动作可以通上下腭经络,帮助保持头脑清醒,加强肠胃吸收,防止蛀牙和牙嚼骨退化。

第四,漱玉津(玉津即津液、口水)。

(1)口微微合上,将舌头伸出牙齿外,由上面开始,向左慢慢转动,一共转12圈,然后将口水吞下去。之后再由上面开始,反方向再做一下。

(2)口微微合下,这次舌头不在牙齿外边,而在口腔里,围绕上下腭转动。左转12圈后吞口水,然后再反方向做一次。吞口水时,尽量想象将口水带到下丹田。

从现代科学角度分析,口水含有大量酵素,能调和荷尔蒙分泌,因此经常做这动作,可以强健肠胃,延年益寿。

第五,耳常鼓。

(1)手掌掩双耳,用力向内压,然后放手,应该有"扑"的一声。重复做10下。

(2)双掌掩耳,将耳朵反折,双手食指掩住中指,以食指用力弹后脑风池穴10下,扑扑有声。这动作每天临睡前后做,可以增强记忆和听觉。

第六,面常洗。

(1)搓手36下,暖手以后上下扫面。

(2)暖手后双手同时向外圈。这动作经常做,可以令脸色红润有光泽,同时不会有皱纹。

第七,头常摇。

双手叉腰,闭目,垂下头,缓缓向右扭动,直至恢复原位为一次,共做6次。反方面重复。这动作经常做可以令头脑灵活,防止颈椎骨质增生。不过,注意要慢慢做,否则会头晕。

第八,腰常摆。

身体和双手有节律地摆动。当身体扭向左时,右手在前,左手在后,在前的右手轻轻拍打小腹,在后的左手轻轻拍打"命门"穴位。反方向重复。最少做 50 下,做够 100 下更好。这动作可以强化肠胃、固肾气、防止消化不良、胃痛、腰痛。

第九,腹常揉。

搓手 36 下,手暖后两手交叉,围绕肚脐顺时针方向揉。当自己的身体是一个时钟,揉的范围由小到大,做 36 下。这动作可以帮助消化、吸收、消除腹部鼓胀。

第十,常提肛。

吸气时提肛,即将肛门的肌肉收紧。闭气,维持数秒,直至不能忍受,然后呼气放松。这动作无论何时都可以练习。最好是每天早晚各做 20 至 30下。相传这动作是十全老人乾隆最得意的养生功法。

第十一,膝常扭。

双脚并排,膝部紧贴,人微微下蹲,双手按膝,向左右扭动,各做 20 下。

这动作可以强化膝头关节,所谓"人老腿先老,肾亏膝先软"。要延年益寿,要由双脚做起。

第十二,常散步。

挺直胸膛,轻松地散步。最好心无杂念,尽情欣赏沿途景色。民间有个说法"饭后走一走,活到九十九",虽然有点夸张,不过,散步确实是有益的运动。

第十三,脚常搓。

(1)右手擦左脚,左手擦右脚。由脚跟向上至脚趾,再向下擦回脚跟为一下。共做 36 下。

(2)两手大拇指轮流擦脚心涌泉穴,共做 100 下。

常做这动作,可以治失眠、降血压、消除头痛。脚底集中了全身器官的反射区,经常搓脚可以强化各器官,对身体有益。

# 第二节　顺时运动

## 一、"广步于庭,被发缓形"

早在春秋战国时期,《黄帝内经·素问·四气调神大论》就制定了春季运动的总方针，即"广步于庭，被发缓形"。什么意思呢？在此，我们将这句话"解剖"一下。"被"，通"披"。披发，即不束发而使头发披散。

因为古时候无论男女都要束发，古代男子年至二十，便要在宗庙中行加冠的礼数。就是把原来的长头发（因为古时候男女都留长头发）盘成发髻，谓之"结发"，再加上"冠"，即将头发绾住后再用"冠"束住。"冠"不同于后世的帽子，是一种头饰，大家看一些古装电视剧应该都见过了，跟帽子相似，实际上就是一块布折成的帽子，和我们现在一些酒店、快餐店服务员头上的头饰非常像，就是起到束发的作用。故男性二十被称为"弱冠"之年，以示成年，但体犹未壮。同时，加冠以后，就证明你成人了，和现在的"成人礼"意义是一样的，代表拥有治人、为国效力、参加祭祀的权利。

女子十五岁要行笄礼，也是古代嘉礼的一种，为汉族女子的成年礼，俗称"上头"、"上头礼"。笄，即簪子。受笄即在行笄礼时改变幼年的发式，将头发绾成一个髻，然后用一块黑布将发髻包住，随即以簪插定发髻。

缓形，《灵枢·经脉》有"缓带被发"之语，意即宽松衣带，披散头发，使形体舒缓，气血流畅。据此，疑"缓形"乃"缓带"之误。

为什么要强调"缓带"？因为古时候的服装和现在有一定的差异，早期是不穿裤子的，主要是长袍或裙子，太冷时就往上面再加长袍。但行动起来不方便呀，有聪明人就发明了"带"，就将带系在腰上。随着时间的推移，人们因害羞，又怕走光，在腰间系的带子又宽又扎实。

《黄帝内经》特别强调"被发缓形"，是因为古代的发式和服饰不利于春季阳气的升发。人体上部属阳，下部属阴，外部属阳，内部属阴。春季阳气向上向外布散，披散头发，宽松衣带，这样才有助于阳气的升发。"披头散发，宽衣解带"看上去虽不是很文雅，但这种形象恰恰符合春季养"生"的要求。

如今人们头上既没有用"冠"束，腰间也没有刻意用带捆绑。随着冬去春来的自然规律，冬藏春生，人体应随自然而生，就要改变冬藏的习惯，开始适当增加户外活动。春天要早起披着头发，穿着宽松的衣服，在自家庭院里散步。使自己的身体充分舒展，无拘无束。因宽松衣带，披散头发，能使形体舒缓，气血流畅，使志意应春天生发之气而舒畅条达。亦即是形体舒适了，精神也畅快。

因为春气通于肝，保持肝气条达，也是春季养生的重要原则。

可能我们有人会问：难道不能到其他地方去散步，现在城里人谁会有自家庭院？因为《内经》的出书年代是在春秋战国时期，那时候考虑养生的人，多是一些"高官商贾"、"名流贵族"、"知识精英"等，普通老百姓可能既没有闲时，也无闲情，更没有途径知道养生知识，能关注养生的人，自然有自家庭院，倒是没有现在的公共小区活动场地或城市广场。

另外，冬去春来，自然气候是阴消阳长的过程。阳气升发是一个渐变的过程，人体适应自然气候的变化也是一个渐变的过程。在自家庭院散步，还有一层意思是，防止出远门感受寒邪，损伤人体阳气。因此，我们春天除了要"被发缓形"外，要穿着厚实一点，以防春寒伤人阳气，这也是春"捂"的原理。

前面在春季情志调理中，已经提到了，春季除了散步外，其他如外出踏青、郊游、慢跑、放风筝、打太极拳、练五禽戏、做八段锦及进行各种球类运动等都是不错的选择。锻炼时间和方式因人而定，可参照相关章节内容。

一句话，春天的锻炼就是贵在"全身放松"，利于阳气升发，肝气畅通。

## 二、"夜卧早起，无厌于日"

夏季一到，看到火红的太阳，听到那恼人的蝉鸣，就会心烦气躁，哪儿阴凉就去哪儿，谁会去运动锻炼？

从养生的角度来看，夏季是最需要锻炼的季节，因夏季时人体阳气趋向体表，形成阳气在外、阴气内伏的生理状态。这时人体生理活动与外界环境的平衡往往容易遭到破坏，从而引起多种疾病。

夏季除了暑热是其主气以外，还夹有湿气，加上现在人们普遍依赖空调降温，尤其是年轻人，把空调温度开得很低，在电脑前一坐就是半天，很容易因为夏天腠理开泄感受寒邪，出门又感受暑热，最后体内就很容易因暑湿或湿热为患。

夏季人体处于新陈代谢最旺盛、气血运行最活跃的时期。人体要顺应自然规律，不能违背自然规律，要适度宣泄能量，适当增加运动。年轻人可选择跑步或球类竞技运动，老年人可快步走和多在早晚进行户外活动。还可通过排汗和表露情感、较冬天而言适当增加性行为等方式来达到身体和精神上的宣泄。所以要"夜卧早起，无厌于日"，晚上要睡得晚一些，早上要早起。古时候没有钟表，不是看时间，而是看日出日落。夏天白天长夜晚短，人也要顺应这一自然特点，晚睡早起，但不能熬通宵，最好不要超过晚十一点。

"无厌于日"，不要厌恶骄阳似火，要多活动，以应夏长、发散的特性。

前面我们已经谈到，夏天是天地之气相交的时间，除了炎热，空气中湿气相对较重，人体容易感受湿热或暑湿患病，如果是湿热体质者，更容易在夏季患病。

正常人体在夏季皮肤毛孔开泄，可通过适度排汗而调节体温，调节体内的湿。人为抑制汗液的排出，是不利于夏天保健的，因此，夏天选择适宜的体育锻炼，让汗畅出，可能比什么保健品都有利于健康。

其实我们经常看到那些乐于运动的人，他们更喜欢在夏季运动，并且他们的身体状况也较不喜欢运动的人要好。他们尝到了夏季运动的益处，实际上是遵从了《黄帝内经》的养生理论"夏长"的特点，顺应了阳气外达的要求。尤其是平时有寒湿的体质，通过夏季适当的运动，借助自然界的阳气，驱邪外出。如果再配合"冬病夏治"，效果就会更好。

夏季运动养生的关键在于运动不宜过度，不宜在天气很炎热时运动，多选择清晨或傍晚，时间不宜太长。

### 三、闲庭信步，登高望远

大家都有一种体会或感觉，一到秋天就会皮肤干燥，或口鼻干燥，这就是人体顺应自然"秋收"的特性，生理活动处于"收"的阶段，阴精阳气处在收敛内养状态。所以秋天重在养收，秋气通于肺，肺开窍于鼻，外合皮毛，秋之燥气很容易借口鼻和皮毛伤肺，导致秋天感冒、咳嗽，或诱发过敏性鼻炎、哮喘等宿疾。过去有过敏性鼻炎、支气管哮喘病的人，很容易在秋天被燥邪诱发。只要你有心观察一下，就会发现秋天打喷嚏的特别多，多数人是过敏性鼻炎发作。

那么，秋天怎样通过运动的方式来"养收"、"养肺"呢？首先，秋天也要注重运动养生，有人认为秋季阴精阳气内收，人体应停止运动。相对于春夏季节，秋冬季节运动养生有其自身特点，以静养为主，如静坐配合呼吸吐纳；也要适当配合动养，选择如练太极拳、五禽戏、八段锦、保健功等。也可出门登高望远，在远足的同时，生出闲情逸致，使身心都得到平衡，符合秋收的特性。无论是哪种方式，运动量都不宜太大，或形式不宜太多太复杂。尤其是有关节疾病或高血压、心脏病的人，不宜选择登山运动。在自己的小区或房前屋后散散步，也是不错的选择。

过了50岁的人，多数睡眠状态不是太好，尤其是女性，是什么原因呢？根子是阴阳不平衡，阴不足阳相对旺盛。当人睡眠时，人体阴阳都入里，如果阴阳不平衡的状况不是太严重，对睡眠的影响不会太大；如果阴虚阳亢的情况比较明显，就会有明显的睡眠障碍。

更年期的人，处在一个自然的过渡期，都会有阴虚阳亢的表现。如果平时体质比较好，耐受能力也很强，一般很快就会过去，没什么太大的反应。

部分人阴虚阳亢的情况明显一些，也不至于完全睡不着觉，但如果碰上时间上的阴阳交替,则阴更显不足阳更加亢盛。一般到鸡鸣(1～3点)时自然界的阴阳转化,阳气开始初生,体内的虚阳借助自然界的阳,亢奋的情况更加明显。所以这个时候就睡不着了,一直到天亮。

这是由于阴少,不能与阳平衡,就是说正常时阴阳是平衡的。如果用数字来表示,就是有一份阴,就有一份阳,有十份阴,就有十份阳。现在阴阳不平衡了,有六份阴,有十份阳。多出来的阳,不能与阴伴行,就会外越,虚阳外越上扰心神,心神不安,人就会出现烦躁、失眠等临床表现。并且已经与阳伴行的阴,也会跟随外越的阳外出,就会导致出汗的症状。这就是更年期的人为什么多在天亮前出汗。

为什么在这里我们要讨论更年期的问题呢?是因为秋季燥邪,容易伤人肺阴,导致肺的阴阳相对不平衡,与更年期阴阳平衡失调的机理相似。所以,秋季养肺,要注重养肺阴,饮食养生中大家已经学习了不少养肺的食疗方法。运动养肺阴,以静功为宜。秋天多注意休息,良好的睡眠能促进人体阴液的滋养。另外,适宜的按摩方式能增强肺的抵抗力。如:

捶背。方法:端坐,腰背自然挺直,双目微闭,放松,双手握成空拳,捶脊背中央及两侧,各捶36次。捶背时,要从下向上,再从上到下,先捶脊背中央,再捶左右两侧。这种方法可以畅胸中之气,通脊背经脉,同时有健肺养肺之功效。

按揉鼻翼。方法:将两手拇指外侧相互摩擦,有热感后,用拇指外侧沿鼻梁、鼻翼两侧上下按摩36次左右,然后,按摩鼻翼两侧的迎香穴18至36次。可增强鼻的耐寒能力,亦可治伤风、鼻塞不通。

对于过敏性鼻炎者,到秋季时,可循序渐进地用冷水浸毛巾敷于鼻上,以增强鼻对寒冷的耐受性。

秋天是由夏天过渡而来的,夏天的余热还没有完全消退,尤其是初秋之际。秋天运动时,一定要遵循"春捂秋冻"的原则,秋天穿衣不可过厚,运动时更应该注意这点,不能出汗过多,防止因运动出汗过多伤阴,不仅达不到养生的目的,反而导致身体受伤。

### 四、静而适动,无泄皮肤

一到冬天,到处都是冰天雪地,植物枯萎,动物潜藏,自然界生机尽失。所以《内经》称:"冬三月,此为闭藏。"

人体也顺应自然界的变化,一到冬天阳气潜藏于内,皮肤腠理收缩。所以,就会有皮肤干燥、四肢冰凉的感觉。要是阳虚体质的人,到冬季就会较其他人更觉得冬天难熬,四肢冰凉的程度较重,范围也广,一般会超过肘关节和膝关节。

在这"冬藏"的季节里,该如何养生呢?《黄帝内经》的指导方针是"无扰乎阳",保护阳气不受伤害是其重要精神。

如果冬天还跟夏天一样,天天顶着刺骨的北风鏖战在足球场、篮球场、网球场,挥汗如雨,不但起不到锻炼的作用,反而会伤人体阳气。

那么怎样才能做到"无扰乎阳"呢?《黄帝内经》告诫我们:"早卧晚起,必待日光。""去寒就温,无泄皮肤,使气亟夺。"

翻译过来就是:冬天,人应早睡晚起,待到日光照耀时起床才好。还要躲避寒冷,求取温暖,不要使皮肤开泄而令阳气不断地损失。

冬季的运动养生和春夏之季有较大的差异。有的人习惯了长年累月坚持户外运动,冬天在寒冷的早晨仍然出去运动,可出去了,就再也没回来。因为有心血管类疾病的人,尤其是冠心病人,遇到强烈的寒冷刺激,血管收缩,诱发心绞痛、心肌梗塞,如果没有带上急救药,身边又没有人,哪里还有回来的可能。

因此,冬天以静养为主。静养既符合秋冬养阴的理论,也符合阴阳互生的原理。只有阴盛,阳气才易于潜藏。静养包括静坐调息、睡眠、闭目养神等等。

但冬天也不能绝对静养,要辅以适度的运动锻炼及户外活动。在寒冷的冬季,坚持一定量的户外活动,能提高大脑皮层的兴奋性,增强中枢神经系统体温调节功能,使身体与寒冷的气候环境取得平衡,适应寒冷的刺激,有效地改善机体抗寒能力。

特别是冬泳。北京中医药大学王东坡老师强调:在循序渐进、因人而异的原则下,冬泳是适应冬季生理特点的绝佳运动。冬泳时水温不高,脱去厚重的棉衣,浸入冷水里,全身皮毛孔收缩而变得致密,血液主要分布于心肺脑等重要器官,正合于冬季"闭藏"的特点,对于增加心肺功能、提高神经内分泌系统的调节能力和人体免疫力有很好的作用。

国外的许多研究也表明,冬泳可以在一定程度上缓解人的紧张情绪,而且能减轻一些病痛。在冬泳过程中,人体为抵御寒冷产生的大量激素,特别是肾上腺素会使冬泳者精神振奋,身心得以放松。此外,进行冬泳锻炼还会减轻风湿病患者的疼痛,并能增强人体承受其他病痛的能力,而且冬泳在某种程度上还可消除一些炎症。

不过冬泳不是人人皆宜的运动。研究表明,有三种人群不适合冬泳:16

岁以下的少年和 70 岁以上的老年人由于身体状况特殊,不适合冬泳;精神不健全的患者由于缺乏自控能力不适合冬泳;经医生检查,患有严重器质性疾病如心脏病、冠心病、肺结核、肝炎、胃病以及呼吸道疾病的人也不适合冬泳。总之,冬泳是勇敢者的运动,要冬泳之前,一定要做必要的健康检查,要咨询相关医生。

对于大多数人来说,冬季的运动养生主要是选择一些适宜的运动项目。最好的还是传统的运动方式,如太极拳、八段锦、五禽戏、孙思邈"养生十三法"或漫步。如果在进行这些项目时配上舒缓的音乐,那就最好不过了,能起到形神兼养的作用。

冬季运动养生有四宜四忌。

第一,宜"早卧晚起,必待日光",待太阳出来到户外运动,若是阴天也要出门晚一些,一般八点钟以后(可能有人会说,我八点都要上班了,怎么还能去锻炼。其实不管在什么季节,上班族早上锻炼的可能性都很小,这里主要指那些不需早出晚归上班的人。上班族在工作之余,可抽点时间锻炼,具体见前面相关章节)。忌冒着寒风,不见天日就出去运动,以及雨雪天做户外运动。

第二,宜适度、舒缓运动,以不出汗为宜。忌过度的剧烈运动,大汗淋漓。

第三,宜因人而异,选择符合自己体质、年龄特点的运动项目。体质虚弱、年龄大或患有某些慢性疾病的人,冬季选择在阳光下打太极拳是最适宜的,既运动了肢体,也享受了阳光浴。忌人云亦云,跟风运动,在寒风呼啸、雪花飘飘的清晨去运动,而不顾及自己与他人不一样的体质。

第四,宜循序渐进地增加运动量和耐寒运动。切忌突然大剂量和在特别寒冷时去挑战自己的耐寒极限,如果身体有病,一挑战就会有生命危险。

## 第三节　因人运动

运动养生因人而异,主要包括年龄、体质和性别三个方面的内容。年龄特点在前面已经提到了,这里主要讨论体质和性别的相关问题。

### 一、运动养生因体质而异

"虚性体质"主要是由于正气虚所导致的,包括气虚、血虚、阳虚、阴虚等。常见的有气虚体质、阳虚体质、阴虚体质,统称为虚性体质。

虚性体质,常见有面色淡白或萎黄、精神萎靡、身疲乏力、心悸气短、形寒肢冷、自汗、舌淡胖嫩、脉虚沉迟,或五心烦热、消瘦颧红、口燥咽干、盗汗潮热、舌红少苔、脉虚细数等症状。

虚性体质者总体状况是抵抗力差,容易感受外邪,容易生病,生病后不易恢复。干活容易出现上气不接下气,易疲劳。懒于言语,声音低怯。不耐寒热,热时很怕热,冷时比谁都怕冷。也就是自身的抵抗力、耐受力均下降了,较平和体质的人低了一档。

由于虚性体质者不耐疲劳,动一动就会感觉全身无力很难受,所以有人就干脆拒绝运动。实际上很多人都有体会,有时候没劲时不想动弹,越不动,睡着、坐着就越没劲。是什么道理呢? 这就又回到了中医的"过犹不及"上来了。

诚然,虚性体质的人重在休养,在运动养生中权衡动静时应以静为主,但过度的休养又会产生"久卧伤气、久坐伤肉"的弊端,使正气更加虚弱。

所以,虚性体质者也要制定运动养生计划,以静养为主要原则。如阴虚体质的人,重在睡眠养阴,但也要配合一些舒缓的运动项目,如慢走、打太极拳等。隔天或2～3天一次,每次30分钟,进行运动锻炼。同时配合阴虚的饮食调理和生活起居、精神情志调理,持之以恒,才能达到纠正阴虚体质的效果。

阳虚体质和气虚体质应以动养阳,但不能过度地动,亦以静养为主要原则,结合适度的运动养生。运动量可适当较阴虚体质有所增加,每周4天,每天有30分钟运动时间。选择项目可因气虚、阳虚的程度而定。如果虚弱程度较重,就要减少活动次数和强度,主要以散步为主。夏天不宜出汗过多,冬天要保证不出汗,不然会导致阳气随汗而出,引起严重的后果。

轻者,又是年轻人,可选择较运动量稍大一些的,如慢跑、小球类以及太极拳、八段锦之类的项目,或自创一些轻缓的运动动作均可。

如果是老年人,又是虚性体质者,则以静养为主,配合慢走、局部按摩、四肢的捏揉等方式,进行调理。

"实性体质",是指体内长期有病邪阻滞,或气血运行不畅等。常见的有痰湿体质、湿热体质、血瘀体质、气郁体质等。

实性体质由于体内的病机不同,表现的征候也不一样,但有其共有特点,如形体壮实,精神亢奋,声音洪亮,精力充沛;有时口干口臭、便秘、小便色黄;呼吸气粗,容易胸腹胀满;抵抗力强,不太容易患外感类疾病,常觉闷热;脾气较差,心情容易烦躁,会失眠,舌苔厚重,脉实有力等。

实性体质中,痰湿体质和湿热体质体内都有湿邪,所以,体质都偏胖,都会面部有油腻感，身体沉重，排泄物、分泌物秽浊，舌苔厚腻（就是舌上有厚厚的一层苔）。这就是湿邪本身致病的特点。

湿邪重浊中的"重"，就是沉重的意思。穿一件薄棉衣，很轻柔舒适，但如果被水淋湿，就会很沉重。凡是体内有湿——湿就是水的一种类型，就会有重的感觉。如果有人患头痛，头痛且重，一般情况下就与湿或痰有关。

"浊"，就是秽浊的意思。湿邪为患，就会表现不干净。皮肤上就像很久没有洗一样，感觉油腻。排泄物、分泌物浓浊，气味大。有经验的医生，病人往旁边一坐，看见病人体质壮实，口气很重，脸上脏兮兮的，就心里明白了一半，这人可能是有痰湿或湿热。

湿邪粘滞，就是指湿邪致病病程长，缠绵难愈。就像你被有些做推销的人缠上了，一年半载，甚至几年，都很耐心地给你做工作，那锲而不舍的精神实在是可嘉。

湿还有个致病特点，就是下趋。什么意思呢？就是湿邪容易导致人体下半身部位的病证，如下肢疼痛、肿胀以及外生殖器的炎症、湿疹等。

湿停留在身体内久了，就会成痰，形成痰湿体质。肥胖体形的人，往往就是痰湿体质，所以，减肥也不是件容易的事情。

湿热体质比痰湿体质的人还多了一种病邪，就是热。平时说这人是热性体质，这也是其中的一种。除了有痰湿体质的一些特点外，还会怕热烦躁，易发脾气，容易口渴，大便要么干结，要么就干稀不均，小便黄，舌苔黄厚腻，等等。

这两种类型的人应采取怎样的运动养生呢？与虚性体质相比，主要以动为主。可以选择运动量大一些的项目，当然还要结合年龄和一些西医确诊的疾病。如果非老年人，也没有实质性的疾病，多选择游泳、各种球类、跑步或健身房运动。

选择项目是一个方面，关键是要持之以恒。最少每周要有较大运动量的锻炼，不少于3～4次。

如果是老年人，或者有实质性病证的，就要选择强度小的运动项目，如老年保健操、健身转腰运动、步行、保健按摩、太极拳、太极剑等。

选定运动项目后，运动强度开始时要小，以不感心悸、气闷、乏力为度，待适应后，运动量可逐步加大。要避免饭后立即锻炼，最好餐后1～2小时或清晨空腹时锻炼。运动前后观察脉率、呼吸次数、血压、体重等，并作对比。运动前后脉率以不超过原有水平50%为度，或运动量最大时，脉率不超过170。

血瘀和气郁体质的人，体质多偏瘦，多有情志方面的困扰。情志养生是这两种体质类型的主要侧重点。并且,这两种体质的形成,多与情志因素有关系。由于这两种体质的主要机理是气血相对不畅通,因此,运动锻炼也是比较重要的养生方式。如边娱乐边运动的项目,各种球类,观风景的散步,配音乐的太极拳、太极剑、五禽戏等项目,尤其是各类健身舞蹈等,这些都是不错的选择。无论最后选择哪一种,都要长期坚持,才可能对纠正体质的偏颇有效果。

对于"平和体质",即非上述偏颇体质的人来说,也不是万事大吉。有的人仗着自己身体素质好,日以继夜地忘我工作,为单位,为事业,为爱情,为家庭,为名为利……或长年累月忘乎所以地玩游戏,睡懒觉,从来不运动……这种人太多了,已经出了问题的,或正在各种道路上挣扎的,如果还执迷不悟,终究会有一天将平和体质变成偏颇体质。

所以,平和体质者生活也要按规律来,不要颠倒黑白。在万忙之中,亦应抽点时间运动,以保持实力,实现"船到码头车到站",不要"船还没到码头,车也还没到站",就没有能量了。

## 二、运动养生因性别而异

女性主要有不同于男性的经、孕、产、乳的生理特点,而这些特殊的生理特点都是一个耗血的过程。如月经期出血,妊娠期需要阴血下注以养胎儿,生产期也是一个伤血的过程,哺乳期乳汁乃气血所化,等等。所以女子终其一生都是一个耗血的过程,因此,有女子"血不足,气有余"之说。所以,根据"静养阴,动养阳"的原理,女子在不同的特殊生理时期,其运动养生的"静"与"动"又稍有差异。

### (一)月经期动静适宜

月经,是指女性在一定年龄阶段内周期性的子宫出血。虽然女性十三岁左右月经就来潮了,但很多女性包括大学生并不清楚月经的正常生理特点。

月经具有一定的期、量、色、质,并在一定的年龄初潮,在一定的年龄绝经,具有严密的周期规律。

月经的期包括初潮期、周期、经期、绝经期。

初潮期,就是第一次来月经。正常年龄在 13 岁左右,但现在由于营养状况比较好,有年龄提前的趋势。但不能太早,8 岁或 8 岁以前都属于月经过早。超过 18 岁还没有月经初潮,属于月经过迟。这两种情况都要去看医生。

周期,是指上一个月经周期的第一天到下一个月经周期的第一天,时间是 21～35 天。早于或迟于最低或最高期限超过一个星期以上,并且为连续两个周期以上,就属于病态了,就要从生活、饮食习惯或精神因素等方面找原因。比如,有的人明显是因为最近压力过大导致的,就要根据精神调理的相关内容加以调整,效果不明显可寻求医生帮助。偶尔几天提前或推后均属于正常情况。

经期,是指从月经来潮到月经干净。正常时间是 3～7 天,太短或太长均属不正常。

绝经期,是指月经自然绝止,正常年龄是 45～55 岁之间。绝经期的年龄与很多因素有关系,超出这个年龄较长时间,比如 30 多岁就绝经了,应去看医生。

月经的量正常是 50～100 毫升,如果量太少或太多,都属于不正常。

月经的色质。颜色为红色,经期的前两天淡,中间红,后期淡暗。质,要不稀不稠,不凝结,无特殊气味。

月经期多数人都会伴有胸腹胀或轻微的腰腹痛,情绪烦躁。如果这些症状很重,让你难以忍受,就是属于病态反应,应去看医生。

月经的产生,中医认为是天癸、脏腑、经络、气血共同作用于子宫的结果,也就是月经有一定的期、量、色、质。月经完全取决于这些因素,一旦这些因素里面任何一个因素出现了问题,均会导致月经的异常。

要维持月经的正常,就要保证这些因素的正常。这可不是一两句话能够说得清楚的,但大家要弄清楚的是,月经期必须保证经血的充足和畅行。

就运动养生而言,要适当运动,保持经血的畅通。尤其是有痛经现象的人,不能因为身体难受,就躺着不起床,这样会导致经血更加不畅通,疼痛的症状更加重。所以,经期应选择活动量小的运动,以漫步为宜。

同时要注意静养,防止劳累过度,伤气耗血,引起月经量增多。

月经期禁止游泳、冷水浴、冷水淋浴,要采用热水淋浴。有经期不适者,可热敷小腹或按揉三阴交、足三里等穴位。

因此,月经期的运动养生宜动静结合。动是为了促进经血运行,静是为了顾护精血。动亦和平时有所不同,竞技类的项目、快跑等剧烈的项目都不适宜,应以漫步为主,时间也不要太长,30 分钟左右。静也不要整天躺着不起床,长时间采用同样姿势休息。这些均可影响经血的流通,增加瘀血的形成,日久会导致月经量少、痛经甚至闭经。

我们曾经做过在校女大学生月经情况的调查分析,调查近千名学生,结果月经期、量、色、质完全正常的人只占到 6.32%,大多数在病与健康之间。并且,异常的情况主要以月经量少、痛经、月经后期为主要特点,月经量多或经期提前的案例相对少得多。

月经量少、痛经、月经后期的主要病因病机要么是精血不足，要么是血液运行不畅。这两种情况的可能性比较大的是后者，因为学生正处于青年时期，营养也不缺乏，精血不足的情况不多。

当然，在校女大学生月经异常的情况十分普遍，原因是多方面的。一个很重要的原因是绝大多数学生缺乏有规律的运动。从调查中发现，有运动习惯的学生仅占总数的 7.09%。长期不运动，上课坐着，下课坐在电脑前，一坐就是几小时，哪有不影响血液运行的道理？

所以，加强在校学生的健康教育，督促同学们参加体育运动，很迫切，很重要，与督促大家申报创新课题、报考研究生有同等重要的作用。在我看来，应该更重要，因为"身体是革命的本钱"。

（二）妊娠期多静少动

中医认为，怀孕以后，肾气较平时充盛，以养胎载胎，阴精血液会聚于下，冲任脉较平时盛通，以使精血下输于胞中以育胎，上丽胃经以营乳。所以，妊娠期月经停止来潮，子宫、阴道、外生殖器等变柔软肥厚。

也就是说，怀孕后肾气充盛，阴血向下养胎，向上为化乳汁做准备，所以，就没有多余的血来化为月经，月经就停止来潮。由于阴血下注养子宫和生殖器官，生殖器官也有所改变。

从总体来看，妊娠期是处于阴血不足、阳气偏旺的状况，亦即"产前一盆火"。如果稍有不慎，就会影响胎儿。如运动量过大或者强烈，就有可能动胎，引起先兆流产或早产。完全不运动，会引起气血流通不畅，引起难产。

那么，妊娠期究竟该如何进行运动养生呢？妊娠期由于阴血相对不足，阳气偏旺，所以"静养"是妊娠期养生的主要指导思想。

静养并不等于不工作，不做任何事情。笔者在数十年前曾经碰到一个这样的产妇，男方因为公伤导致残疾，好不容易找到一个称心如意的老婆，全家人视为心肝宝贝，怀上孩子后什么都不让做，整天除了吃饭就是睡觉，怀了几个孩子都是难产，并且出现意外。所以，静养是相对的，你原来干什么工作照干不误，按医嘱在生产前提前 15 天休息就可以了。

但在工作期间应尽量做轻松点的工作，如果整天都是处于运动状态的工作肯定是不行的。中间要找时间休息，坐着的工作是没什么问题的，但也要定期起来活动活动。

在工作之余，以休息为主，但也要有计划地运动养生，每天抽一定的时间进行有氧运动。散步是孕妇最好的运动项目，这是一项有益无危险的运动。

刚开始时，可以将步子放慢些，散步的距离可根据自己身体状况、工作状况而定。如果工作比较忙，或是活动量比较大的工作，工作时走得也不少了，则下班后以休息为主。如果是想走走，就选择在小区，或居住的房前屋后，稍稍走动就可以了。

如果工作比较清闲，散步的距离就可以长一些，每次散步时间控制在 30 分钟左右，一定不要走到感觉太累了。

散步的环境也应选择道路条件好、无污染、无危险、沿途风景优美的地方。

散步的速度要适当调节，开始和最后走慢一些，中途速度可适当加快一些。运动期间应保持良好的心态，如果是运动时能同时哼哼小曲，还起到了胎教的作用。

有些游泳爱好者怀孕期间仍然想坚持游泳运动。较之非怀孕期间，孕妇游泳有比较多的注意事项。

第一，选择水质良好的环境。由于孕妇的抗病能力下降，对水质的要求很高，所以水不干净的地方不要去游泳。水温也要适宜，温差过大容易刺激子宫收缩，造成早产、流产等。尤其是夏冬两季，要掌握好温度，不宜在温度偏低的水中游泳。

第二，选择适宜的时间。最佳的游泳时间是在怀孕 5～7 个月时。怀孕晚期，为避免羊水早破和感染，应停止游泳运动。每次游泳的时间多在 10～20 分钟，时间不宜过长。

第三，并非所有孕妇都适宜游泳。如果曾有流产、早产、死胎史或患心、肝、肾脏疾病、妊娠高血压症、阴道流血的孕妇，则不宜进行游泳锻炼。

第四，游泳姿势应适宜。孕妇应该选择仰泳，在水中漂浮、轻轻打水都是不错的锻炼姿势，可以缓解腰痛。

孕期按摩运动。孕妇怀孕 4 个月以后，可进行腹部按摩。这既是孕妇一种运动项目，又是一种胎教，有利于孩子运动能力、平衡能力的培养。方法：每次做之前排空小便，仰卧在床上，在腹壁上用双手从上而下、从左至右地轻轻地抚摸胎儿，每天 1～2 次，每次 15～30 分钟。如果胎动强烈，应停止抚摸。在抚摸期间，可与胎儿对话，或听音乐，效果会更好。

（三）产后期静而不动

产后由于生产时屏气用力出汗，加上产伤出血，伤血耗气，导致气、血、阴、阳受损，人体处于一个相对虚弱的状态。如果过早运动或劳动，很容易导致子宫脱垂之类的疾病发生。

正常情况下，用扩宫器扩开阴道口，在阴道里是看不见子宫的，但如果患子宫脱垂的病证,就会在阴道里看得见子宫,甚至在阴道口外看得见整个子宫,像一个圆茄子。所以,民间俗称子宫脱垂为"茄病"。

造成子宫脱垂有很多原因,其中,产后过早运动或运动不当,均可导致子宫脱垂。

所以,产后的运动养生非常重要,弄得不好不仅影响产后恢复,还可能导致产后一些疾病的发生。那么产后该如何运动呢?

新产后(指产后 3 天内),产妇主要以静卧为主,以保养正气。静卧时可配合腹部自行按摩,目的是刺激子宫肌收缩,促使子宫腔内恶露顺利排出,同时增加肌张力,刺激胃肠蠕动,预防内脏下垂,防止静脉血液的滞留。

方法:从产后第二天开始,仰卧床上,在腹壁和子宫底部(约在肚脐下三寸处),用拇指顺序按摩,从腹部两侧及中下部做轻推按揉,沿结肠环走向推摩,或腹部逆时针方向做环形按摩。每晚按摩一次,每次 5~10 分钟。

同时,根据不同的分娩方式适当进行运动养生。比如,经阴道自然分娩的产妇,应于产后 6~12 小时内起床稍事活动,包括坐在床边、扶床行走,于产后第二天可在室内随意走动。行会阴侧切或行剖宫产的产妇可推迟至产后第三日起床稍事活动。

如果平时身体素质就不是太好,生产时出血也较多,感觉头晕无力,这种情况,每天稍微下床活动一下,每次 5 分钟左右。随着身体的恢复,逐渐增加活动量。

很多人在怀孕时身体长胖了,生孩子后急于减肥,有的剖腹产或会阴侧切后的伤口都还没有恢复,就开始进行一些"产后操"或"瘦身操"的运动。这是不恰当的,弄不好,可能会导致伤口开裂;或者由于子宫复旧还没有完成,导致出血;还可能由于抵抗力低,运动过度或不当,使抵抗力更低,导致微生物感染。

因此,产后蓄精养气,是重中之重。精气血足,还能保证乳汁的充足。至于身材美丽的问题,放一放没有太大的关系,等到孩子半岁以后,再来锻炼都不迟。

有些完美主义者,就是一天也不能等,这种情况,也要待医生做完产后检查,认为你的伤口愈合得很好,子宫复旧也不错,你自己也没任何不适感了,才可以开始减肥运动。

顺产妇一般在产后 4~6 星期可以开始做产后瘦身操,而剖宫产产妇一般在 6~8 星期后,经医生诊断伤口复原了,才可做产后瘦身操。

产妇一旦身体恢复,如果原来习惯运动,可恢复孕前的运动项目,但要注意运动量的控制,劳逸结合。毕竟孕养孩子有将近两年的时间,要把这两年时间全身的变化恢复回去,是需要一个过程的,不能急于求成。

没有运动习惯的人,产后也要适当做一些产后运动项目,目的是预防或减轻因孕产造成的身体不适及功能失调,主要是协助恢复骨盆韧带排列,恢复腹部及骨盆肌肉群功能,并使骨盆腔内器官位置复原。一般而言,经阴道自然分娩的产妇、行会阴侧切或行剖宫产的产妇,都需要伤口完全愈合以后才能进行。

产后是一个特殊时期,运动亦不同于平时,要注意如下几点。

第一,选择空气流通的房间,在硬板床或地板上做运动。第二,穿宽松或弹性好的衣裤,运动前要排空小便。避免于饭前或饭后一小时内做。第三,所有运动配合深呼吸,缓慢进行,以增加耐力。每天早晚各做 15 分钟,至少持续 2 个月。次数由少渐多,勿勉强或过累。若有恶露增多或疼痛增加须暂停,等恢复正常后再开始。第四,运动后出汗记得补充水分,但千万不能饮冷水,防止寒凝血瘀,导致产后腹痛。

常见产后运动项目:

(1)腹式呼吸运动:平躺,闭口,用鼻深呼吸,使腹部凸起后,再慢慢吐气并松弛腹部肌肉,重复 5～10 次。

(2)头颈部运动:平躺,头举起,试着用下巴靠近胸部,保持身体其他各部位不动,再慢慢回原位。重复 10 次。

(3)会阴收缩运动:仰卧或侧卧,吸气,紧缩阴道周围及肛门口肌肉,闭气,持续 1～3 秒再慢慢放松吐气,重复 5 次。

(4)胸部运动:平躺,手平放两侧,将两手向前直举,双臂向左右伸直平放,然后上举至双掌相遇,再将双臂向后伸直平放,再回前胸后复原,重复 5～10 次。

(5)腿部运动:平躺,不用手帮助举右腿,使腿与身体成直角,然后慢慢将腿放下,左右交替同样动作,重复 5～10 次。

(6)臀部运动:平躺,将左腿弯举至脚跟触及臀部,大腿靠近腹部,然后伸直放下,左右交替,同样动作 5～10 次。

(7)仰卧起坐运动:平躺,二手掌交叉托住脑后,用腰及腹部力量坐起,用手掌碰脚尖两下后再慢慢躺下,重复做 5～10 次,待体力增强可增至 20 次。

(四)更年期静动结合

现在一提到更年期,或看见更年期的女性,人们都有一种别样的感觉,对待更年期的人是惹不起,躲得起,遇到有什么事情和更年期的人理论,干脆就先主动败下阵来,免得弄出一些麻烦。

为什么会有这种想法或出现这种现象?从医学的角度来分析,更年期是一个多事之秋。为什么更年期会出现这样那样的问题?是因为阴阳失调。人到更年期阴阳何以失调?这还得从《黄帝内经》那儿寻找答案。

《黄帝内经·素问·上古天真论》云:"七七,天癸竭,任脉虚,太冲脉衰少,地道不通,故形坏而无子也。"

就是说,女子七七四十九岁时,任脉气血虚弱,太冲脉的气血也衰少了,天癸枯竭,月经断绝,所以形体衰老,失去了生育的能力。

其实女性早在35岁时,气血就开始逐渐衰弱,面部憔悴,头发也开始脱落。以后随着年龄的增加,衰老越来越快。

人体衰老与一种叫"天癸"的物质关系密切。"天癸至",月经来潮,并且天癸量的多寡与月经是否正常有密切关系,只有天癸密至,月经的期、量、色、质才正常。

如果天癸稀至,月经就会稀发,比如月经周期退后或闭经等。像初潮后不久的小姑娘,就会有几个月来一次月经的现象,这种情况也属于正常。

所以,天癸的至与竭都有一个量的渐变过程。天癸由至到密至,月经由不规则到规则。天癸由密至到稀至再到竭,月经由规则到不规则再到自然绝止。

天癸至的基础是肾气盛。天癸是肾中精气产生的一种促进人体生长发育和生殖功能的物质,天癸的至与不至,竭与不竭,都是肾说了算。肾气盛,天癸至,肾气虚,天癸少,甚至无。

肾气又包括肾阴或肾阳。更年期是因为先有肾阴不足,阴虚阳亢,所以就会有月经不调、烦躁不安、烘热汗出、睡眠不佳甚至失眠等症状。

有的人如果精神压力过大,就会加重阳亢,因为情志刺激就会导致肝郁气滞化火。肝火加虚火,火气更盛,一点就着,你说遇到这种情况是躲还是去惹?

这就说明了更年期的女性为什么会动不动就火冒三丈。这火的源头在哪?源头就在肾,在肝。肾阴不足,不能养肝阴,肝阴也不足,肝肾阴虚,肝阳上亢,这就是大家经常说的虚火。虚火也是火,虚火旺也会情绪不稳定。如果再有不顺心的事情,或工作压力过大,就会造成气郁。气郁日久化火,等于火上浇油,火势更大。

除了女性外,男性也有更年期,发病原理是一样的,只不过男性没有月经的生理现象,其他症状都相似。男性是在60岁左右。《黄帝内经·素问·上古天真论》云:"八八,天癸竭,精少,肾脏衰,形体皆极,则齿发去。"

就是男子到 64 岁时,天癸枯竭,精气少,肾脏衰,牙齿、头发脱落,形体衰疲。其实男子在 40 岁时,肾气就开始衰退,头发就开始枯槁,牙齿开始脱落。

为什么男子更年期症状不如女子明显? 可能还是与男子心理特点有关。男子不易表露情感,不易谈论身体的不适,男子如果是与女子同样的不适,可能男子就不会整天放在嘴上念叨。男子神经没有女子敏感,实际感受确实没有女子强烈。其实这并不是一件好事。女子嘴上的唠叨,对她们的身体具有一定的保护作用。她们通过唠叨或者哭闹,及时发泄了心中的酸甜苦辣,疏解了压力。

男子没有这个习惯。看似平静的背后,他们往往强忍着内心的不满,或痛楚,又不习惯去表达。社会对男人过高的期望,也不利于男性及时疏解压力。

如果一个男人总是说身体某个地方不适,肯定会有人说:"这人不像个男人,婆婆妈妈,一天到晚唠叨个没完。"习惯化了的社会习俗,给更年期男人增加了无形的压力。所以,男性更年期看似平静的背后,其危害性、危险性更大。

最近几年来,近六十岁的男子杀妻案时有发生,也有不少自杀案例发生,这些可能都与更年期精神压力过大有关。

所以在进入更年期前,或在更年期时重视养生,比任何时候都显得更重要。尤其是那些知识精英、上层管理者,因为这个时候肩上的担子更重,社会活动更频繁,休息的时间更少,很容易导致抵抗力下降,各种致病因素也会乘虚而入。

那么更年期要注意哪些养生内容呢? 更年期对于所有人来说几乎都是"船到码头车到站"了。所以孔子说:"及其老也,血气既衰,戒之在得。"

不计较名利得失,是更年期最最重要的精神养生原则。只要做到这一点,就会少很多烦恼。就不会黑白颠倒,劳逸不均;就不会为银子,去跟年轻人争抢;更不会置道德、法律于不顾,去演绎五十九岁现象;也不会众叛亲离,做巴尔扎克笔下的葛朗台,或果戈理笔下的泼留希金,生出许多烦恼来。

这样,运动养生才能起到实际的效果,要不然天天烦事在心,再运动也无济于事。更年期运动的原则是静动结合,以养肾为主,多选择舒缓的运动项目,如散步、打太极拳、舞太极剑、跳中老年舞等。

我们平时见到的经常参加运动锻炼的人,无论是更年期的人,还是年轻人，多是女性，男性不多。男性更习惯于窝在家里看电视、上网、看报纸。这也可能是男性普遍寿命比女性短的原因之一，所以，我们这里特别强调男性应加强运动锻炼。

更年期运动锻炼还要结合前面顺时运动的内容，比如，冬天要待太阳出来，再去锻炼，防止寒冷诱发一些老年疾病。特别是有心血管疾病的人，更应该注意这些。

运动一般不能过量，散步每天 30 分钟就可以。有人退休了，也没什么事，长时间训练，其实运动也并非是多多益善。当然，可以摸索一个自己喜欢的项目和运动量。

另外，并不一定要严格限制时间和地点，可根据每个人的情况，随时锻炼。如看电视时，可边看电视边叩牙齿，以固肾。

更年期的人，切忌赌博。现在很多地方打麻将盛行。退休了，又没有了上下班时间的约束，有的人整天坐在麻将馆里，一坐就是几小时，甚至上十小时。如此久而久之，就会导致气血流通不畅。加上输钱或赢钱的精神刺激，有高血压、心脏病的人，很容易诱发中风或心肌梗塞。

因打麻将导致中风或出现意外的，在一些农村或中小城市，发生得已经非常普遍了。即使有些人有这种爱好，也只能把它当成一种娱乐形式。短时间娱乐，对身体健康无害。若把它当成一种赌博工具，长时间鏖战，对身体绝对是有害的，对那些有慢性病的人，甚至是致命的。

# 第六讲　四季气候与健康

中医学有两个最基本的特点，就是整体观念和辨证论治。有关整体观念与辨证论治的概述、基本内容，已在第一讲里讨论。

根据四季的气候特点和人体的生理特点，四季中衣食住行、精神情志该如何调理，也都分别在前面第二讲、第三讲、第四讲中进行了讨论。此讲内容主要是根据《黄帝内经》四季养生的内容，简单地描述四季自然界与人体的特点及四季调养的基本原则和大致内容。

## 第一节　顺应自然变化

### 一、春生，春应以伸展为宜

《黄帝内经·素问·四气调神大论》云："春三月，此谓发陈。天地俱生，万物以荣。夜卧早起，广步于庭，被发缓形，以使志生。生而勿杀，予而勿夺，赏而勿罚。此春气之应，养生之道也。逆之则伤肝，夏为寒变，奉长者少。"

翻译过来就是说，春季的三个月，谓之发陈，是推陈出新、生命萌发的时令。那时天地自然都富有生气，万物显得欣欣向荣。此时，人们应该入夜即睡眠，早些起身，披散开头发，解开衣带，使形体舒缓，放宽步子，在庭院中漫步，使精神愉快，胸怀开畅。保持万物的生机，不要滥行杀伐，多施与，少敛夺，多奖励，少惩罚，这是适应春季的时令，保养生发之气的方法。如果违逆了春生之气，便会损伤肝脏，提供给夏长之气的条件不足，到夏季就会发生寒性病变。

这段话有四个方面的意思：一是描述了春生的特点；二是提出春生之际形体养生的要求；三是提出春季精神情志养生的要求；四是告诫人们，如果不顺应春生的要求养生，会有什么后果。

春生的特点就是万物欣欣向荣，呈现一派生机勃勃的景象。植物开始发新芽,长新叶;生物开始孕育。《内经》将其高度概括为"发陈"。

春为少阳生发之气,阳气缓缓升发。肝主疏泄,肝气通于春,肝气亦有升发的特点。所以,在春天一定要顺应自然界阳气升发的特性养生、养肝。

要弄清春天养肝的重点内容,首先要了解一下肝的主要功能。

肝有两大主要功能,一是藏血。所谓藏血,就是指肝具有贮藏血液、调节血量、防止出血的作用。"人静则血归于肝,人动则血运于诸经",人活动时血液运行到各条经脉,人静血就回到肝,这个分布的任务,也由肝来主管,这就是肝调节血量,它就是人体的一个血液调度员。血液有藏有运,顺着经脉,出血也就不会发生。如果肝不藏血,就会发生血虚或出血的病证。

肝的第二大功能是主疏泄。所谓"疏泄",有疏通宣泄之意。疏泄什么呢? 疏泄气机。气机,就是指气的运动。也就是说,人体气的运动始终是需要畅通的,肝在保持气机的畅通中,起着重要的作用。

而肝疏泄气机的功能又可在精神情志、气血运行、饮食消化、水液代谢、生殖机能等方面反映出来。比如,肝的疏泄功能正常,则气机调畅,脏腑功能活动协调,表现为精神愉快、情志舒畅;肝的疏泄功能失调,就会出现情志活动异常。我们平时经常碰到有的人动不动就训人或骂人,旁边的人准会说:"这人肝火怎么这么旺?"这就是因为肝疏泄的功能失调,使气机郁滞。气不顺,就想发火,因为生理上就有想畅通的动机呀。就像我们睡在一个与身体长度不匹配的床上,只好曲着腿,时间稍微一长,就会想伸腿。

气不畅通,就想找到出气口。有的人没有找到发泄的途径,或者不便发作,就拼命忍着,最后出事了。出什么事了? 自杀了,或杀人了。这就是肝郁日久化火,火气更大,总爆发了。也就是所谓的"不在沉默中爆发,就在沉默中灭亡"。

也就是说,肝是一个保持人体精神情志畅通的重要器官,反过来,精神情志的不畅通,又会伤到肝,影响肝主疏泄的功能。

再比如,在消化方面与肝主疏泄也有关。很多人都有体会,遇到心情郁闷时,会感觉没有食欲。这就是精神因素导致肝疏泄功能受到影响,导致脾胃消化吸收饮食水谷的功能降低。因为在正常情况下,肝主疏泄有利于脾主运化和胃主受纳(也就是有利于脾胃的消化、吸收饮食水谷的功能)。

其他如气血的运行、水液代谢、生殖机能,依此类推。

而春天又是肝需要畅通的一个最重要的季节。老百姓都知道,精神类的疾病,或与情绪有关的疾病,都容易在植物发芽或枯萎(青草或枯草)季节发作,如精神病、抑郁症都容易在春、秋季发作,为什么?

这是因为肝应春，如果肝功能正常，到春季，顺着自然界少阳之气生发，肝气升发畅行，对全身气机的调畅作用正常，人体就不会生病。但如果平时就有肝郁气滞，这时候肝升发之性就会受到影响，就会诱发旧病。

秋季肺主令，属金，金克木，若肝木已经不足，再被金克，也会诱发旧病。

所以，春天养肝养什么呢？就是保持、维护肝的条达之性。怎样去维护呢？《黄帝内经》告诫我们："夜卧早起，广步于庭，被发缓形，以使志生。"就是早点睡，早点起。早起后披散开头发，解开衣带，在庭院里散步。这里的关键，是在散步时不让身体有一点约束，哪怕是一根系头绳都不要。

这就是我们说的春应以伸展为宜。首先是伸展你的形体，也可以叫舒展。全身的皮肤、肌肉都处于一个非常放松的状态，对促进肝气畅达是十分有利的。

大家都有体会，买了一双新鞋，穿着脚非常难受，除了脚痛，会不会心情也不爽，甚至烦躁不安，想快点回家换双拖鞋，让脚放放风？

这也提示我们，心情不好的时候，好好伺侯一下身体，可能会起到意想不到的作用。

以上是《内经》告诉了我们怎样舒展身体，并且还提示我们，身体舒展是精神舒展的前提条件。

中医认为人是形与神的完整统一体。形，是人体的脏腑身形；神，主要指人的精神活动。形乃神之宅，神乃形之主。

形体物质是生命的基础，只有形体完备，才能产生正常的精神活动；精神活动是生命的主宰，只有精神舒畅，才能促进脏腑的生理功能。

当一个人身体正在患病时，就会出现相应的不良情绪反应，同样，当遇到不良情绪困扰时，人亦会感到身体的不舒适。《内经》提倡"广步于庭，被发缓形"，目的是为了"以使志生"。

其次，《黄帝内经》还告诉我们舒展精神的内容，即"生而勿杀，予而勿夺，赏而勿罚"。春天的时候不要去杀戮，多施与，少敛夺，多奖励，少惩罚。

其实，解决心理问题的一个既简单又见效的方法，就是善待所有的人。当你痛恨别人的时候，你心里比关爱别人时一定要难受，不信你试试看。所以，对世间一切人和事尽量存有一份爱心，你的心情会好得多，尤其是在春天。

这就是春天养生的主要内容：保持形体与精神的舒畅，以利春生。

如果你不按照春生的规律保持身体和精神的舒展，要束紧发带，不按时作息，还要仇视别人，要打击报复，最终就会"逆之则伤肝，夏为寒变，奉长者少"。

　　"逆之则伤肝,夏为寒变,奉长者少",就是说如果不遵守春季养生方法,不仅会伤害到肝的功能,还会影响到夏长。因为肝属木,心属火,心应夏,木生火,伤木就生火不足,夏季就会患寒性的病。为什么呢?是因为春天生养的基础差,供给夏季盛长的物质也就匮乏了。

　　以上是《黄帝内经》指示的正常人春季养生的最基本内容,是以身体和精神的舒展为原则。

　　至于说已经有肝阴血不足和肝气郁结的人,在春季要特别注意防旧病发作。如肝血不足者,就要提前采用一些饮食进行调理,像桂圆、红枣、当归煲鸡汤,一周1次。或用点阿胶、复方阿胶颗粒冲剂或归胶补血糖浆之类的中成药。

　　如果是有肝郁存在的,重在精神调理,针对导致肝郁的原因进行。比如,工作压力大,就分析压力大在什么地方,一点一点解决。如果是自寻烦恼,就要从改变观念着手(参照情志养生相关内容)。

　　加强运动养生,做瑜伽、八段锦或打太极拳等,可以促进肝气畅通。也可以饮些疏肝解郁、安神定志、养肝利胆的花茶或复方花茶,如玫瑰花茶、百合花茶、茉莉花茶、绿萼梅茶、玳玳花茶等,如有肝阴不足可加当归、枸杞配成复方茶饮用。

## 二、夏长,夏应以宣泄为宜

　　《黄帝内经·素问·四气调神大论》言:"夏三月,此为蕃秀。天地气交,万物华实,夜卧早起,无厌于日,使志无怒,使华英成秀,使气得泄,若所爱在外,此夏气之应,养长之道也。逆之则伤心,秋为咳疟,奉收者少,冬至重病。"

　　什么意思呢?就是说,夏天的三个月,谓之蕃秀,是自然界万物繁衍秀丽的季节。此时,天气下降,地气上升,天地阴阳之气相交,一切植物都开花结果,长势旺盛,人们应该晚睡早起,不要厌恶白天长,应该意志愉快,不要发怒,要使精神之英华适应夏气以成其秀美,使气机宣畅,通泄自如,精神外向,对外界事物有浓厚的兴趣。这是适应夏天"调养"的道理,保护长养之气的方法。如果违反了这个道理,就会损伤心气,提供给秋收之气的条件不足,到秋天容易发生疟疾,冬天再次发生疾病。

　　这段话也阐明了四层意思:一是夏长的特点;二是告诫人们夏季如何进行生活起居养生;三是如何进行精神情志养生;四是告诫人们要顺时养生,如果不顺应夏长的要求养生,会有什么后果。

　　夏季和春季总体来说都是阳气的生长过程,但一个是"生",一个是"长"。

"生"是一个渐变的过程,保持其生的过程中能顺畅是其关键。

"长"是一个比较充盛的过程,主要进一步助其阳长,但不能使其过度,防止"过犹不及"反伤阳气。所以《黄帝内经》就说:"逆春气,则少阳不生,肝气内变。逆夏气,则太阳不长,心气内洞。"

就是说,违逆了春生之气,少阳就不生发,以致肝气内郁而发生病变。违逆了夏长之气,太阳就不能盛长,以致心气内虚。

夏季自然界的特点是长。此时万物繁荣秀丽,生长茂盛,开花结果,人体的阳气也相对充盛,尤其是心阳。因此,心气通于夏。夏季养生就是养长、养心。

那么夏季该如何养长、养心呢?还是让我们先熟悉一下心的功能,以及它与人体其他组织的系统联系。

心也有两大功能,一是主血脉。心能推动人体的血液在血管中运行,是血液循环的动力。这和现代医学的理论比较吻合。心主血脉,还指心有一定的生血作用,心阳能将脾胃化生的水谷精微上输于心肺,经心阳(火)的温煦变化而赤成为血液。

二是心主管生命和精神活动,也叫作"心藏神"。这里的神就包括人的生命,以及人的精神意识、思维活动。所以,近些年来国内外都有心移植的患者性格、脾气大变的报道,其机理到目前为止全世界都不明确,但可能与中医认为的心主神志不无关系。

心在体合脉,开窍于舌,其华在面,在液为汗,在志为喜,与小肠相表里。在此不做详细解释,大家知道以上这些内容与心关系密切就可以。

心又为火脏,在五行中属火。夏季属火,并且夏季的主气是暑热。所以,夏季很容易引起心火旺盛,表现为:口干舌燥、口腔溃疡,小便赤黄、大便干结,甚至心慌胸闷、睡眠不佳。

心与小肠相表里,就是心与小肠通过经络有直接的关系。心有火,可顺着经络下移小肠,既有心火的症状(如心烦、口舌生疮、舌尖红等),又可有小肠火的症状(如尿黄、尿少、尿急、尿痛等)。

还有,原有心血管病的人,夏季也容易诱发中风或心肌梗塞。因为夏季天气炎热,人容易发怒,导致血管压力增加,对不堪重负的血管诱发破裂;或出汗过多,使血液浓缩,增加心脏的负担,诱发心脏的问题等。

了解了夏季与心脏的特点之后,那么夏季该如何顺时养生呢?《黄帝内经》告诫我们:"夜卧早起,无厌于日。"就是晚点睡,早点起床,不要厌恶夏天白天长,骄阳似火。大家可以想想,为什么厌恶白天长?是因为炎炎夏日让人难受,晚上和早上则天气相对凉爽。这在古时候是很有意义的,因为古代既没电扇,更没空调,人们期望天快点黑下来,天气凉快一些。

现在如果是在户外工作的人,他们没办法在室内享受电扇和空调,也会有同样的感觉,希望快点进入有空调的地方,也只有晚上下班了,才有这个待遇。他们也会厌恶夏天白天长,骄阳似火,在太阳底下工作。

所以,夏天尽量早点、晚点工作,中午太阳正热时,不要在室外工作。这不仅是防生病,还防出现意外情况。有些用人单位不考虑这些问题,有时候为赶工期,不顾天气炎热,让劳动者在骄阳下长时间工作,时有意外发生。这类报道屡见不鲜。

运动锻炼也要选择在早晚天气相对凉爽的时候进行。夏季的运动方式,可以选择运动量稍微大一些的,如年轻人可选择竞技类的各种活动、球类、跑步等。老年人可以选择快步走、中老年舞蹈、打太极拳等。这样,通过适度的运动,疏通经络、气血,保持阳气在周身畅行,也通过运动出汗散热,适度祛湿。所以,夏天的锻炼是夏季养生很重要的一个方面。

但是要注意的是,夏天晚睡也不能超过 11 点,早起在 6 点左右。中午要适度午睡。夏天由于出汗较多,容易气随汗出,所以要保证充足的睡眠,以保护正气不受伤害。

这是夏季身体的养生,通过运动来宣泄。夏季精神养生,《黄帝内经》也告诫我们:"使志无怒,使华英成秀,使气得泄,若所爱在外。"

大家都有切身体会,人烦躁的时候会感觉口干舌燥,全身发热。炎炎夏日,你动不动就烦躁,会引动心火,伤津耗气。因此,夏季要"使志无怒",要发怒时,想想伤心的事情,效果会不错。

平常我们经常讲做人要低调一点,喜怒不形于色,但在夏季不妨改变一下这些规矩。当然这里主要是指喜,喜是心的情志。夏季要多想些、做些开心的事情,多怀揣一些梦想,对外界事物抱有浓厚的兴趣,把自己的情感表露出来,使心情始终处于一个畅快的状态。

这就是我们所说的"宣泄",身体通过运动,精神通过表露愉悦的情感,来宣畅气机,疏通形神,使形和神保持一个畅快淋漓的状态,阳气的长才有保障。

夏季保持身体和情绪的适度宣泄,以助阳长,这是适应夏天"调养"的道理。如果违反了这个道理,就会损伤心气,到了秋天,就会患咳嗽和疟疾之类的病。为什么呢?因为夏天调养基础一差,供给秋天的能力也就差了。

为什么夏季伤心,秋易患疟疾?《类经·摄生类·四》注:"心伤则暑气乘之,至秋而金气收敛,暑邪内郁,于是阴欲入而阳拒之,故为寒;火欲出而阴束之,故为热。金火相争,故寒热往来而为疟虐。"寒邪不去,到冬季自然界寒盛,就会导致其他疾病的发生。

夏季的饮食养生,以清养为主(详细内容可参照饮食养生章节)。可适当用一些清热利尿的常用中药,以清利小便,使心火从小便排出,如六一散(滑石、甘草)、淡竹叶、白茅根等,选任何一种,煎水当茶饮,特别是体形肥胖的湿热体质者,可以隔一天喝一次。

同时,夏季特别要注意补充水分,出汗多时喝些糖盐水。

### 三、秋收,秋宜以宁静为宜

《黄帝内经·素问·四气调神大论》称:"秋三月,此谓容平。天气以急,地气以明。早卧早起,与鸡俱兴。使志安宁,以缓秋刑,收敛神气,使秋气平。无外其志,使肺气清,此秋气之应,养收之道也。逆之则伤肺,冬为飧泄,奉藏者少。"

翻译过来,就是说秋季的三月,谓之容平,自然景象因万物成熟而平定收敛,此时,天高风急,地气清肃,人应早睡早起,与鸡的活动时间相仿,以保持神志的安宁,减缓秋季肃杀之气对人体的影响;收敛神气,以适应秋季容平的特征,不使神思外驰,以保持肺气的清肃功能,这就是适应秋令的特点而保养人体收敛之气的方法。若违逆了秋收之气,就会伤及肺脏,提供给冬藏之气的条件不足,冬天就发生飧泄病。

这段原文也说明了四层意思:一是秋季的特点,概括为"容平",指自然界万物成熟而平定收敛;二是提出了生活起居的养生要求,实际上也是形体的养生要求;三是提出了精神情志养生的要求;四是告诫人们,如果不顺应秋天的特点养生,就会伤及肺脏,导致冬天容易发生飧泄病。

从夏到秋,自然界的气候由炎热到逐渐的寒凉,是一个阳消阴长的阴阳消长过程。人体与之相应的是肺,所以,秋天养生就是要养收、养肺。

一到秋天,进入人们眼帘的是植物的叶开始发黄,到逐渐枯萎、凋零。这就是一个收的过程,是植物的养分开始从叶往干再往根部集聚的过程。

自然界的阳气、水分也开始往下降、内收,大地呈现一派干寒的现象。在秋天哪怕是没有太阳的日子,晾个毛巾在家里,也会很快就干燥。

人体也应秋收而变化,最明显的特点是皮肤干燥、口鼻干燥。而人体的皮肤和鼻都与五脏中的肺有关,因肺外合皮毛,开窍于鼻。也就是人体的皮肤、汗毛、鼻都与肺有密切的关系,这是因为与肺气运行的特点有关。

大家都有一些基本的常识,肺是人体呼吸的器官,人体一呼一吸,就是肺气运行的主要特点。吸时肺气下降,呼时肺气上升,在这一呼一吸之间,肺就将津气输送到人体的皮毛,以养皮肤肌腠。所以,人体的皮毛与肺关系密切,如果肺气、阴不足,就会影响皮毛抵抗外邪的能力。

同样,如果皮毛感受外邪,也会影响肺的呼吸。大家都有体会,感冒了表现的症状都是与肺有关的,如鼻塞、打喷嚏、咳嗽等,与其他脏关系不大。

肺呼吸是通过"鼻",中医叫"肺开窍于鼻",是指肺与鼻关系密切。肺阴不足,就会有鼻干的现象,肺感受外邪,就会有鼻塞的症状。

秋天里见到的口鼻干燥、皮肤干燥都与肺有关,所以,有"秋气通于肺"之说。

肺应秋,主呼吸。呼吸之气在体内表现不外乎升、降、出、入几种形式。而肺气以降为主,在秋天更是体现了这一特点,使人体的气、津向内、向下收,以与天应。

所以秋天养收、养肺,就是要维护秋收的特点,保证肺不受外邪的侵犯,使肺能顺利地内收,为冬藏提供一个好的基础。

那么该怎样做呢?《黄帝内经》告诫人们:"早卧早起,与鸡俱兴。"虽然只有八个字,可这里面蕴藏了形体养生的大道理。

鸡是一种天然缺少视杆细胞的生物,一到天黑,就什么都看不见了,就开始休息了。人要"与鸡俱兴"就要早早睡觉,早早起来。早睡使人入静,静则助阴盛,引阳入。

白天属阳,上午为阳中之阳,下午为阳中之阴,到黄昏时(19~21 点),阴气会逐渐上升。自然界阴气开始盛时,人就睡觉。到阳升的时候,人就起床。这样就顺应了自然规律,使阴气能很有效地收敛。

可大多数人都做不到,其实也就是一个习惯问题,或者说是一个思维问题。现在很多人都是惜时如金,觉得睡那么早把大好的时间都浪费了,太可惜了,时间是不等人的,今天没了,永远也回不来了。

不知大家想过没有,如果按照《黄帝内经》的要求做,实际上用于工作和学习的总时间是不变的,只是重新排了一下,把晚上干事的时间搬到早上去了,习惯了完全是一样的,说不定效果会更好。

所以,我们不妨按《黄帝内经》的要求,把作息时间改变一下,早点睡,早点起,顺应阴主静、阳主动的规律来生活。这样,你在事业成功之时,便不用担心损伤健康。据调查许多长寿者都有早睡早起的习惯。

这就是保持身体宁静的一个方面。另外,秋收季节与春夏相比,要减少运动量,以静养为主。闭目养神,静坐调息,配合秋高气爽之时散散步,就是最好的养形。

《黄帝内经》还告诫我们：秋季"使志安宁，以缓秋刑，收敛神气，使秋气平，无外其志，使肺气清"。秋天较之夏天，要让自己的内心平定下来，做些实质性的事情。心猿意马的事情，就要放到春夏去想，少些欲望，以减缓秋季带给人们的"悲秋"情怀。在工作之余，多看看喜剧，看看养眼的书画，听听轻缓的音乐，使内心始终处于一个相对宁静的状态。

经过几千年的生活观察，我们的祖先也提到了，秋季减少性行为是形与神宁静的一个较重要的内容。

身体和心灵都能相对宁静，肺气清就有保障。肺气清，就会很好地发挥其正常的功能，就能顺应秋收的特点，收敛人体的阳气和阴津。

前面已经提到过，有精神类疾病的人，容易在秋天发作。这是因为秋与肺应，属金，金克木，肝属木。

肝和肺不仅在五行中具有相克的关系，在藏象学说中，这两脏肝气主升，肺气主降，共同协调。肝升防止肺降过度，肺降防止肝升过度，使气的升降维持一个相对平衡状态。

春季自然界以生为主，肝应春生，以利于人体阳气升发。但如果肝素有郁火，肝气旺盛，在秋季本该收时，收不了，肺又克制不了，就会犯病，这就是木侮金。或者肝不足者，秋季金盛克木过度，也会诱发与肝有关的疾病。

因情绪过度激烈或抑郁诱发的疾病，如中风、癌症，或各种精神类的疾病等等，秋天都是高发季节。所以，秋季保持良好的心态，使心静下来很重要。可能有的人说，是想静下来，就是静不下来。这种情况一定要找些自己的好朋友或心态平和的人，多聊聊天，互相交流一些人生的体会。或多看看一些心理学、精神情志养生内容的书籍，让自己的心静下来，消除浮躁的心理。

但如果这些方法都用了，还是不起作用，而且还很痛苦，那就得看专科医生，必要时须采用药物帮助。

依照以上方法进行调理，就适应了秋天"调养"的方法。如果违背了这个方法，肺会受伤。到了冬天，就要生完谷不化的泄泻病。为什么呢？因为秋天收养基础一差，供冬天潜藏之气的能力同样也就差了，即是《内经》所说的"此秋气之应，养收之道也。逆之则伤肺，冬为飧泄，奉藏者少"。

❧ 为什么会产生这种现象呢？《素问吴注·卷一》注："肺象金，旺于秋，肺气既伤，则冬水为金之子，无以受气，不能闭藏，故病发于冬而飧泄，谓食不化而泄出，少气以奉冬藏之令也。"

就是说，秋天属金的范畴，与肺相应，秋天要顺时养生，若违背顺时养生规律,就会伤肺。肺属金,金生水;冬天属水的范畴,肾属水;肺金不足,就会生肾水不足。肺气不足就会导致肾气不足,到冬天气候寒冷,致使肾气更加不足,甚至形成肾阳气不足,不能温化水谷,就会产生泻下的大便完谷不化,吃什么拉什么。这种泄泻,中医治疗时多以温补脾肾阳气为主,均不知有些病人是源于秋天没有顺时养生造成的后患。

## 四、冬藏,冬应以藏匿为宜

《黄帝内经·素问·四气调神大论》言:"冬三月,此谓闭藏。水冰地坼,无扰乎阳。早卧晚起,必待日光。使志若伏若匿,若有私意,若已有得,去寒就温,无泄皮肤,使气亟夺,此冬气之应,养藏之道也。逆之则伤肾,春为痿厥,奉生者少。"

翻译过来,就是说冬天的三个月,谓之闭藏,是生机潜伏、万物蛰藏的时令。当此时节,水寒成冰,大地龟裂,人应该早睡晚起,待到日光照耀时起床才好。不要轻易地扰动阳气,妄事操劳,要使神志深藏于内,安静自若,好像有个人的隐秘,严守而不外泄,又像得到了渴望得到的东西,把它密藏起来一样。要躲避寒冷,求取温暖,不要使皮肤开泄而令阳气不断地损失。这是适应冬季的气候而保养人体闭藏机能的方法。违逆了冬令的闭藏之气,就要损伤肾脏,提供给春生之气的条件不足,春天就会发生痿厥之疾。

这段原文也是表达了四层意思:其一,冬季的特点"闭藏",天寒地冻,万物蛰藏;其二,提出生活起居养生要求,亦即形体养生要求;其三,提出了精神情志养生要求;其四,亦是告诫人们,要顺时养生,如果不顺应冬藏的要求养生,会有什么后果。

《黄帝内经》说:"逆秋气,则太阴不收,肺气焦满。逆冬气,则少阴不藏,肾气独沉。"就是说违逆了秋收之气,太阴就不能收敛,以致肺热叶焦而胀满。违逆了冬藏之气,少阴就不能潜藏,以致肾气不蓄,出现注泄等疾病。

这又一次说明,人与自然息息相关,在不同的季节,一定要顺应自然特点,养好时令脏气。冬天的时令脏器是肾,因肾亦主藏,是人体最低的一个脏器,也可以说就是人体的地下。肾主藏精,在冬季肾更应封藏,不能妄泄。

肾藏精,是指肾具有封藏精气的功能,而这种精气又能主管人体的生长发育与生殖功能。前面已经提到了,人体生殖的成熟与衰退,都与一种叫"天癸"的物质有关。这种物质的基础是肾气,肾气盛,天癸才至,天癸的多少亦与肾气的盛衰关系密切。

肾所藏之精又包括"先天之精"和"后天之精"。先天之精禀受于父母,与生俱来,是构成人体胚胎的原始物质,具有繁衍后代的功能。后天之精是指人体出生后,由脾胃从饮食中摄取的营养成分和脏腑代谢化生的精微物质,具有培补先天之精和促进人体生长发育的功能。

两者相互联系,相互为用,共同维持人体的生长发育和生殖功能。机体生、长、壮、老、已的自然规律与肾中精气的盛衰密切相关。而且,肾精也可以与血、气、津液等物质相互转化。当血不足时,肾精可以化生为血,当精不足时,血也可对肾精进行补充,也就是精血可以相互转化。同理,精能化气,气亦能生精。所以,冬季养生须养藏、养肾,顾护人体的阳气。这是四季养生的重要一环,养好了肾,就等于储备好了一年的能量。

那么冬季养藏、养肾从哪些方面着手?《黄帝内经》对冬季养藏的总的指导思想是"无扰乎阳"。

怎样才能"无扰乎阳"?《黄帝内经》强调一是形体要藏匿:"早卧晚起,必待日光……去寒就温,无泄皮肤,使气亟夺。"

这里的核心内容就是强调冬季气候寒冷,不要在寒冷的清晨和夜晚动了阳气,要避寒。古时候没有现在的取暖条件,进入被窝是最好的保暖措施。所以,《黄帝内经》说"早卧晚起,必待日光",一方面强调防寒伤阳,另一方面是强调防冬季劳累。冬藏就是要多休息,少劳动,以静养为主,只有静,才能有利于养藏。

可是这在现在不太现实。进入冬天就早睡晚起,首先天天上班的人是绝对做不到的,即使是自由职业者,也很难做到。现在人们感觉最缺的就是时间,那么如何来协调好养生与工作的关系?

还是我们反复强调的,养生最最重要的是更新观念的问题。只要你认为在这世界上没有什么比生命更重要,就会协调好养生与工作的关系。

我们可以不需要天黑就睡觉,八九点钟起床,但我们可以在冬天稍微早一点睡,迟一点起,让自己尽量少参加一些不必要的应酬,多休息一些。这对多数人来说还是能做到吧?

冬季要躲避寒冷,注意保暖,不要使皮肤开泄出汗,使阳气随汗而泄,也是冬季养藏的重要方式。

因此,冬季就不能像春夏季节一样,经常到户外去长时间或者大剂量地运动。冬天较之于秋天,更应该静养。如果出门锻炼,一定要在阳光灿烂的时间,选择阳光充足的地方,进行舒缓的锻炼,一般不要让身体出汗,以活动筋骨,疏通经脉、气血为主。

冬季养藏,要减少性行为,有人甚至强调要禁止性行为。中医一向重视防房劳过度伤肾，因为肾藏人体的生殖之精和五脏六腑的精气，房劳过度或生育过多、人流过多都会伤及肾精、肾气。减少性行为，防止伤肾，在冬季显得尤为重要。

那些有逛"青楼"嗜好的人，在冬季就应该学会控制自己这种不良的嗜好。即使是正常的性行为，也要有严格地节制，以养藏、养肾。

二是冬季养藏、养肾，在精神上应"使志若伏若匿，若有私意，若已有得"，就是使精神情志隐匿。这种隐匿并非是压制自己的情绪，强迫自己隐匿，而是从内心深处告诫自己，冬天要顺应自然，少动"心思"。减少欲望，把自己的理想、抱负尽量放到春夏之季去考虑（详细内容见前面冬季之情志养生内容）。

所以，冬季养生就是让你的身体和心灵都藏匿起来，尽量减少不必要的劳累，不必要的"操心"。但不是绝对的静养，是较春夏减少运动，不要在寒冷的清晨和傍晚去运动。

按照这些养生要求去做了，就适应了冬天养藏的方法，如果违反了这个道理，肾就会受伤，到了春天就要得痿厥病了。因为冬天闭藏的基础一差，供给春季生养的能力也就差了。所以冬天养生当顺其闭藏之性，注意保暖，避免受寒，使意志保持安宁而愉快，不按顺时养生的规律就会伤肾。

肾属水，肝属木，水生木。肾不足，就会导致肝木不足，到春季肝主令之时，更显不足。因肝主筋，肝不足，不能养筋，就会发生痿厥一类的病证。

# 第二节　春夏秋冬调养总则

《素问·四气调神大论》说："夫四时阴阳者，万物之根本也。所以圣人春夏养阳，秋冬养阴，以从其根，故与万物沉浮于生长之门。逆其根，则伐其本，坏其真矣。"

什么意思呢？翻译过来是说，四时的阴阳变化，是万物赖以生存的根本。善于养生的人能做到春夏调养生长之气，秋冬调养收藏之气，以顺应四时阴阳变化这个根本，所以能同自然界其他生物一起，在生命的道路上运动不息。如果违背四时阴阳变化这个根本，就要伤伐生命，败坏真气。

春夏养阳，秋冬养阴，是《内经》强调人体当顺应自然养生的高度概括。

自然界四季气候的变化，在上半年由于属阳的温热之气渐长、增加，而属阴的寒凉之气渐减、变少，所以气温就由寒转暖变热，这一过程就是中医所说的"阳长阴消"。下半年由于属阴的寒凉之气渐长、增加，而属阳的温热之气渐减、变少，所以气温就由热转凉变寒，这一过程就是中医所说的"阴长阳消"。

这就是四季阴阳的变化，四季阴阳的变化决定着生物生长化收藏（生长壮老已）的全过程。所以在养生方面，就须顺应四季阴阳变化来调养，也就是春夏养阳，秋冬养阴。

顺从这一根本，人就能和其他生物一样，顺利生长壮老已，活到老天规定的寿命。若违背这一规律，即春夏不养阳，秋冬不养阴，人就会经常患病，甚至会夭亡，可见春夏养阳、秋冬养阴的重要性。

那么，什么是春夏养阳？春夏养阳，就是指养生养长。该怎么养？根据《内经》四季养生理论（在前面的内容中我们已经论述得十分清楚了），即通过生活起居和精神两方面的内容来调节人体的起居习惯，调节情志活动，达到与自然同步。如春应"广步于庭，被发缓形，以使志生，生而勿杀，予而勿夺，赏而勿罚"；夏应"夜卧早起，无厌于日，使志无怒，使华英成秀，使气得泄，若所爱在外"；秋应"早卧早起，与鸡俱兴，使志安宁，以缓秋刑，收敛神气，使秋气平，无外其志，使肺气清"；冬应"无扰乎阳，早卧晚起，必待日光，使志若伏若匿，若有私意，若已有得"。

另外，根据五行学说的理论，肝应春，属木，木克土；心应夏，属火，火克金；肺应秋，属金，金克木；肾应冬，属水，水克火。

还有，孙思邈饮食养生的理论，提到了饮食春季应"省酸增甘，以养脾气"；夏季应"省苦增辛，以养肺气"；秋季应"少辛增酸，以养肝气"；冬季应"省咸增苦，以养心气"。此外，还要根据食物的性味功效和四季自然特点来选择合适的饮食，以助春夏养阳，秋冬养阴。

可能还是有人要问，春夏时阳热之气上升，阴寒之气下降，人容易出汗，导致阴津受伤，应多养阴才对，为什么要养阳？

其实《内经》提到"春夏养阳"时，并没有说春夏禁止养阴。就是因为大多数人都只知道春夏阳热逐渐上升，尤其是夏季暑热盛，防暑降火是人人皆知的，但忽视了对阳气的顾护。

人体气血阴阳是相互联系、相互为用的。气附于津血，当人体大量出汗时，不仅伤津，而且耗气。大家都会有体会，当我们在春夏或者秋冬进行一场剧烈的球类比赛或其他强烈的运动之后，在感到口渴的同时，还会有明显的疲乏感，就想急于找个地方坐下或躺下，这就是暂时阳气耗伤的结果。

夏季还由于人们急于防暑降温，过度地贪凉饮冷，而导致中焦阳气受伤，出现腹痛腹泻的病症。

因此，《内经》提到"春夏养阳"，也并非是夏天一定要保暖大补，而是提醒人们不要过度防暑降温。尤其是现代人,不要过度使用空调,食用冰冷食品,防止伤阳气。必要时可用些辛热食品或药物来调节人体的阴阳平衡,如民间流行的"冬吃萝卜夏吃姜",就是一个最好的例证。著名养生学家汪绮石在《理虚元鉴》里也明确指出:"夏防暑热,又防因暑取凉、长夏防湿。"

如果是素体阳虚的人或阳虚有寒病的人,还可以到专门的医疗机构进行冬病夏治,借助自然界的阳气驱邪外出。不严重者,可在夏至、三伏天适当进一些温补食品,如羊肉、牛肉之类。

秋冬养阴,自然界一切事物处于收藏状态,人体阳气潜藏于内,腠理致密,往往形成外寒里热的状态。但人们只知道冬天寒冷,要注意防寒保暖,往往过度防寒保暖,比如过度使用暖气,晚上睡觉整夜开着电热毯,饮食上天天吃火锅,天天饮酒驱寒。这些都会导致热邪内生而伤人体阴液,加上自然界秋冬除了气候逐渐变冷外,还越来越干燥,人体也容易阴津不足。

所以,秋冬养阴,是指秋冬在保护阳气时,不要伤了阴液,要保持人体阴阳平衡。

# 第七讲 常用中药与方剂

常用中药与方剂是指临床医生和民间老百姓运用频率比较高的中药与方剂，大多数就是人们常说的"单药小方治大病"之类的内容。除了第三讲里涉及的药食两用的药物外，还有不少这类的药和方。如夏枯草是一味清热泻火的中药，除了有清热泻火作用外，还能明目、散结消肿，可单味药熬膏治疗甲状腺腺瘤或结节等。茵陈清热利湿，利胆退黄，可单味煎水熏洗治疗因湿热所导致的皮肤湿疹或瘙痒，或熏蒸治疗黄疸，或配伍栀子、大黄治疗因湿热所致的急性黄疸型肝炎、胆囊炎、胆石症等。

## 第一节 常用中药

### 一、治疗感冒的常用中药

中医治疗感冒跟西医有些不同。西医治感冒不分类型，只要确诊这个病人是患感冒，能治感冒的药物均可在选用范围内。但中医就有很大差别，首先是要区别这感冒是风寒或风热，也就是老百姓常说的是寒感冒还是热感冒。除了这两大常见类型外，还有因风湿、风燥，或兼有正气不足的。有人本身就气虚又感受了风寒，有人本身就血虚又感受了风寒或风热，有人本身就阴虚又感受了风热，等等，这些感冒的治疗方案和药物都有所不同。能治感冒的药在《中药学》里为了学习方便就分了两大类，即发散风寒药与发散风热药。一般风寒感冒多用发散风寒药，风热感冒多用发散风热药。

（一）治疗风寒感冒的常用中药

紫苏、生姜、葱白、胡荽是常用的治疗风寒感冒的药食两用的中药，已在第三讲里叙述。这类药均性温或微温，味辛，多归肺经，具有祛风、散寒、解表的作用，用于治疗风寒感冒（风寒感冒的特点是：恶寒发热，头痛身痛，无汗，鼻塞，流清鼻涕，打喷嚏，或咳嗽痰稀、舌淡苔白、脉浮紧等）。不同的药又有各自的功能特点,临床上治疗的病证也不同。

香薷:味辛,性微温。归肺、脾、胃经。具有发汗解表、化湿和中、利水消肿作用。最适用于夏天患寒感冒的人(表现为:恶寒发热,头痛身痛,无汗,胃脘不适,食欲不振,甚至有恶心呕吐或腹泻、舌苔较厚、色白等症状)。也可用于因湿阻的水肿。

用法与使用注意:3~10克加水煎服,量不宜过大,不宜久煎。用于利水消肿,量宜稍大,且须浓煎。热感冒就不宜使用,主要是因为香薷发汗力较大,而且性属辛温。表虚有汗又感冒的人也不宜使用,防出汗过多。

荆芥:味辛,性微温。归肺、肝经。具有祛风解表、透疹消疮、止血作用。本品辛散气香,长于发表散风,且微温不烈,药性和缓,为发散风寒药中药性最为平和之品,所以寒感冒或热感冒均可以使用(热感冒与寒感冒的主要区别是热感冒有口干舌燥,咽喉疼痛,往往伴有咳嗽咳痰,痰的质地比较稠,或颜色黄)。寒感冒多配伍防风、羌活、生姜等同用;热感冒多配伍桑叶、菊花、牛蒡子等同用。很多人感冒后都服用过银翘片,银翘片里就有荆芥。

荆芥还能配伍苦参、防风、白蒺藜等药,治疗风疹瘙痒。炒炭后能止血,对吐血、衄血、便血、妇科出血均可治疗。不同的出血配伍不同的药物,如血热妄行的吐血、衄血多配伍生地黄、白茅根、侧柏叶等;治血热便血、痔疮常配伍地榆、槐花、黄芩炭、大黄炭等同用;治妇科崩漏下血可配伍棕榈炭、莲房炭等同用。

用法与使用注意:5~10克加水煎服,不宜久煎。治疗感冒或皮肤病宜生用,止血宜炒用。

防风:味辛、甘,性微温。归膀胱、肝、脾经。具有祛风解表、胜湿止痛、止痉作用。本品与荆芥有相似之处,其性微温不峻烈,有"祛风之润剂"之称,对于风寒、风热、风湿表证均可配伍使用。一般风寒感冒多配伍荆芥、羌活、独活等;风热感冒配伍薄荷、连翘、蝉蜕等;风湿感冒配伍羌活、白芷、川芎等(风湿感冒多呈现湿的特点,头痛如裹,身体沉重,再有其他如鼻塞、流鼻涕、打喷嚏等感冒症)。

防风还可治疗风疹瘙痒,可治疗各种皮肤病,其中尤以风邪所致的隐疹(隐疹是以异常瘙痒,皮肤出现成块、成片状风团为主的疾病,因时隐时现,遇风易发为特点,故名"隐疹"或"风疹")瘙痒较为常见。因风寒者配伍麻黄、白芷、苍耳子等同用;风热者配伍薄荷、蝉蜕、僵蚕等同用;治疗湿热者配伍土茯苓、白鲜皮、赤小豆等同用;血虚风燥者配伍当归、生地黄等同用。

防风临床上还多用于治疗风湿疼痛、风寒湿痹。肢体疼痛、筋脉挛急者,可配伍羌活、独活、桂枝、姜黄等同用；风湿热痹、关节红肿热痛，可与地龙、薏苡仁、乌梢蛇等同用。

用法与使用注意：5～10克加水煎服。阴血亏虚、热病动风者不宜使用。

白芷：味辛，性温。归肺、胃、大肠经。具有解表散寒、祛风止痛、通鼻窍、燥湿止带、消肿排脓的作用。白芷与荆芥、防风相似，均能治疗风寒感冒。但白芷主要以止痛、通鼻窍见长，对头痛、牙痛、风湿痹痛均有较好的止痛作用，可在辨证论治方剂中加白芷，增强止痛效果。如风寒头痛，可单用白芷，或配伍防风、细辛、川芎等祛风止痛药同用。治疗风冷牙痛，可与细辛、全蝎、川芎等同用；治疗风热牙痛，可配伍石膏、荆芥穗等同用。风寒湿关节疼痛配苍术、草乌、川芎等药同用。

白芷还可用于鼻炎所致的鼻塞不通、浊涕不止、前额疼痛，配苍耳子、辛夷等同用。在妇科还能治白带过多（白带过多，中医认为多与湿邪下注任脉和带脉有关）。属寒湿为患的，白带量多，质较清稀，颜色白，配鹿角霜、白术、山药等同用；属湿热者，白带量多，质较黏稠，颜色黄或黄绿如脓，配车前子、黄柏、鸡冠花等同用。

用法与使用注意：3～10克加水煎服。本品辛香温燥，阴虚血热者忌服。

（二）治疗风热感冒的常用中药

菊花、葛根、淡豆豉是常用的治疗风热感冒的药食两用的中药，已在第三讲里叙述。这类药性多偏寒凉，味辛苦，以发散风热为主要作用，发汗解表作用比发散风寒药缓和。主要治疗风热感冒（风热感冒的特点是：发热、微恶风、咽干口渴、头痛目赤、舌边尖红、苔薄黄、脉浮数等）以及温病初起邪在卫分。部分药物分别兼有清利头目、利咽喉、透疹、止痒、止咳的作用，又可用治风热所致的目赤多泪、咽喉肿痛、麻疹不透、风疹瘙痒以及风热咳嗽等证。

薄荷：味辛，性凉。归肺、肝经。具有疏散风热、清利头目、利咽透疹、疏肝行气的作用。多用于治风热感冒，常配伍金银花、连翘、牛蒡子、荆芥等同用。薄荷也能治疗风疹瘙痒，可配伍荆芥、防风、僵蚕等同用。

薄荷还能治疗肝气郁结证，如胸胁胀痛、月经不调，也能治疗抑郁症，常配伍柴胡、白芍、当归等同用。

薄荷配香薷、厚朴、金银花等组成的薄荷汤（现在可将其制成薄荷茶），具有祛暑辟秽的作用，用于治夏天感受暑湿秽浊之气（表现为脘腹胀痛，呕吐泄泻）。

用法与使用注意：3～8克加水煎服，与其他药物同煎时宜后下。对于病情轻浅者，直接用薄荷泡茶饮用，如咽喉疼痛等。本品芳香辛散，发汗耗气，故体虚多汗者不宜使用。

牛蒡子：味辛、苦，性寒。归肺、胃经。具有疏散风热、宣肺祛痰、利咽透疹、解毒消肿的作用。治疗风热感冒、风疹瘙痒同薄荷。

牛蒡子因其性寒，解毒消肿作用较明显，对痈肿疮毒、丹毒、痄腮、喉痹等证有较好的治疗作用。也就是说牛蒡子虽然是解表药，但有较好解毒作用，可用于一些急性炎症的病人，尤其是头面部感染或皮肤感染类的病证。如急性腮腺炎的病人，多配伍玄参、黄芩、黄连、板蓝根等同用；急性乳腺炎的病人，多配伍瓜蒌、连翘、天花粉、青皮等同用。

牛蒡根含有人体必需的各种氨基酸，且含量较高，可以当作食品使用，炒食或与各种肉类煲汤食用均可。但由于性寒，一般有胃寒的人不宜食用。

用法与使用注意：3～10克加水煎服，炒用可使其苦寒及滑肠之性略减。本品性寒，滑肠通便、气虚便溏者慎用。

蝉蜕：味甘，性寒。归肺、肝经。具有疏散风热、利咽开音、透疹、明目退翳、息风止痉的作用。用于治风热感冒或温病初起发热恶风、头痛口渴者，常配伍薄荷、牛蒡子、前胡等药；治疗风热火毒上攻之咽喉红肿疼痛、声音嘶哑，配薄荷、牛蒡子、金银花、连翘等同用。蝉蜕配伍苦参、荆芥、防风也可治疗皮肤瘙痒。

对于小儿急慢惊风（也就是由于急性病或慢性病出现的抽搐）均有治疗作用。急惊风可与天竺黄、栀子、僵蚕等配伍使用；治疗慢惊风可与全蝎、天南星等配伍使用。

用法与使用注意：3～6克加水煎服，或单味研末冲服。一般病证用量宜小，止痉则需大剂量。

桑叶：味甘、苦，性寒。归肺、肝经。具有疏散风热、清肺润燥、平抑肝阳、清肝明目的作用。桑叶治风热感冒与薄荷、牛蒡子相似，桑叶还有较好的清润肺热的作用，用治肺热咳嗽或燥热咳嗽，咳嗽痰少，色黄而黏稠，或干咳少痰、咽痒等症。病证轻的多配伍杏仁、沙参、贝母等同用；重的多配伍生石膏、麦冬、阿胶等同用。

桑叶也有和菊花相似的平抑肝阳、清肝明目的作用。用于治肝阳上亢的头痛、头晕或肝火上炎的目赤肿痛等证，常配伍菊花、石决明、白芍等同用。但桑叶侧重在治疗肺热，菊花侧重在治疗肝热。

桑叶由于清润，还有较好的凉血止血的效果。临床上以30克治疗血热所致的各种出血，如咳血、衄血、吐血，包括妇科出血，均有较好效果。

用法与使用注意：5～10克加水煎服，或入丸散。对于风热或肝热所致的眼病,可用桑叶煎水洗眼。桑叶蜜制能增强润肺止咳作用。

柴胡:味苦、辛,性微寒。归胆、肝经。具有解表退热、疏肝解郁、升举阳气的作用。

柴胡既能疏散表邪,也能疏散少阳半表半里之邪。对于外感表证发热,无论风热、风寒表证,皆可使用。治风寒感冒配伍防风、生姜等同用;风热与菊花、薄荷、升麻等同用。治疗少阳证(寒热往来、胸胁苦满、口苦咽干、目眩等),常配伍黄芩同用。

柴胡在临床上运用较多的是治疗肝气郁结证,但柴胡用量不可过大,一般处方就6~10克,笔者通常只用6克。用量过大容易导致肝阴被劫,严重者会引起动风。所以更年期的病人疏肝解郁时最好不用柴胡,用其他药物代替,如白芍、郁金等。

## 二、治疗炎症的常用中药

炎症的范围相当广泛:以病程分有急性炎症与慢性炎症的区别;以病因分有因生物性因子、物理性因子、化学性因子、免疫反应、坏死组织等原因导致的炎症;以病位分有呼吸系统、消化系统、泌尿系统、运动系统、神经系统、生殖系统等等。不同系统、不同器官的炎症其临床症状不同,从中医的角度看急性炎证均有热证的表现,如口渴面赤,或发热,排泄物、分泌物颜色深、质稠,舌红苔黄或黄腻,脉数,等等。下面仅从不同部位的炎症简单介绍常用的中药。这类中药性寒凉,味偏苦,多具有清热泻火、清热解毒、清热燥湿、清热凉血等功效,分别用于不同系统的炎症,尤其以急性炎症为主。

(一)治疗呼吸系统炎症的常用中药

石膏:味辛、甘,性大寒。归肺、胃经。具有清热泻火、除烦止渴、收敛生肌的作用。治疗急性支气管炎、肺炎(就是中医所说的肺热咳嗽,表现为咳嗽气喘、咳痰色黄,或黄绿如脓、质稠,或发热,伴口渴喜冷饮、舌红苔黄、脉数等)。常配伍麻黄、杏仁、黄芩等同用。同时,石膏还能很好地治疗各种感染性疾病邪在气分的实热证(表现为身大热、口大渴、汗大出、脉洪大等四大热证)。常配伍知母使用。

石膏配伍知母、黄连可治疗胃火牙痛。外用还能治疗湿疹疮疡。

用法与使用注意:15~60克加水煎服。入汤药宜打碎先煎。内服宜生用,外用宜火煅研末。脾胃虚寒及阴虚内热者忌用。

知母:味苦、甘,性寒。归肺、胃、肾经。具有清热泻火、滋阴润燥作用。与石膏相比,知母还能滋阴,不仅可用于急性炎症,对慢性炎症也有较好的效果,临床上常常和石膏配伍使用。同时,还能治肺阴虚、肺燥咳嗽(以咳嗽少痰或干咳为主,伴有潮热盗汗、心烦、舌红少苔、脉细数等),多配伍黄柏、贝母、百合、百部等同用。

用法与使用注意:6～12克加水煎服。清热泻火宜生用,滋阴降火宜盐水炙用。本品性寒质润,有滑肠之弊,故脾虚便溏者不宜用。

天花粉:味甘,性微寒。归肺、胃经。具有清热生津、清肺润燥、解毒消痈的作用。对于急性肺炎及肺结核之咳嗽、咳血等肺热、肺燥咳嗽均能治疗,常配伍天冬、麦冬、生地等同用。天花粉配伍金银花、白芷等可治疗痈肿疮疡等皮肤感染病证。

天花粉还能治疗糖尿病,多配伍葛根、山药。

用法与使用注意:10～15克加水煎服。因有促进子宫收缩的作用,孕妇忌用。

黄芩:味甘,性微寒。归肺、胃经。具有清热燥湿、泻火解毒、凉血止血、除热安胎的作用。黄芩善清肺火实热,对肺热壅遏之咳嗽痰稠,单用即效,亦可配伍桑白皮、知母、麦冬等同用。

黄芩也能治疗消化系统炎症,如急性黄疸型肝炎,多配伍茵陈、黄柏、栀子、大黄等同用;急性肠炎配伍黄连、秦皮、葛根等同用;急性胆囊炎配伍柴胡、大黄、龙胆草、栀子等同用。

黄芩炒炭可用于治疗血热导致的各种出血证,常配伍生地、牛蒡子、板蓝根同用。对于先兆流产因热所致者,配伍白术、当归等同用。

用法与使用注意:3～10克加水煎服。清热宜生用,安胎宜炒用,止血宜炒炭用,清上焦热多酒炒用。本品又有枯芩与条芩之分。枯芩即生长年久的宿根,条芩为生长年少的子根,也叫子芩。枯芩善清肺火,子芩善清大肠之火,泻下焦湿热。

本品苦寒伤胃,脾胃虚寒者不宜使用。

穿心莲:味苦,性寒。归肺、胃、大肠、小肠经。具有清热解毒、燥湿消肿的作用。穿心莲清热解毒,善清肺火,所以凡肺热、肺火引起的病症皆可应用。治肺热咳嗽气喘,常与黄芩、桑白皮、地骨皮合用;治疗肺部化脓性感染(肺痈)、咳吐脓痰,多与鱼腥草、桔梗、冬瓜仁、苇茎等同用。

穿心莲也能治疗消化系统、泌尿系统急性炎症,如急性肠炎或痢疾,配伍马齿苋、黄连、秦皮等同用;急性泌尿系统炎症,配伍车前子、白茅根、黄柏等同用。

穿心莲还可用于治皮肤感染、毒蛇咬伤,配伍金银花、野菊花、蚤休等同用。

用法与使用注意:3～6 克多作丸、散、片剂。煎服易致呕吐,一般煎服剂量不要太大。鲜品捣烂外敷,可治毒蛇咬伤。脾胃虚寒者不宜使用。

此外,桑叶、菊花、金银花、蒲公英、鱼腥草已在有关章节里叙述,这些药也是治疗呼吸系统炎症的常用药。

（二）治疗消化系统炎症的常用药

栀子:味苦,性寒。归心、肝、肺、胃、三焦经。具有泻火除烦、清热利湿、凉血解毒,消肿止痛的作用。栀子善清三焦火邪,治火热壅滞三焦之高热烦躁、神昏谵语,配伍黄芩、黄连、黄柏同用。治疗急性炎症以急性黄疸型肝炎为主,配伍茵陈、大黄同用。栀子也能治皮肤感染、疮痈肿毒,配伍金银花、连翘、蒲公英等同用。

另外,栀子打碎配伍大黄、乳香、没药、樟脑、冰片、血竭等,有很好的治疗外伤（闭合性）的作用。

用法与使用注意:3～10 克加水煎服。栀子皮（果皮）偏于达表而去肌肤之热,栀子仁（种子）偏于走里而清内热。生用走气分而泻火,炒黑则入血分而止血。本品苦寒伤胃,脾虚寒者不宜使用。

夏枯草:味苦、辛,性寒。归肝、胆经。具有清肝火、散郁结的作用。可用于治疗急、慢性肝炎,配伍白花蛇舌草、板蓝根、白茅根、甘草等同用。

夏枯草临床上运用较多的是治疗甲状腺疾病,如单纯性甲状腺肿、甲状腺腺瘤、甲状腺结节、各类甲状腺肿瘤。不同证型配伍不同药物,一般情况下多配伍玄参、浙贝母、牡蛎、黄药子等。也可单味熬膏使用。现代还使用夏枯草帮助降血压。

用法与使用注意:10～15 克加水煎服或熬膏服。脾胃虚弱者慎用。

龙胆草:味苦,性寒。归肝、胆、膀胱经。具有清热燥湿、泻肝胆火的作用。治肝、胆急性炎症,多配伍茵陈、栀子、黄柏等同用;对生殖系统炎症,多配伍柴胡、黄芩、白茅根、木通等同用,或配伍土茯苓、苦参、白鲜皮、蒲公英等清热解毒、燥湿止痒药物煎水,熏洗外阴部。

用法与使用注意:3～6 克加水煎服,外用适量。脾胃虚寒者不宜用,阴虚津伤者慎用。

苦参:味苦,性寒。归心、肝、胃、大肠、膀胱经。具有清热燥湿、杀虫利尿作用。治疗急性肝炎常配伍栀子、龙胆草等同用。

苦参与龙胆草有相同的作用,能治疗生殖系统炎症或外阴湿疹、尖锐湿疣等病证,内服外用均可,常配伍黄柏、蛇床子等同用。

苦参尤其对湿热所致的肠炎、痢疾有较好的治疗作用,配伍黄连、黄芩、木香等同用。

用法与使用注意:3～10克加水煎服,外用适量。本品苦寒伤胃、伤阴,脾胃虚寒及阴虚津伤者忌用或慎用。

茵陈:味苦,性微寒。归脾、胃、肝、胆经。具有清热利湿、利胆退黄作用。主要用于治疗急、慢性黄疸肝炎。从中医的角度看,用单味茵陈治疗急性肝炎,只适用于湿热所导致的,但通过配伍后,可用于治疗各种湿邪所致的黄疸。湿热黄疸常配伍栀子、黄柏、大黄同用;湿重于热的常配伍茯苓、猪苓等同用;寒湿郁滞常配伍附子、干姜等同用。茵陈煎汤外洗能治疗皮肤感染或湿疹、湿疮等。

用法与使用注意:10～30克加水煎服,外用适量。对于蓄血发黄、血虚萎黄者不宜使用。

虎杖、金钱草:此两味药均性寒,可归肝、胆经。均有利胆退黄、清热解毒、利尿的作用。可用治急、慢性肝炎有湿热者,也可用治泌尿系统炎症因湿热者,可相互配伍使用。但金钱草侧重于治泌尿系统疾病,尤其是泌尿系统结石(可用60克,鲜品可用100～150克)。鲜品捣烂可外敷治疗恶疮肿毒或毒蛇咬伤。

虎杖还能活血化瘀,广泛用于治疗妇科病和跌打损伤。单味研末外用,治烫伤或毒蛇咬伤。

用法与使用注意:金钱草30～60克加水煎服,鲜品加倍,外用适量。虎杖10～30克加水煎服,外用适量,孕妇忌用。

黄连:味苦,性寒。归心、肝、胃、大肠经。具有清热燥湿、泻火解毒的作用。善除脾胃大肠湿热,治疗湿热导致的急性肠炎、痢疾,配伍黄芩、葛根、秦皮、木香等同用;对慢性胃炎因寒热错杂者,配伍半夏、黄芩、甘草、生姜、人参等同用;对胃火炽盛者,配伍竹茹、橘皮、半夏等同用;肝火犯胃者,配吴茱萸同用。

用法与使用注意:2～10克加水煎服,研末吞服1～1.5克,外用适量。炒用能降低寒性。姜汁炙用清胃止呕,酒炙清上焦火,猪胆汁炒泻肝胆实火。

本品大苦大寒,过服久服易伤脾胃,脾胃虚寒者忌用。苦燥伤津,阴虚津伤者慎用。

秦皮:味苦、涩,性寒。归大肠、肝、胆经。具有清热燥湿、解毒、止痢、止带、明目的作用。主要治疗湿热或实热所导致的痢疾或肠炎,配伍黄连、黄柏、白头翁等同用;也可用治湿热下注所致的妇女阴道炎,配伍丹皮、当归等同用。

用法与使用注意：3～12克加水煎服，外用适量。脾胃虚寒者忌用。

白头翁：味苦，性寒。归大肠经。具有清热解毒、凉血止痢的作用。临床上主要用治热毒痢疾，配伍黄连、黄柏、秦皮等同用。与秦皮配伍煎汤外洗可治阴道炎。

用法与使用注意：6～15克加水煎服，外用适量。虚寒泻痢者忌用。

另外，黄芩、金银花、垂盆草、蒲公英、黄柏、马齿苋等中药也是治疗消化系统炎症的常用中药。

### （三）治疗泌尿系统炎症的常用中药

黄柏：味苦，性寒。归肾、膀胱、大肠经。具有清热燥湿、泻火解毒、退热除蒸的作用。与黄芩、黄连相比，黄柏善清下焦湿热，对湿热所导致的泌尿系统及生殖系统急、慢性炎症均有较好的治疗作用。泌尿系统炎症多配伍利尿通淋药，如车前子、滑石、木通等；生殖系统炎症多配伍健脾渗湿、清热利湿药，如山药、芡实、车前子等；对于阴痒阴肿，可配伍苦参、蛇床子、土茯苓等煎水外洗；可单味研末，用猪胆汁或鸡蛋清调敷，治皮肤湿疹或疮疡肿毒等。

黄柏多用于治疗湿热或实热证，但也能治虚热证，如阴虚火旺的盗汗遗精、阴虚发热等，配伍熟地、生地、山茱萸、龟板等养阴药物同用。

用法与使用注意：5～10克加水煎服，或入丸散，外用适量。清热燥湿解毒多生用，泻火除蒸退热多盐水炙用。本品苦寒，容易损伤胃气，故脾胃虚寒者忌用。

竹叶、淡竹叶：此两味药均味甘、淡，性寒。归心、胃、小肠经。具有清热除烦、通利小便的作用。对心热下移小肠、移于膀胱之泌尿系统感染，配伍生地、木通、滑石、白茅根、甘草等同用。

用法与使用注意：10～15克加水煎服，鲜品加倍。

车前子、车前草：此两味药为同一植物的不同部位，前者为车前的成熟种子，后者为车前的全草。两者均味甘，性寒。归肾、肝、肺经。具有利尿通淋、渗湿止泻、清肝明目、清肺化痰的作用。车前草还可清热解毒。对于湿热所致的泌尿系统炎症，如急性尿道炎、膀胱炎、输尿管炎或肾炎等均有治疗作用，常配伍木通、滑石、萹蓄、瞿麦等同用；也能治疗妇科阴道炎、白带增多，配伍黄柏、芡实同用等。

车前子还是"利小便实大便"的代表药物（是指夏天感受暑湿，湿邪注于肠道而形成的小便少、大便泄泻）。用车前子利小便（使湿从肠道移于膀胱，小便增加的同时大便减少到正常，这就称"利小便实大便"），单味研末，水饮送服,或配伍白术、茯苓、泽泻等同用,均有较好的治疗作用。车前子煎水代茶饮还能降血压。

车前草在夏秋季节路旁均可看到,将其采来洗净,鲜品(20～30克)或晒干(10～20克)备用均可,直接单味煎水当茶饮,对泌尿系统感染有立竿见影的效果。

用法与使用注意:车前子10～15克加水煎服,宜布包煎。车前草10～20克,鲜品加倍。

滑石:味甘、淡,性寒。归膀胱、肺、胃经。具有利水通淋、清解暑湿、收湿敛疮的作用。用治湿热导致的泌尿系统急性炎症,配伍车前子、瞿麦、萹蓄等同用;治疗泌尿道结石,配伍金钱草、海金沙、石韦等同用。滑石外用可治疗湿疹、湿疮等。滑石配伍薄荷、甘草等药制成痱子粉,可治疗痱子。

用法与使用注意:10～15克加水煎服,宜布包煎,外用适量。

通草:味甘、淡,性微寒。归肺、胃经。具有清热利湿、通气下乳的作用。用于治湿热导致的泌尿系统炎症,配伍滑石、竹叶、白茅根等同用。

通草还能治疗产后乳汁不下或不通,配伍猪蹄、穿山甲、川芎、甘草等同用。

用法与使用注意:10～15克加水煎服。

瞿麦:味苦,性寒。归心、小肠、膀胱经。具有利尿通淋、活血通经的作用。用于治湿热或实热导致的泌尿系统炎症,配伍萹蓄、木通、车前子、滑石等同用;如出现血尿,配伍琥珀、大小蓟等同用。

瞿麦因有活血通经的作用,还能治疗血热瘀阻所致的妇科痛经或月经不调等,配伍桃仁、红花、丹参、赤芍等同用。

用法与使用注意:10～15克加水煎服。孕妇忌服。

海金沙:海金沙并不是一种矿物质,而是一种蕨类植物海金沙的孢子,形似黄沙。其味甘,性寒,具有利尿通淋的作用。临床上主要用于治泌尿道结石,也能治疗炎症,可单味为末,甘草汤送服;或配伍琥珀、牛膝、滑石、金钱草等同用。

用法与使用注意:10～12克加水煎服,治结石可用到30克,宜布包煎。

萆薢:味苦,性微寒。归肝、胃经。具有利湿去浊、祛风除湿的作用。用于治湿热或湿邪导致的泌尿系统、生殖系统炎症,如膀胱炎、尿道炎或男性前列腺炎、女性阴道炎等。治疗泌尿系统、生殖系统炎症多见小便混浊有如米泔,这也是萆薢不同于其他利尿通淋药的治疗特点。常配伍乌药、益智仁、石菖蒲等同用。

用法与使用注意：10～15克加水煎服。肾阴亏虚、遗精滑泄者慎用。

中药里治疗泌尿系统炎症的常用药还有许多，如在本书里记载的还有蒲公英、鱼腥草、金银花、白茅根、金钱草、虎杖、栀子、泽泻等等。

（四）治疗生殖系统炎症的常用中药

大血藤：又称红藤，味苦，性平。归大肠、肝经。具有清热解毒、活血、祛风、止痛的作用。可用于治热壅血瘀所致急、慢性盆腔炎，配伍败酱草、金银花、蒲公英、桃仁、紫花地丁、大黄等同用。

大血藤还能治瘀血所致的痛经、闭经，配伍当归、香附、益母草等同用。

用法与使用注意：10～15克加水煎服，外用适量。孕妇慎服。

败酱草：味辛、苦，性微寒。归胃、大肠、肝经。具有清热解毒、消痈排脓、祛瘀止痛的作用。败酱草辛散苦泄，既能清热解毒，又能消痈排脓，还能化瘀止痛，是治疗肠痈（阑尾炎）的要药。在治疗妇科炎症时与大血藤相同。对产后感染或产后瘀阻腹痛，前者配伍当归、蒲公英、败酱草等同用，后者配伍香附、五灵脂、当归等同用。

用法与使用注意：6～15克加水煎服，外用适量。脾胃虚弱、食少泄泻者忌服。

土茯苓：味甘、淡，性平。归肝、胃经。具有解毒、除湿、通利关节的作用。为治梅毒的要药，可单用本品，也可配伍金银花、蒲公英、白鲜皮等同用。对湿热导致的男女生殖系统炎症，配伍生地、赤芍、茵陈、白鲜皮等同用。也可配伍黄柏、白鲜皮、蛇床子、地肤子等药煎汤外洗，治疗外阴瘙痒、外阴湿疹等。

用法与使用注意：15～60克加水煎服，外用适量。肝肾阴虚者慎服。服药时忌茶。

赤芍、丹皮：此两味药均是清热凉血药，均味苦，性微寒，具有清热凉血、活血化瘀的作用。主要治疗妇科急慢性盆腔炎（因血热郁滞所致），配伍清热解毒类药与活血化瘀药同用，如蒲公英、金银花、桃仁、香附等。对产后感染也可配伍当归、桃仁、蒲公英、大血藤等同用。

用法与使用注意：6～12克加水煎服。血虚有寒者或孕妇均不宜使用。

## 三、治疗高血压的常用中药

高血压属于中医"头痛"、"眩晕"病范畴，其基本病机以肝肾阴虚肝阳上亢或痰湿阻滞肝阳上亢为主，治疗当补益肝肾平肝潜阳或祛痰除湿平肝潜阳。高血压病人要将血压维持在正常水平，一定要以西药为主，在专业医生的指导下用药，不能随便停药。药物需要加减剂量或换不同品种时，要通过专业医生指导。中药治疗高血压以辅助西药治疗为主,以达到有效降低血压,减轻症状。常用中药有以下几种。

石决明:味咸,性寒。归肝经。具有平肝潜阳、清肝明目的作用。治疗高血压(因肝肾阴虚肝阳上亢,出现头痛、眩晕、舌红、脉弦数等),配伍白芍、天冬、生地、珍珠母、钩藤、天麻等同用;若因肝阳独亢而有热象(头晕头痛、烦躁易怒者),配伍夏枯草、黄芩、菊花等同用。

石决明还是常用治疗眼疾的常用药,如肝火上炎之目赤肿痛,配伍黄连、龙胆草、夜明砂等同用;若肝虚血少、目涩昏暗、雀盲眼花(属虚证),配伍熟地、枸杞子、菟丝子等同用。

用法与使用注意:3～15克加水煎服,应打碎先煎。平肝、清肝宜生用,外用点眼宜煅用、水飞。本品咸寒,易伤脾胃,故脾胃虚寒、食少便溏者慎用。

珍珠母:味咸,性寒。归肝、心经。具有平肝潜阳、清肝明目、镇惊安神的作用。治疗高血压、眼疾与石决明同。

珍珠母有较好的镇惊安神作用,可配伍朱砂、琥珀、龙骨等治疗失眠。此外,本品研成细末,能燥湿收敛,用于治湿疮瘙痒、溃疡久不收口、口疮等症。用珍珠层粉内服,还能治疗胃、十二指肠溃疡。

用法与使用注意:10～25克加水煎服,宜打碎先煎。或入丸、散剂,外用适量。本品属镇降之品,故脾胃虚寒者及孕妇慎用。

牡蛎:味咸,性微寒。归肝、胆、胃经。具有重镇安神、平肝潜阳、软坚散结、收敛固涩的作用。治疗高血压(因阴虚阳亢)、头目眩晕、烦躁不安、耳鸣者,常与龙骨、龟甲、白芍等同用;如有动风现象,出现四肢抽搐,配伍生地黄、龟甲、鳖甲等同用。

牡蛎常常与龙骨配伍使用,治疗惊悸怔忡、失眠多梦;与浙贝母、玄参、鳖甲等配伍使用,治疗各种肿瘤,尤其善治淋巴结肿大、甲状腺肿瘤等。

牡蛎还能治各种滑脱不尽的病证,如治自汗、盗汗与麻黄根、浮小麦等同用;治遗精,滑精与沙苑子、龙骨、芡实等同用;治崩漏、带下与山茱萸、海螵蛸、山药、龙骨等同用;治尿频、遗尿与桑螵蛸、金樱子、益智仁、龙骨等同用。

用法与使用注意:10～30克加水煎服,宜打碎先煎,外用适量。收敛固涩宜煅用,其他宜生用。

罗布麻叶:味甘、苦,性凉。归肝经。具有平抑肝阳、清热利尿的作用。治疗高血压因肝阳上亢及肝火上炎之头晕目眩、烦躁失眠等,可单用罗布麻叶煎服或开水泡茶饮,亦可与牡蛎、石决明、代赭石等同用。

用法与使用注意:6～12克煎服或开水泡服。

钩藤：味甘，性凉。归肝、心包经。具有清热平肝、息风止痉的作用。治疗高血压属肝火者，配伍夏枯草、栀子、龙胆草、黄芩等同用；属肝阳上亢者，配伍天麻、怀牛膝、杜仲、石决明等同用；治小儿高热抽搐，配伍天麻、全蝎、僵蚕、蝉蜕等同用。

用法与使用注意：3～12克煎服或开水泡服。

代赭石：味苦，性寒。归肝、心经。具有平肝潜阳、重镇降逆、凉血止血的作用。治疗高血压因阴虚阳亢之头目眩晕、目胀耳鸣者，常与生龙骨、生牡蛎、怀牛膝、生白芍等同用；因肝阳上亢、肝火上炎所致的头痛头晕、心烦难寐，可配伍珍珠母、磁石、猪胆膏、冰片等同用。

代赭石由于重坠降逆，对于气火上逆的多种病症均可治疗，如胃气上逆之呕吐、呃逆、噫气，常配伍旋覆花、半夏、生姜等同用；对肺气上逆的咳嗽、喘气，常配伍苏子、旋覆花、桑白皮等同用；对胃气火上逆的吐血、衄血，可配伍白芍、竹茹、牛蒡子、清半夏等同用。

用法与使用注意：10～30克加水煎服，宜打碎先煎，入丸、散，每次1～3克，外用适量。降逆平肝宜生用，止血宜煅用。孕妇慎用。因含微量砷，故不宜长期服用。

除了以上这些中药以外，还有其他很多中药均有降血压的作用，在本书里记载的还有天麻、白果、决明子、玉米须、瞿麦、虎杖、枸杞子、桑寄生、杜仲等。

## 四、治疗高血脂的常用中药

血脂高是如今中国人普遍存在的一种非健康现状。有报道显示，在城市白领、公务员、具有垄断性的特殊行业从业者等人群中，血脂异常的比例更高。以某垄断性的特殊行业为例，接受检查总人数为867人，而其中血脂异常者竟达到413人，所占总人数比例为47.636％。

蓝领阶层血脂异常的比例较白领阶层低得多。以某知名商场为例，参加体检的总人数为543人，血脂异常的被检测者只有56人，在总人数中所占比例为10.313％，远远低于前者。

不同职业血脂水平不同，可能与饮食、职业习惯、精神压力等均有关：白领饮食多肥甘厚味，蓝领相对要清淡一些；白领工作以坐办公室为主，蓝领多运动，甚至是过量运动；白领工作压力比蓝领要大，等等。

中医认为高血脂的形成也主要与上述因素有关，最终导致脏腑功能失调，"痰湿"形成。所以，中医认为高血脂与中医所说的"痰湿"有密切关系，且多伴有"气滞"、"血瘀"。治疗高血脂就以祛痰湿、理气、化瘀或调理脏腑功能为主。常用中药有以下几种。

瓜蒌：浙江地区称之为吊瓜，其成熟果实的皮、肉、种子及根均有药用作用。瓜蒌根就是天花粉，属于清热药，具有清热泻火、消肿排脓、生津止渴的作用。而果实瓜蒌属于化痰药，味甘、苦，性寒。归肺、胃、大肠经。具有清热化痰、宽胸散结、润肠通便的作用。治疗高血脂属于痰热或痰湿为患者（表现为形体肥胖、胸膈痞满、舌苔厚腻等症），常配伍半夏、黄连、薤白等药同用。

用法与使用注意：全瓜蒌10～20克加水煎服。通过配伍，瓜蒌对于痰热、痰湿或寒痰所致的高血脂均可运用，但单味药只适应于痰热所致的高血脂。

海藻、昆布：此两味药均味咸，性寒，归肝、肾经。具有消痰软坚、利水消肿的作用。治疗高血脂与瓜蒌相似，通过配伍既可用于痰热导致的高血脂，也可用于痰湿引起的高血脂。

两味药常相须为用治疗甲状腺肿瘤、淋巴结核或其他肿瘤（因痰所致）。

海藻、昆布不仅是两种药物，而且还是两种食物，可以做成各种美食食用，起到食疗降脂的作用。如用新鲜或干品泡开后煮熟、凉拌，或与各种肉食熬汤食用，以降低脂质成分的吸收。

用法与使用注意：10～15克加水煎服。

姜黄：味辛、苦，性温。归肝、脾经。具有活血行气、通经止痛的作用。治疗高血脂多因气滞血瘀或伴有气滞血瘀者（多表现为时有胸闷、胸痛，郁郁不乐，形体胖或瘦，舌有瘀斑或瘀点，脉细涩或弦涩等），多配伍当归、木香、薤白、乌药等同用。

临床上姜黄多用于治疗妇科疾病，如痛经、闭经、不孕症、产后腹痛（因血瘀）等均可用，常配伍当归、川芎、红花等同用。

用法与使用注意：3～10克加水煎服，外用适量。血虚无气滞血瘀者慎用，孕妇忌用。

小蓟：味甘、苦，性凉。归心、肝经。具有凉血止血、散瘀、解毒消痈的作用。小蓟就是菊科植物刺儿菜的地上部分，嫩叶可以当菜食用。治疗高血脂可能与其清热散瘀有关。阳热体质、形体肥胖者若患高血脂，可在配方里加小蓟。

小蓟在临床上主要是治疗血热导致的出血证，尤其是以小便出血为主，配生地、滑石、淡竹叶等同用。鲜小蓟捣碎外敷，治疗热毒痈肿。

用法与使用注意：10～15克加水煎服，鲜品加倍，外用适量，捣敷患处。

莱菔子：莱菔子就是萝卜的成熟种子。其味辛、甘，性平。归肺、脾、胃经。具有消食除胀、降气化痰的作用。治疗高血脂痰气郁阻者(多形体肥胖,过食肥甘厚味食品者)可单味煎水代茶饮,或配伍陈皮、山楂、麦芽等同用。

用法与使用注意:6～10克加水煎服,宜炒用。

薤白:味辛、苦,性温。归肺、胃、大肠经。具有通阳散结、行气导滞的作用。治高血脂属于阴寒凝结者(也就是偏寒体质的人有高血脂者),配伍瓜蒌、半夏、枳实等同用。薤白(有些地方称野韭菜,有些地方称野韭葱)的鳞茎,也属于药食两用的药物,可以每天3克和大米一起熬粥吃,或用醋泡后,每天食用5～8粒,以预防高血脂、冠心病。

用法与使用注意:5～9克加水煎服。

荔枝核:味辛、微苦,性温。归肝、胃经。具有行气散结、散寒止痛的作用。治疗高血脂属于气滞血瘀者(多因精神压力过大导致者,证见胸胁胀满或疼痛,常郁郁不乐或烦躁不安等),配伍丹参、香附、陈皮、青皮等同用。

用法与使用注意:5～9克加水煎服,或入丸、散剂。

治疗高血脂的中药较多,这里只举了数味药,并且多是药食两用者。本书中记载的丹参、决明子、山楂、陈皮、绞股蓝、玉竹、枸杞子等药也有较好的治疗、预防高血脂的效果。

## 五、治疗糖尿病的常用中药

糖尿病的主要病症特点是"三多一少症",即吃得多、喝得多、小便多、肌肉消瘦。这是因为胰岛素缺乏,糖代谢障碍所致,与中医"消渴"病类似。消渴的主要病机是肺、胃、肾三脏腑阴不足,火旺。中医认为正常人体的阴(水)阳(火)是平衡的,如果水不足,火就相对的旺;火不足,水就相对的旺。糖尿病就是水不足火相对的旺,大凡用于治疗糖尿病的中药多性寒,有养阴的作用。这里所描述的治疗糖尿病的中药,均是现代药理研究证明具有降糖作用的药,临床运用时一定要药与证相符,不相符时运用要配伍其他药。如泽泻并无养阴作用,反而有利水作用,适用于糖尿病兼水肿的病人。如果属阴虚者,一般不要选择这味药。但阴虚又有水肿者,就要配伍其他养阴药,或在养阴方剂中加泽泻。

泽泻:味甘,性寒。归肾、膀胱经。具有利水渗湿、泄热的作用。治疗糖尿病伴水肿者效果更佳,多配伍山茱萸、熟地、山药、茯苓等同用。

泽泻在临床上多用于泌尿系统炎症,如尿频、尿急、尿痛等症,配伍木通、白茅根、瞿麦、萹蓄等药。

用法与使用注意:5～10克加水煎服。

刺蒺藜：味辛、苦，性微温。有小毒。归肝经。具有平肝疏肝、祛风明目的作用。治糖尿病因情志异常导致者（如常感焦虑、紧张、烦躁等），配伍柴胡、郁金、川楝子、生地、枸杞子、沙参等同用。

刺蒺藜配伍钩藤、珍珠母、石决明、菊花等可治疗高血压；单味研末冲服能治白癜风。

用法与使用注意：6～9克加水煎服，或入丸、散剂，外用适量。

西洋参：味甘、微苦，性凉。归肺、心、肾、脾经。具有补气养阴、清热生津的作用。治疗糖尿病属气阴两伤者，配伍生地、玉竹、麦冬、芦根等同用。

西洋参在教科书里记载是属凉性药，而在临床上多数病人反映运用西洋参后有生火的现象。高血压病人一般不宜使用西洋参，笔者在临床上发现高血压病人血压稳定在正常范围的情况下，使用西洋参有致血压升高的副作用。

用法与使用注意：3～6克，加水另煎兑服。

白术：味甘、苦，性温。归胃、脾经。具有益气健脾、燥湿利水、止汗、安胎的作用。治疗糖尿病兼气虚者（除糖尿病的典型症状外，兼少气懒言，精神不振等症），配伍山药、黄芪、黄柏、生地、玉竹等同用。

白术在临床上主要用治气虚所致的各种病证，如自汗、泄泻、水肿、带下、胎动不安等。自汗多配伍黄芪、防风等同用；泄泻多配伍人参、茯苓、莲子、白扁豆、薏仁等同用；水肿配伍猪苓、茯苓、桂枝等同用；带下配伍苍术、陈皮、人参、车前子等同用；胎动不安配伍人参、阿胶、杜仲、黄芩等同用。

用法与使用注意：6～12克加水煎服，炒用增强补气健脾止泻作用。本品性偏温燥，热病伤津及阴虚燥渴者不宜使用。

绞股蓝：味甘、苦，性寒。归胃、肺经。具有益气健脾、化痰止咳、清热解毒的作用。治疗糖尿病属气虚兼痰阻者，配伍百合、贝母、瓜蒌、山药、白术等同用。

用法与使用注意：10～20克加水煎服，亦可开水泡当茶饮，但不适用于胃寒者。

玉竹：味甘，性微寒。归肺、胃经。具有养阴润燥、生津止渴的作用。用于治糖尿病以肺胃阴虚为主，配伍麦冬、沙参、天花粉等同用。

用法与使用注意：6～12克加水煎服。

女贞子：味甘、苦，性凉。归肝、肾经。具有滋补肝肾、乌须明目的作用。治疗糖尿病以肝肾阴虚为主，配伍生地、熟地、知母、山药、茯苓、泽泻等同用。

用法与使用注意：6～12克加水煎服。因本品有效成分不易溶于水，以丸剂、散剂更佳。

此外,薏苡仁、茯苓、人参、山药、枸杞子、黑芝麻也是降血糖的常用中药,在其他章节有记载。

## 六、治疗风湿性关节炎的常用中药

风湿性关节炎属于中医"痹证"范畴,主要因感受风寒湿或风湿热所致,以关节疼痛为主要临床表现。

独活:味辛、苦,性微温。归肾、膀胱经。具有祛风湿、止痛、解表的作用。治疗风湿性关节炎因感受风寒湿邪者(尤以腰膝、腿足关节疼痛属下部寒湿者为宜),配伍当归、白术、牛膝等;若风湿兼有肝肾不足者(多表现为关节疼痛日久、腰膝酸软、头晕耳鸣等),配伍杜仲、续断、桑寄生、人参等同用。

独活配伍羌活、藁本、防风等解表药,可治风寒感冒。

用法与使用注意:3～9克加水煎服。

威灵仙:味辛、咸,性温。归膀胱经。具有祛风湿、通络止痛、消鱼鲠的作用。治疗风湿性关节炎因感受风寒湿邪者(以关节疼痛、肢体麻木、筋脉拘挛、屈伸不利为主要表现),配伍当归、肉桂、独活、桑寄生等同用。

威灵仙可单用或与砂糖、醋煎后慢慢咽下,治疗鱼刺卡喉。但对于较坚硬或大的鱼刺卡喉,不宜使用。

用法与使用注意:3～9克加水煎服,外用适量。

乌梢蛇:味甘,性平。归肝经。具有祛风、通络、止痉的作用。治疗风湿性关节炎因感受风寒湿邪患病日久,常配伍全蝎、蜈蚣、天南星、防风等同用;也可用于中风偏瘫,用乌梢蛇泡酒或制成丸剂使用。乌梢蛇配伍白附子、大风子、白芷等可治麻风;配伍枳壳、荷叶等可治干湿癣。

用法与使用注意:9～12克加水煎服。研末服,每次2～3克。或入丸剂,酒浸服。外用适量。

伸筋草:味苦、辛,性温。归肝经。具有祛风湿、舒筋活络的作用。治疗风湿性关节炎因感受风寒湿邪(表现为关节酸痛、屈伸不利),配伍羌活、独活、桂枝、白芍等同用。

伸筋草配伍苏木、土鳖虫、红花、桃仁等内服或外洗,可治跌打损伤。

用法与使用注意:3～12克加水煎服,外用适量。孕妇慎服。

秦艽:味辛,性平。归胃、肝、胆经。具有祛风湿、通络止痛、退虚热、清湿热的作用。治疗风湿性关节炎因感受风寒湿或风湿热者(因兼有清热作用,尤善治风湿热痹,表现为关节红肿疼痛,或关节疼痛兼全身热证),配伍防己、牡丹皮、络石藤、忍冬藤等同用。

用法与使用注意:3～9克加水煎服。

桑枝:味微苦,性平。归肝经。具有祛风湿、利关节的作用。治疗风湿性关节炎因感受风湿热者(以肩臂、关节酸痛麻木为主),配伍络石藤、忍冬藤等同用。也可一味熬膏服用。

用法与使用注意:9～15克加水煎服,外用适量。

五加皮:味辛、苦,性温。归肝、肾经。具有祛风湿、补肝肾、强筋骨、利水的作用。治疗风湿性关节炎以风寒湿为主(尤宜于老人和久病体虚者),配伍当归、独活、秦艽、人参、黄芪、牛膝等同用。

用法与使用注意:5～9克加水煎服,或酒浸入丸、散服。

桑寄生:味苦、甘,性平。归肝、肾经。具有祛风湿、补肝肾、强筋骨、安胎的作用。治疗风湿性关节炎与五加皮同。对妇女崩漏、胎动不安等出血性疾病,多配伍阿胶、续断、菟丝子等同用。

桑寄生可用于治高血压。

用法与使用注意:9～15克加水煎服。

狗脊:狗脊并非狗的脊骨,而是一种蕨科植物金毛狗脊的干燥根茎,其味苦、甘,性温。归肝、肾经。具有祛风湿、补肝肾、强腰膝的作用。治疗风湿性关节炎与五加皮、桑寄生同,多配伍杜仲、续断、海风藤等。还可治疗肾气不足的遗精、遗尿、妇女带下过多等病证。

用法与使用注意:6～12克加水煎服。

本书其他章节记载的姜黄、防风、白芷、大血藤、萆薢、忍冬藤、木瓜等也有抗风湿作用,可配伍治疗各类风湿性病证。

## 七、治疗更年期综合征的常用中药

更年期男性、女性皆有,女性多在45～55岁之间,男性多在60岁左右。更年期综合征是由于性腺发生退行性改变,致使下丘脑—垂体—性腺轴之间的平衡制约关系失调,进而导致一系列全身性的生理病理变化。从中医的角度看,是肾精逐渐衰退的过程,导致阴阳平衡失调,最终出现一系列生理和心理的问题。大多数人会出现一些不适感,少数人没有不适感,或没有严重的不适感。调节更年期综合征的药物涉及面比较广,主要是以补益药、清热药、理气药、安神药、固涩药等为主。

生地黄:味甘、苦,性寒。归心、肝、肾经。具有清热凉血、养阴生津的作用。治疗更年期综合征属于肝肾阴虚、虚火内扰(证见头晕耳鸣、腰膝酸软、烘热汗出、烦躁易怒、睡眠不实等),常配伍熟地黄、山茱萸、山药、黄柏、知母、青蒿、泽泻、五味子、酸枣仁等同用；配伍玄参、麦冬等，可治阴虚、肠燥便秘或老年津亏便秘。

用法与使用注意：10～15克加水煎服。鲜品用量加倍，或以鲜品捣汁入药。脾虚湿滞、腹满便溏者不宜使用。

熟地黄：味甘，性微温。归肝、肾经。具有补血养阴、填精益髓的作用。治疗更年期综合征属于肝肾阴虚者（表现为腰膝酸软、头晕、耳鸣、遗精、盗汗及消渴等），常配伍山茱萸、山药、茯苓、丹皮、泽泻等同用；若以肾阳虚为主（证见腰膝酸冷、头晕、耳鸣、耳聋、遗精、尿频等），常配伍枸杞子、山药、山茱萸、肉桂、附子、巴戟天、杜仲等同用。

用法与使用注意：10～30克加水煎服。

白芍：味苦、酸，性微寒。归肝、脾经。具有养血敛阴、柔肝止痛、平抑肝阳的作用。治疗更年期综合征属于肝肾阴虚、肝阳上亢（证见头痛眩晕、目赤耳鸣、烦躁易怒等），常配伍牛膝、代赭石、龙骨、牡蛎等同用；若血虚（证见面色无华，头晕，月经先后无定期等），常配伍当归、熟地、川芎、阿胶等同用。

用法与使用注意：5～10克，大剂量15～30克加水煎服。

地骨皮：味甘，性寒。归肺、肝、肾经。具有凉血除蒸、清肺降火的作用。治疗更年期综合征属于阴虚火旺（证见五心烦热、午后发热、失眠盗汗等），常配伍生地黄、鳖甲、银柴胡、黄柏、知母、浮小麦等同用。

用法与使用注意：10～15克加水煎服。外感风寒发热及脾虚便溏者不宜使用。

沙参：沙参有南北沙参之分。北沙参为伞形科植物珊瑚菜的根，南沙参为桔梗科植物轮叶沙参或沙参的根。两者虽然来源不同，但作用相似，均能养肺胃之阴，清肺胃之热。但北沙参的作用稍强，在临床上运用较广泛。南沙参还能补气与化痰，若肺胃阴虚兼有痰，或气虚，多选南沙参。治疗更年期综合征偏于肺胃阴虚（如胃脘疼痛、饮食减少、潮热盗汗等），南北沙参均可配麦冬、玉竹、石斛等同用；或肺阴虚（如咳嗽少痰，骨蒸潮热等），配伍麦冬、知母、地骨皮、百合、杏仁等同用。

用法与使用注意：10～15克加水煎服。不能与藜芦配伍使用。

鳖甲：味甘、咸，性寒。归肝、肾经。具有滋阴潜阳、退热除蒸、软坚散结的作用。治疗更年期综合征属于阴虚阳亢证（头晕目眩），配伍生地、牡蛎、菊花等同用；阴虚风动证（手足瘈疭者），常配伍生地黄、阿胶、麦冬等同用。若更年期兼有肿瘤者，亦可在治疗配方中加鳖甲进行治疗。

用法与使用注意：10～30克加水煎服，宜先煎。本品经砂炒醋淬后，有效成分更容易煎出,并可去其腥味,宜于粉碎。

山茱萸:味酸、涩,性微温。归肝、肾经。具有补益肝肾、收敛固涩的作用。治疗更年期综合征因肝肾不足所致各种病证(如肝肾阴虚、头晕目眩、腰酸耳鸣者),配伍山药、熟地、茯苓等同用;肾阳虚阳痿者,配补骨脂、巴戟天、淫羊藿等同用;遗精滑精、尿频遗尿者,配山药、熟地、附子、肉桂、覆盆子、金樱子等同用;崩漏、月经量多者,配熟地、白芍、龙骨、黄芪、五味子等同用;大汗淋漓者,配人参、附子、龙骨等同用。

用法与使用注意:5～10克加水煎服。急救固脱20～30克。素有湿热而致小便淋涩者不宜使用。

酸枣仁:味酸、甘,性平。归心、肝、胆经。具有养心益肝、安神、敛汗、生津的作用。治疗更年期综合征因心肝阴血不足导致的失眠,配当归、白芍、何首乌、龙眼肉等同用;若心肝阴虚有热,配知母、茯苓、川芎等同用;若心脾气血不足,惊悸不安,体倦失眠,配黄芪、当归、党参等同用。

酸枣仁配伍五味子、山茱萸、黄芪等,亦可治疗自汗、盗汗。

用法与使用注意:10～15克加水煎服。研末服1.5～2克。本品炒后质脆易碎,便于煎出有效成分,可增强疗效。

浮小麦:味甘,性凉。归心经。具有固表止汗、益气、除热的作用。治疗更年期综合征属气阴两虚者,见自汗、盗汗者,可单味炒焦研末,米汤调服。也可配伍黄芪、麦冬、地骨皮、五味子、煅牡蛎等同用。

用法与使用注意:10～15克加水煎服。研末服3～5克。表邪汗出者忌用。

五味子:味酸、甘,性温。归肺、心、肾经。具有收敛固涩、益气生津、补肾宁心的作用。治疗更年期综合征因肺、脾、肾不足所致各种滑脱不尽的病证,如久咳虚喘,配伍山茱萸、熟地、山药等同用;自汗、盗汗,配麻黄根、牡蛎等同用;遗精、滑精,配桑螵蛸、附子、龙骨等同用;久泻,配补骨脂、吴茱萸、肉豆蔻等同用;心悸、失眠,配麦冬、生地、酸枣仁等同用。

用法与使用注意:3～6克加水煎服。研末服1～3克。凡表邪未解、内有实热、咳嗽初起、麻疹初期,均不宜用。

夜交藤:属何首乌的干燥藤茎,其味甘,性平。归心、肝经。具有养血安神、祛风通络的作用。治疗更年期综合征因心肝阴血不足、心神失养导致的失眠,配合欢皮、酸枣仁、柏子仁等同用。

夜交藤配伍鸡血藤、当归、川芎等,治疗更年期血虚身痛证。

用法与使用注意:9～15克加水煎服。

杜仲:味甘,性温。归肝、肾经。具有补肝肾、强筋骨、安胎的作用。治疗更年期综合征属于阳虚者,证见腰酸冷痛,或阳痿早泄、小便频数、大便不实等,配伍鹿茸、菟丝子、山茱萸等同用;也能治疗女性先兆流产或习惯性流产,配续断、山药等同用。

用法与使用注意:10～15克加水煎服。炒用破坏其胶质,更利于有效成分煎出,故比生用效果好。本品为温补之品,阴虚火旺者慎用。

肉苁蓉:味甘、咸,性温。归肾、大肠经。具有补肾助阳、润肠通便的作用。治疗更年期综合征属于阳虚者,证见腰酸冷痛,或阳痿早泄、小便余沥不尽等,配伍菟丝子、续断、杜仲等同用;更年期因津液耗伤所致的大便秘结,配沉香、麻仁等同用;因肾气虚弱所致的大便不通、小便清长、腰酸背冷,配当归、牛膝、泽泻等同用。

用法与使用注意:10～15克加水煎服。本品能助阳、滑肠,阴虚火旺及大便泄泻者不宜服。肠胃实热、大便秘结者亦不宜服。

如前所述,更年期综合征主要病机是因正气不足,导致阴阳失调,凡能补益正气,协调阴阳的药物均能配伍治疗更年期综合征。因此,除上述药物外,本书其他章节记载的太子参、山药、薏苡仁、丹皮、肉桂、黄柏、知母、百合、石斛、钩藤、天麻、珍珠母、石决明、牡蛎等对更年期综合征均有调理作用。

## 八、治疗妇科月经不调的常用中药

这里指的月经失调,主要包括月经周期、经期、经量异常及痛经、闭经等病证。从中医的角度分析,导致月经失调的原因很多,如六淫、七情、饮食、痰饮、瘀血等各种因素。因此,各类中药通过配伍均有一定调理月经的作用,如清热、散寒、祛痰、活血化瘀、理气、补益等等。

当归:味甘、辛,性温。归肝、心、脾经。具有补血调经、活血止痛、润肠通便的作用。当归可补血活血,调经止痛,与熟地、白芍、川芎组成的四物汤,是妇科调经的基础方。凡血虚兼血瘀所致的月经不调、经闭、痛经等,均可用四物汤加减治疗。若兼气虚者,配人参、黄芪;若兼气滞者,配香附、延胡索;兼血热者,配伍黄芩、黄连,或丹皮、地骨皮;若血虚寒滞者,配阿胶、艾叶等同用。

用法与使用注意:5～15克加水煎服。湿盛中满、大便泄泻者忌服。

川芎:味辛,性温。归肝、胆、心包经。具有活血行气、祛风止痛的作用。川芎为治妇科病要药,治血瘀闭经、痛经,常配伍赤芍、桃仁、当归等同用;治疗寒凝闭经、痛经,配伍桂心、当归、吴茱萸等同用;治月经不调或错后,配伍益母草、当归等同用;治产后腹痛,配伍当归、炮姜、桃仁等同用。

　　用法与使用注意:3～10克加水煎服。阴虚火旺、多汗、热盛及无瘀之出血证和孕妇均当慎用。

　　青蒿:味苦、辛,性寒。归肝、胆经。具有清透虚热、凉血除蒸、解暑、截疟的作用。治疗月经失调主要用于因实热或虚热导致的月经先期,实热者配丹皮、地骨皮、黄柏、熟地、白芍、茯苓等同用;因虚热,配生地、熟地、地骨皮、玄参、阿胶等同用。

　　用法与使用注意:6～12克加水煎服,不宜久煎;或鲜品绞汁服。脾胃虚弱、肠滑泄泻者忌服。

　　苍术:味苦、辛,性温。归脾、胃、肝经。具有燥湿健脾、祛风散寒的作用。治疗月经失调主要用于因痰湿阻滞的月经后期、量少甚至闭经等,配伍香附、半夏、陈皮、川芎、当归等同用。也可用于妇女带下病,以白带量多、色白、质稀为主,配伍山药、白术、车前子、陈皮、白果等同用。

　　用法与使用注意:5～10克加水煎服。阴虚内热、气虚多汗者忌服。

　　香附:味辛、微苦、微甘,性平。归肝、脾、三焦经。具有疏肝解郁、调经止痛、理气调中的作用。治疗月经失调,凡因气滞血瘀、痰湿阻滞的痛经、闭经、月经后期、量少等病证均可运用。如因气滞血瘀所致的痛经、闭经,配伍木香、延胡索、佛手、当归、白芍、桃仁、红花、桔梗、柴胡、乳香等同用;因痰湿阻滞所致的痛经、闭经、月经后期、量少等,配伍苍术、半夏、陈皮、川芎、当归、鸡血藤等同用。

　　用法与使用注意:5～10克加水煎服,醋炙止痛力增强。

　　半夏:味辛,性温。有毒。归脾、胃、肺经。具有燥湿化痰、降逆止呕、消痞散结的作用。外用可消肿止痛。治疗月经失调主要用于因痰湿阻滞的月经后期、量少甚至闭经等,配伍苍术、香附、南星、茯苓、川芎、当归等同用。

　　用法与使用注意:3～10克加水煎服,一般宜炮制后使用。半夏有毒,不宜生用。阴虚燥咳、血证、热痰、燥痰慎用。

　　益母草:味辛、苦,性微寒。归心、肝、膀胱经。具有活血调经、利水消肿、清热解毒的作用。治疗月经失调主要用于因血滞闭经、痛经、月经后期、量少及经行不畅,配伍当归、川芎、熟地、白芍、桃仁、丹参、红花、香附等同用。也可单味熬膏使用。

　　用法与使用注意:10～30克加水煎服,或熬膏,入丸剂。无瘀滞及阴虚血少者忌用。

　　泽兰:味苦、辛,性微温。归肝、脾经。具有活血调经、利水消肿的作用。治疗月经失调同益母草。

用法与使用注意：10～15克加水煎服。血虚及无瘀滞者慎用。

蒲黄：味甘，性平。归肝、心包经。具有止血、化瘀、利尿的作用。治疗月经失调主要用于月经过多或崩漏，或痛经、闭经等，无论寒热虚实、有无瘀滞，均可运用，但以属实夹瘀者尤宜。如月经过多或崩漏，可单用冲服，或配伍龙骨、牡蛎、艾叶等同用；如痛经、闭经因血瘀所致者，配五灵脂、当归、川芎、香附等同用。

用法与使用注意：3～10克加水包煎，外用适量。止血多炒用，化瘀多生用。

茜草：味苦，性寒。归肝经。具有凉血、化瘀、止血、通经的作用。治疗血热夹瘀所致的各种出血证，或血瘀经络闭阻之证，为妇科调经要药。治血热崩漏，配生地、生蒲黄、侧柏叶等同用；治气虚不摄血所致的崩漏，配黄芪、白术、山茱萸等同用；治血滞经闭，单用本品酒煎服，或配桃仁、红花、当归等同用。

用法与使用注意：10～15克加水煎服，大剂量可用30克。亦入丸、散。止血炒炭用，活血通经生用或酒炒用。

延胡索：味苦、辛，性温。归心、脾、肝经。具有活血、行气、止痛的作用。治疗气滞血瘀之痛经、月经不调、产后腹痛，配伍当归、红花、香附等同用。

用法与使用注意：3～10克加水煎服。研粉吞服，每次1～3克。

桃仁：味苦、甘，性平。有小毒。归心、肝、大肠经。具有活血祛瘀、润肠通便、止咳平喘、燥湿健脾，祛风散寒的作用。治疗瘀血阻滞、闭经、痛经，配伍红花、当归、川芎、赤芍等同用；治产后腹痛，配炮姜、川芎等同用；治妇科肿瘤，配桂枝、茯苓、丹皮等同用。

用法与使用注意：5～10克加水煎服捣碎用；桃仁霜入汤剂宜包煎。孕妇忌用，便溏者慎用。本品有毒，不可过量。

红花：味辛，性温。归心、肝经。具有活血通经、祛瘀止痛的作用。为痛经止痛要药，是妇产科血瘀病证的常用药。治痛经，配伍当归、川芎、桃仁等同用，亦可单味泡酒服用；治闭经，配伍当归、赤芍、桃仁等同用；治产后瘀滞腹痛，配伍荷叶、蒲黄、丹皮等同用。

用法与使用注意：3～10克加水煎服。孕妇忌用，有出血倾向者慎用。

海螵蛸：味咸、涩，性微温。归肝、肾经。具有固精止带、收敛止血、制酸止痛、收湿敛疮的作用。治疗崩漏，配茜草、棕榈炭、五倍子等同用；也可用于妇女带下病，若肾虚带下、白带量多、质清稀，配伍山药、芡实等同用；若赤白带下，配白芷、血余炭等同用。

用法与使用注意:6~12克加水煎服,散剂酌减。

另外,阿胶、熟地、生地、白芍、麦冬、黄连、黄芩、黄柏、知母、赤芍、丹皮、丹参、芡实、枸杞子、百合、石斛、党参、人参、太子参、山药、白术、陈皮、肉桂、小茴香等药均是治疗月经不调的常用中药,已在其他章节论述。

# 第二节　常用方剂

## 一、治疗感冒的常用方剂

### (一)治疗风寒感冒的常用方剂

九味羌活汤:来源于《此事难知》。由羌活9克、防风9克、苍术9克、细辛3克、川芎6克、香白芷6克、生地黄6克、黄芩6克、甘草6克组成。加水煎温服。本方具有发汗祛湿、兼清里热的功效。

主治病证:外感风寒湿邪,内有蕴热证(恶寒发热,无汗,头痛项强,肢体酸楚疼痛,口苦微渴,舌苔白或微黄,脉浮)。

现代运用:本方常用于治疗感冒、急性肌炎、风湿性关节炎、偏头痛、腰肌劳损等属外感风寒湿邪,兼有里热者。

香苏散:来源于《太平惠民和剂局方》。由香附120克、紫苏叶120克、炙甘草30克、陈皮60克组成。若作汤剂,用量按原方比例酌减,水煎服。本方具有疏散风寒、理气和中的功效。

主治病证:外感风寒,气郁不舒证(恶寒身热,头痛无汗,胸脘痞闷,不思饮食,舌苔薄白,脉浮)。

现代运用:本方常用于治疗胃肠型感冒属外感风寒兼气机郁滞者。

### (二)治疗风热感冒的常用方剂

银翘散:来源于《温病条辨》。由银花30克、连翘30克、苦桔梗18克、薄荷18克、竹叶12克、生甘草15克、芥穗12克、淡豆豉15克、牛蒡子18克组成。若作汤剂,用量按原方比例酌减,水煎服。本方具有辛凉透表,清热解毒的功效。

主治病证:温病初起(发热,微恶风寒,无汗或有汗不畅,头痛口渴,咳嗽咽痛,舌尖红,苔薄白或薄黄,脉浮数)。

现代运用:本方常用于治疗急性发热性疾病的初期解毒,如感冒、流行性感冒、急性扁桃体炎、上呼吸道感染、肺炎、麻疹、流行性脑脊髓膜炎、乙型脑炎、流行性腮腺炎等,属温病初起、邪郁肺卫者。

桑菊饮:来源于《温病条辨》。由桑叶 7.5 克、菊花 3 克、连翘 5 克、苦杏仁 6 克、薄荷 2.5 克、苦桔梗 6 克、生甘草 2.5 克、苇根 6 克组成。加水煎温服。本方具有疏风清热、宣肺止咳的功效。

主治病证:风温初起,表热轻证(但咳,身热不甚,口微渴,脉浮数)。

现代运用:本方常用于治疗感冒、急性支气管炎、上呼吸道感染、肺炎、急性结膜炎、角膜炎属风热犯肺或肝经风热者。

(三)治疗正虚感冒的常用方剂

参苏饮:来源于《太平惠民和剂局方》。由人参、紫苏叶、干葛、姜半夏、前胡、茯苓各 6 克,炒枳壳、桔梗、木香、陈皮、炙甘草各 4 克组成。加生姜 7 片,大枣 1 枚,水煎温服。本方具有益气解表、理气化痰的功效。

主治病证:气虚外感风寒,内有痰湿证(恶寒发热,无汗,头痛,鼻塞,咳嗽痰白,胸脘满闷,倦怠无力,气短懒言,苔白脉弱)。

现代运用:本方常用于治疗感冒、上呼吸道感染属气虚外感风寒兼有痰湿者。

麻黄细辛附子汤:来源于《伤寒论》。由麻黄 6 克、细辛 3 克、制附子 9 克组成。水煎温服。本方具有助阳解表的功效。

主治病证:素体阳虚,外感风寒证(发热,恶寒甚剧,虽厚衣重被,其寒不解,神疲欲寐,脉沉微)。同时,本方可治暴哑(突然声音嘶哑,甚至失音不语,或咽喉疼痛,恶寒发热,神疲欲寐,舌淡苔白,脉沉无力)。

现代运用:本方常用于治疗感冒、流行性感冒、支气管炎、病窦综合征、风湿性关节炎、过敏性鼻炎、暴盲、暴喑、皮肤瘙痒等属阳虚外感者。

加减葳蕤汤:来源于《重订通俗伤寒论》。由生葳蕤 9 克、生葱白 6 克、桔梗 4.5 克、东白薇 3 克、淡豆豉 12 克、苏薄荷 4.5 克、炙甘草 1.5 克、红枣 2 枚组成。水煎温服。本方具有滋阴解表的功效。

主治病证:素体阴虚,外感风热证(头痛身热,微恶风寒,无汗或有汗不多,咳嗽,心烦,口渴,咽干,舌红,脉数,虽厚衣重被,其寒不解,神疲欲寐,脉沉微)。

现代运用:本方常用于治疗老年人及产后感冒、急性扁桃体炎、咽炎属阴虚外感者。

## 二、治疗炎症的常用方剂

(一)治疗呼吸系统炎症的常用方剂

小青龙汤:来源于《伤寒论》。由麻黄 9 克、白芍 9 克、细辛 6 克、干姜 6

克、桂枝9克、五味子6克、炙甘草6克、制半夏9克组成。水煎温服。本方具有解表散寒、温肺化饮的功效。

主治病证:外感内饮证(恶寒发热,头身疼痛,无汗,喘咳,痰涎清稀而量多,胸痞,或干呕,或痰饮喘咳,不得平卧,或身体疼重,头面四肢浮肿,舌苔白滑,脉浮)。

现代运用:本方常用于治疗慢性阻塞性肺疾病、支气管哮喘、急性支气管炎、肺炎、百日咳等属外感内饮证者。

麻杏石甘汤:来源于《伤寒论》。由麻黄9克、杏仁9克、生石膏18克、炙甘草6克组成。水煎温服。本方具有辛凉疏表、清肺平喘的功效。

主治病证:外感风邪,邪热壅肺证(身热不解,咳逆气急,甚则鼻煽,口渴,有汗或无汗,舌苔薄白或黄,脉浮而数)。

现代运用:用于治疗感冒、上呼吸道感染、急性支气管炎、肺炎、支气管哮喘、麻疹合并肺炎等属表证未尽,热邪壅肺者。

泻白散:来源于《小儿药证直诀》。由地骨皮30克、桑白皮30克、炙甘草3克、粳米20克组成。水煎服。本方具有清泻肺热、止咳平喘的功效。

主治病证:肺热咳喘证(气喘咳嗽,皮肤蒸热,舌红苔黄,脉细数)。

现代运用:本方常用于治疗小儿麻疹初期、肺炎或支气管炎属肺中伏火郁热者。

清气化痰丸:来源于《医方考》。由陈皮、杏仁、炒枳实、炒黄芩、瓜蒌仁、茯苓各30克,胆南星、制半夏各45克组成。姜汁为丸,每服6克,每天2次,小儿酌减,温开水送下。亦可作汤剂,加生姜水煎服,用量按原方比例酌减,水煎温服。本方具有清热化痰、理气止咳的功效。

主治病证:痰热咳嗽(咳嗽气喘,咯痰黄稠,胸膈痞闷,甚则气急呕恶,烦躁不宁,舌质红,苔黄腻,脉滑数)。

现代运用:本方用于治疗肺炎、急性支气管炎、慢性支气管炎急性发作等属痰热内结者。

杏苏散:来源于《温病条辨》。由苏叶、制半夏、杏仁、茯苓、前胡各9克,枳壳、苦桔梗、陈皮各6克,甘草3克、生姜3片、大枣3枚组成。水煎温服。本方具有轻宣凉燥、理肺化痰的功效。

主治病证:外感凉燥证(恶寒无汗,头微痛,咳嗽痰稀,鼻塞咽干,苔白脉弦)。

现代运用:本方用于治疗上呼吸道感染、慢性支气管炎、肺气肿等属外感凉燥(外感风寒轻证)、肺气不宣、痰湿内阻者。

桑杏汤:来源于《温病条辨》。由桑叶、贝母、淡豆豉、栀子皮、梨皮各 3 克,杏仁 4.5 克、沙参 6 克组成。水煎服。本方具有清宣温燥、润肺止咳的功效。

主治病证:外感温燥证(身热不甚,口渴,咽干鼻燥,干咳无痰或痰少而黏,舌红,苔薄白而干,脉浮数而右脉大)。

现代运用:本方用于治疗上呼吸道感染、急慢性支气管炎、支气管扩张咯血、百日咳等属外感温燥,邪犯肺卫者。

清燥救肺汤:来源于《医门法律》。由桑叶 9 克、煅石膏 8 克、甘草 3 克、人参 2 克、炒胡麻仁 3 克、阿胶 3 克、麦冬 4 克、炒杏仁 2 克、炙枇杷叶 3 克组成。水煎,频频热服。本方具有清燥润肺、养阴益气的功效。

主治病证:温燥伤肺,气阴两伤证(身热头痛,干咳无痰,气逆而喘,咽喉干燥,鼻燥,心烦口渴,胸满胁痛,舌干少苔,脉虚大而数)。

现代运用:本方用于治疗肺炎、急慢性支气管炎、支气管哮喘、支气管扩张、肺癌等属燥热犯肺、气阴两伤者。

百合固金汤:来源于《慎斋遗书》。由熟地、生地、当归身、麦冬各 9 克、白芍、贝母、桔梗各 6 克,甘草、玄参各 3 克,百合 12 克组成。水煎服。本方具有滋养肺肾、止咳化痰的功效。

主治病证:肺肾阴虚,虚火上炎证(咳嗽气喘,痰中带血,咽喉燥痛,头晕目眩,午后潮热,舌红少苔,脉细数)。

现代运用:本方用于治疗肺结核、慢性支气管炎、支气管扩张咯血、慢性咽喉炎、自发性气胸等属肺肾阴虚,虚火上炎者。

(二)治疗消化系统炎症的常用方剂

大柴胡汤:来源于《金匮要略》。由柴胡 15 克、黄芩 9 克、白芍 9 克、制半夏 9 克、生姜 15 克、枳实 9 克、大枣 4 枚、大黄 6 克组成。水煎 2 次,去滓,再煎,分 2 次温服。本方具有和解少阳、内泻热结的功效。

主治病证:少阳阳明合病(往来寒热,胸胁苦满,呕不止,郁郁微烦,心下痞硬,或心下满痛,大便不解或协热下利,舌苔黄,脉弦数有力)。

现代运用:本方常用于治疗急性胰腺炎、急性胆囊炎、胆石症、胃及十二指肠溃疡等属少阳阳明合病者。

柴胡疏肝散:来源于《医学统旨》。由柴胡、炒陈皮各 6 克,川芎、香附、炒枳壳、白芍各 4.5 克,炙甘草 1.5 克组成。水煎食前服。本方具有疏肝行气、活血止痛的功效。

主治病证:肝气郁滞证(胁肋疼痛,胸闷喜太息,情志抑郁易怒,或嗳气,脘腹胀满,脉弦)。

现代运用:本方用于治疗慢性胃炎、慢性肝炎、胆囊炎等属肝气郁滞者。

四逆散:来源于《伤寒论》。由炙枳实、白芍、柴胡、炙甘草各 6 克组成。水煎服。本方具有透邪解表、疏肝理脾的功效。

主治病证:(1) 阳郁厥逆证(手足不温,或腹痛,或泄利下重,脉弦)。(2) 肝脾气郁证(胁肋胀闷,脘腹疼痛,脉弦等)。

现代运用:本方常用于治疗慢性肝炎、胆囊炎、胆石症、胆道蛔虫症、肋间神经痛、胃溃疡、胃炎、胃肠神经官能症、附件炎、输卵管阻塞、急性乳腺炎等属肝胆气郁、肝脾不和者。

痛泻要方:来源于《丹溪心法》。由炒白术 90 克、炒白芍 60 克、炒陈皮 45 克、防风 30 克组成。以上属散剂剂量,也可作汤剂使用,水煎服,用量按原方比例酌减。本方具有补脾柔肝、祛湿止泻的功效。

主治病证:脾虚肝旺之痛泻(肠鸣腹痛,大便泄泻,泻必腹痛,泻后痛缓,舌苔薄白,脉两关不调,左弦而右缓者)。

现代运用:本方常用于治疗急性肠炎、慢性结肠炎、肠易激综合征等属肝旺脾虚者。

半夏泻心汤:来源于《伤寒论》。由制半夏 12 克,黄芩、人参、干姜各 9 克,黄连 3 克、大枣 4 枚、炙甘草 9 克组成。水煎服。本方具有寒热平调、消痞散结的功效。

主治病证:寒热错杂之痞证(所谓痞证,是指病人自觉心下痞塞,胸膈胀满。医生触之无形,按之柔软。证见心下痞,但满而不痛,或呕吐,肠鸣下利,舌苔腻而微黄)。

现代运用:本方常用于治疗急慢性肠胃炎、慢性结肠炎、慢性肝炎、早期肝硬化等属中气虚弱,寒热错杂者。

葛根芩连汤:来源于《伤寒论》。由葛根 15 克、炙甘草 6 克、黄芩 9 克、黄连 9 克组成。水煎服。本方具有解表清里的功效。

主治病证:协热下利(身热下利,胸脘烦热,口干作渴,喘而汗出,舌红苔黄,脉数或促)。

现代运用:本方常用于治疗急性肠炎、细菌性痢疾、肠伤寒、胃肠型感冒等属表证未解,里热甚者。

芍药汤:来源于《素问病机气宜保命集》。由白芍 30 克、当归 15 克、黄芩 15 克、黄连 15 克,槟榔、木香、炒甘草各 6 克,大黄 9 克、官桂 5 克组成。水煎服。本方具有清热燥湿、调气和血的功效。

主治病证:湿热痢疾(腹痛,便脓血,赤白相兼,里急后重,肛门灼热,小便短赤,舌苔黄腻,脉弦数)。

现代运用:本方常用于治疗细菌性痢疾、阿米巴痢疾、溃疡性结肠炎、急性肠炎等属湿热为患者。

白头翁汤:来源于《伤寒论》。由白头翁15克、黄柏12克、黄连6克、秦皮12克组成。水煎服。本方具有清热解毒、凉血止痢的功效。

主治病证:热毒痢疾(腹痛,里急后重,肛门灼热,下痢脓血,赤多白少,渴欲饮水,舌红苔黄,脉弦数)。

现代运用:本方常用于治疗阿米巴痢疾、细菌性痢疾等属热毒偏盛者。

平胃散:来源于《简要济众方》。由炒苍术120克、厚朴90克、炒陈皮60克、炙甘草30克组成。上药共为细末,每服4～6克,姜枣汤送下;或作汤剂,水煎服,用量按原方比例酌减。本方具有燥湿运脾、行气和胃的功效。

主治病证:湿滞脾胃证(脘腹胀满,不思饮食,口淡无味,恶心呕吐,嗳气吞酸,肢体沉重,怠惰嗜卧,常多自利,舌苔白腻而厚,脉缓)。

现代运用:本方用于治疗慢性胃炎、消化道功能紊乱、消化性溃疡等属湿滞脾胃者。

茵陈蒿汤:来源于《伤寒论》。由茵陈18克、栀子12克、大黄6克组成。水煎服。本方具有清热、利湿、退黄的功效。

主治病证:湿热黄疸(一身面目俱黄,黄色鲜明,发热,无汗或但头汗出,口渴欲饮,恶心呕吐,腹微满,小便短赤,大便不爽或秘结,舌红苔黄腻,脉沉数或滑数有力)。

现代运用:本方常用于治疗急性黄疸型肝炎、胆囊炎、胆石症、钩端螺旋体病等所引起的黄疸,证属湿热内蕴者。

真人养脏汤:来源于《太平惠民和剂局方》。由人参、当归、白术各18克,白芍48克、煨肉豆蔻15克、木香42克、肉桂24克、诃子36克、炙甘草24克、炙罂粟壳108克组成,以上药物共为粗末,每服6克,水煎去渣,饭前温服;或作汤剂,水煎温服,用量按原方比例酌减。本方具有涩肠固脱、温补脾肾的功效。

主治病证:久泻久痢,脾肾虚寒证(泻利无度,滑脱不禁,甚至脱肛坠下,脐腹疼痛,喜温喜按,倦怠食少,舌淡苔白,脉迟细)。

现代运用:本方常用于治疗慢性肠炎、溃疡性结肠炎、肠结核、慢性痢疾等日久不愈属脾肾虚寒者。

(三)治疗泌尿系统炎症的常用方剂

导赤散:来源于《小儿药证直诀》;由生地、木通、生甘草梢、竹叶各6克组成。作汤剂,水煎服,用量按原方比例酌减。本方具有清心利水养阴的功效。

主治病证:心经火热证(心胸烦热,口渴面赤,意欲冷饮,以及口舌生疮;或心移热于小肠,小便赤涩刺痛,舌红,脉数)。

现代运用:本方常用于治疗口腔炎、鹅口疮、小儿夜啼等心经有热者;急性泌尿系统感染属下焦湿热者。

六一散:来源于《黄帝素问宣明论方》。由滑石 180 克、甘草 30 克组成。以上药物,共为细末,每服 9~18 克,包煎或温开水调下,日 2~3 服,亦常加入其他方药中煎服。本方具有清暑利湿的功效。

主治病证:暑湿证(身热烦渴,小便不利,或泄泻)。

现代运用:本方常用于治疗膀胱炎、尿道炎等属湿热者。

八正散:来源于《太平惠民和剂局方》。由车前子、瞿麦、萹蓄、滑石、山栀子仁、炙甘草、木通、煨大黄各 50 克组成。以上药物,共为末,每服 6~10 克,灯芯煎汤送服;或作汤剂,加灯芯,水煎服,用量根据病情酌减。本方具有清热泻火、利水通淋的功效。

主治病证:湿热淋证(尿频尿急,溺时涩痛,淋沥不畅,尿色浑赤,甚则癃闭不通,小腹急满,口燥咽干,舌苔黄腻,脉滑数)。

现代运用:本方常用于治疗膀胱炎、尿道炎、急性前列腺炎、泌尿系结石、肾盂肾炎、术后或产后尿潴留等属湿热下注者。

猪苓汤:来源于《伤寒论》;由猪苓、茯苓、泽泻、阿胶、滑石各 10 克组成。水煎服,阿胶分 2 次烊化。本方具有利水、养阴、清热的功效。

主治病证:水热互结证(小便不利,发热,口渴欲饮,或心烦不寐,或兼咳嗽、呕恶、下利,舌红苔白或微黄,脉细数)。又治血淋、小便涩痛、点滴难出、小腹满痛者。

现代运用:本方常用于治疗泌尿系感染、肾炎、产后尿潴留等属水热互结兼阴虚者。

真武汤:来源于《伤寒论》。由茯苓、白芍、生姜、制附子各 9 克,白术 6 克组成。水煎服。本方具有温阳利水的功效。

主治病证:阳虚水泛证(畏寒肢厥,小便不利,心悸动不宁,头目眩晕,身体筋肉瞤动,站立不稳,四肢沉重疼痛,浮肿,腰以下为甚;或腹痛,泄泻,喘呕逆,舌质淡胖,边有齿痕,舌苔白滑,脉沉细)。

现代运用:本方常用于治疗慢性肾小球肾炎、心源性水肿、甲状腺功能低下等属脾肾阳虚,水湿内停者。

（四）治疗生殖系统炎症常用方剂

龙胆泻肝汤：来源于《医方集解》。由龙胆草、木通、柴胡、生甘草各6克，炒黄芩、酒炒栀子、酒炒生地、车前子各9克，泽泻12克、酒炒当归3克组成。水煎服，每服6～9克，日2次，温开水送下。本方具有清泻肝胆实火、清利肝经湿热的功效。

主治病证：(1)肝胆实火上炎证（头痛目赤，胁痛，口苦，耳聋，耳肿，舌红苔黄，脉弦数有力）。(2)肝经湿热下注证（阴肿，阴痒，筋痿，阴汗，小便淋浊，或妇女带下黄臭等，舌红苔黄腻，脉弦数有力）。

现代运用：本方常用于治疗顽固性偏头痛、头部湿疹、高血压、急性结膜炎、虹膜睫状体炎、外耳道疖肿、鼻炎、急性黄疸型肝炎、急性胆囊炎，以及急性肾盂肾炎、急性膀胱炎、尿道炎、外阴炎、睾丸炎、腹股沟淋巴结炎、急性盆腔炎、带状疱疹等属肝经实火、湿热者。

草薢分清散：来源于《医学心悟》。由川草薢6克，炒黄柏、石菖蒲、莲子心各2克，茯苓、白术各3克，丹参、车前子各4.5克组成。水煎服。本方具有清热利湿、分清化浊的功效。

主治病证：下焦湿热膏淋、白浊证（小便浑浊，尿有余沥，舌红苔黄腻）。

现代运用：本方常用于治疗乳糜尿、慢性前列腺炎、慢性肾盂肾炎、慢性肾炎、慢性盆腔炎等属下焦湿热者。

完带汤：来源于《傅青主女科》。由炒白术、炒山药各30克，酒炒白芍15克，酒炒车前子、制苍术各9克，人参6克，陈皮、柴胡、黑芥穗各2克，甘草3克组成。水煎服。本方具有补脾疏肝、化湿止带的功效。

主治病证：脾虚肝郁，湿浊带下证（带下色白，清稀如涕，面色㿠白，倦怠便溏，舌淡苔白，脉缓或濡弱）。

现代运用：本方用于治疗阴道炎、宫颈糜烂、盆腔炎等属脾虚肝郁、湿浊下注者。

易黄汤：来源于《傅青主女科》。由炒芡实、炒山药各30克，盐炒黄柏6克、酒炒车前子3克、白果12克组成。水煎服。本方具有固肾止带、清热祛湿的功效。

主治病证：肾虚湿热带下证（带下黏稠量多，色黄如浓茶汁，其气腥秽，舌红苔黄腻）。

现代运用：本方常用于治疗宫颈炎、阴道炎等属肾虚湿热下注者。

### 三、治疗高血压的常用方剂

镇肝息风汤:来源于《医学衷中参西录》。由怀牛膝、生赭石各 30 克,生龙骨、生牡蛎、生龟板、生白芍、玄参、天冬各 15 克,川楝子、生麦芽、茵陈各 6 克,甘草 4.5 克组成。水煎服。本方具有镇肝息风、滋阴潜阳的功效。

主治病证:类中风(头目眩晕,目胀耳鸣,脑部热痛,面色如醉,心中烦热;或时常噫气,或肢体渐觉不利,口眼渐形喝斜;甚或眩晕颠仆,昏不知人,移时始醒,或醒后不能复原,脉弦长有力)。

现代运用:本方常用于治疗高血压、脑血栓形成、脑出血、血管神经性头痛等属肝肾阴虚、肝阳上亢者。

天麻钩藤饮:来源于《中医内科杂病证治新义》。由天麻、杜仲、益母草、桑寄生、夜交藤、朱茯神、山栀、黄芩各 9 克,生决明 18 克,钩藤、川牛膝各 12 克组成。水煎,分 2～3 次服。本方具有平肝息风、清热活血、补益肝肾的功效。

主治病证:肝阳偏亢,肝风上扰证(头痛,眩晕,失眠多梦,或口苦面红,舌红苔黄,脉弦或数)。

现代运用:本方常用于治疗高血压、脑血管意外、内耳性眩晕等属肝阳上亢、肝风上扰者。

半夏白术天麻汤:来源于《医学心悟》。由半夏 4.5 克,天麻、茯苓、橘红各 3 克,白术 9 克,甘草 1.5 克组成。以上药物,加生姜 1 片,大枣 2 枚,水煎服。本方具有化痰息风、健脾祛湿的功效。

主治病证:风痰上扰证(眩晕,头痛,胸膈痞闷,恶心呕吐,舌苔白腻,脉弦滑)。

现代运用:本方常用于治疗梅尼埃病、高血压病、神经性眩晕、癫痫、面神经瘫痪等属风痰上扰者。

杞菊地黄丸:来源于《麻疹全书》。由熟地 24 克,山茱萸、山药各 12 克,泽泻、丹皮、茯苓、枸杞子、菊花各 9 克组成。以上药物,共为细末,炼蜜为丸,如梧桐子大,每服 9 克,空腹服;或作汤剂,水煎服。本方具有滋肾、养肝、明目的功效。

主治病证:肝肾阴虚证(两目昏花,视物模糊,或眼睛干涩,或迎风流泪)。

现代运用:本方常用于治疗高血压、神经性头痛、各种眼疾等属肝肾阴虚者。

地黄饮子:来源于《圣济总录》。由熟地、巴戟天、炒山茱萸、石斛、肉苁蓉、炮附子、炒五味子、肉桂、白茯苓、麦冬、菖蒲、远志各 15 克组成。以上药物,加生姜 3 片、大枣 2 枚,水煎服。本方具有滋肾阴、补肾阳、开窍化痰的功效。

主治病证:下元虚衰,痰浊上泛之喑痱证(舌强不能言,足废不能用,口干不欲饮,足冷面赤,脉沉细弱)。

现代运用:本方常用于治疗晚期高血压病、脑动脉硬化、中风后遗症、脊髓炎等慢性疾病过程中出现阴阳两虚者。

## 四、治疗糖尿病的常用方剂

六味地黄丸:来源于《小儿药证直诀》。由熟地 24 克,山茱萸、山药各 12 克,泽泻、丹皮、茯苓各 9 克组成。以上药物,共为末,炼蜜为丸,如梧桐子大,空心温水化下三丸;或作汤剂,水煎服。本方具有滋补肝肾的功效。

主治病证:肝肾阴虚证(腰膝酸软,头晕目眩,耳鸣耳聋,盗汗,遗精,消渴,骨蒸潮热,手足心热,口燥咽干,牙齿动摇,足跟作痛,小便淋沥,以及小儿囟门不合,舌红少苔,脉沉细数)。

现代运用:本方常用于治疗慢性肾炎、高血压病、糖尿病、肺结核、肾结核、更年期综合征等属肾阴虚弱为主者。

肾气丸:来源于《金匮要略》。由干地黄 240 克,山茱萸、山药各 120 克,泽泻、丹皮、茯苓各 90 克,桂枝、炮附子各 30 克组成。以上药物,共为细末,炼蜜为丸,如梧桐子大,每服 6 克,每日 2 次;或作汤剂,水煎服,用量按原方比例酌减。本方具有补肾助阳的功效。

主治病证:肾阳不足证(腰痛脚软,身半以下常有冷感,少腹拘急,小便不利,或小便反多,入夜尤甚,阳痿早泄,舌淡而胖,脉虚弱,尺部沉细;以及痰饮,水肿,消渴,脚气,转胞等)。

现代运用:本方常用于治疗慢性肾炎、糖尿病、醛固酮增多症、甲状腺功能低下、肾上腺皮质功能减退、更年期综合征等属肾阳不足者。

益胃汤:来源于《温病条辨》。由沙参 9 克、麦冬 15 克、冰糖 3 克、细生地 15 克、炒玉竹 4.5 克组成。水煎 2 次分服。本方具有养阴益胃的功效。

主治病证:胃阴损伤证(胃脘灼热隐痛,饥不欲食,口干咽燥,大便干结,或干呕、呃逆,舌红少津,脉细数)。

现代运用:本方常用于治疗慢性胃炎、糖尿病、小儿厌食等属胃阴亏损者。

玉液汤:来源于《医学衷中参西录》。由生山药、生黄芪、知母各 18 克,生鸡内金、葛根各 6 克,五味子、天花粉各 9 克组成。水煎服。本方具有益气滋阴、固肾止渴的功效。

主治病证:消渴气阴两虚证(口干而渴,饮水不解,小便数多,困倦气短,脉虚细无力)。

现代运用:本方常用于治疗糖尿病、慢性胃炎等属气阴两虚者。

白虎汤:来源于《伤寒论》。由石膏 50 克、知母 18 克、炙甘草 6 克、粳米 9 克组成。用水将米煮熟,去米,入其余三味同煎,分两次服。本方具有清热生津的功效。

主治病证:气分热盛证(壮热面赤,烦渴引饮,汗出恶热,脉洪大有力)。

现代运用:本方常用于治疗感染性疾病,如大叶性肺炎、流行性乙型脑炎、流行性出血热、牙龈炎、小儿夏季热、糖尿病、风湿性关节炎等属气分热盛者。

## 五、治疗高血脂的常用方剂

血府逐瘀汤:来源于《医林改错》。由桃仁 12 克,红花、当归、生地、牛膝各 9 克,赤芍、枳壳、甘草各 6 克,川芎、桔梗各 4.5 克,柴胡 3 克组成。水煎服。本方具有活血化瘀、行气止痛功效。

主治病证:胸中血瘀证(胸痛,头痛,日久不愈,痛如针刺而有定处,或呃逆日久不止,或饮水即呛,干呕,或心悸怔忡,失眠多梦,急躁易怒,入暮潮热,唇暗或两目暗黑,舌质暗红,或舌有瘀斑或瘀点,脉涩或弦紧)。

现代运用:本方可用于治疗冠心病心绞痛、风湿性心脏病、胸部挫伤及肋软骨炎之胸痛,以及脑血栓形成、高血压病、高血脂症、血栓闭塞性脉管炎、神经官能症、脑震荡后遗症之头痛、头晕属瘀阻气滞。

二陈汤:来源于《太平惠民和剂局方》。由制半夏、陈皮各 15 克,白茯苓 9 克、甘草 4.5 克组成。加生姜 7 片,乌梅 1 个,水煎温服。本方具有燥湿化痰、理气和中的功效。

主治病证:湿痰证(咳嗽痰多,色白易咯,恶心呕吐,胸膈痞闷,肢体困重,或头眩心悸,舌苔白滑或腻,脉滑)。

现代运用:本方常用于治疗偏头痛、高脂血症、脂肪肝、慢性支气管炎、慢性胃炎、梅尼埃病、神经性呕吐等属湿痰者。

十味温胆汤:来源于《世医得效方》。由制半夏、炒枳实、陈皮各 90 克,炒枣仁、远志、北五味子、酒炒熟地、条参各 30 克,白茯苓 45 克,粉甘草 15 克组成。上锉散,每服 12 克,水盏半,姜 5 片,枣 1 枚煎,不以时服。本方具有益气养血、化痰宁心的功效。

主治病证:心胆虚怯,痰浊内扰证(触事易惊,惊悸不眠,夜多噩梦,短气自汗,耳鸣目眩,四肢浮肿,饮食无味,胸中烦闷,坐卧不安,舌淡苔腻,脉沉缓)。

现代运用:本方可用于治疗高脂血症、顽固性失眠、胆心综合征、冠心病心绞痛、心神经官能症等属心胆虚怯、痰浊内扰者。

五苓散:来源于《伤寒论》。由猪苓、茯苓、白术各9克,泽泻15克、桂枝6克组成。散剂,每服6～10克;汤剂,水煎服,多饮热水,取微汗,用量按原方比例酌定。本方具有利水渗湿、温阳化气的功效。

主治病证:膀胱气化不利之蓄水证(小便不利,头痛微热,烦渴欲饮,甚则水入即吐;或脐下动悸,吐涎沫而头目眩晕;或短气而咳;或水肿、泄泻、舌苔白、脉浮或浮数)。

现代运用:本方常用于治疗急慢性肾炎水肿、肝硬化腹水、心源性水肿、新生儿黄疸、高脂血症、急性痛风性关节炎、急性肠炎、尿潴留等属膀胱气化不利、水湿内停者。

温胆汤:来源于《三因极一病证方论》。由制半夏、竹茹、炒枳实各60克,陈皮90克、白茯苓45克、炙甘草30克组成。上锉散,每服12克,水一盏半,加生姜5片,大枣1枚,煎七分,去滓,食前服;或加生姜5片,大枣1枚,水煎服,用量按原方比例酌减。本方具有理气化痰、和胃利胆的功效。

主治病证:胆郁痰扰证(胆怯易惊,头眩心悸,心烦不眠,夜多异梦;或呕恶呃逆,眩晕,癫痫。苔白腻,脉弦滑)。

现代运用:本方可用于治疗神经官能症、高脂血症、病态窦房结综合征、胆汁返流性胃炎、消化性溃疡、儿童单纯性肥胖、焦虑症、梅尼埃病、更年期综合征、癫痫等属胆郁痰扰者。

## 六、治疗风湿性关节炎的常用方剂

羌活胜湿汤:来源于《脾胃论》。由独活、羌活各6克,藁本、防风、炙甘草各3克,蔓荆子2克、川芎1.5克组成。水煎服。本方具有祛风、胜湿、止痛的功效。

主治病证:风湿在表之痹证(肩臂痛不可回顾,头痛身重,或腰脊疼痛,难以转侧,苔白,脉浮)。

现代运用:本方可用于治疗风湿性关节炎、类风湿性关节炎、骨质增生症、强直性脊柱炎等属风湿在表者。

独活寄生汤:来源于《备急千金要方》。由独活9克,桑寄生、杜仲、牛膝、细辛、秦艽、茯苓、肉桂心、防风、川芎、人参、甘草、当归、白芍、干地黄各6克组成。水煎服。本方具有祛风湿、止痹痛、益肝肾、补气血的功效。

主治病证:痹证日久,肝肾两虚,气血不足证(腰膝疼痛、痿软,肢节屈伸不利,或麻木不仁,畏寒喜温,心悸气短,舌淡苔白,脉细弱)。

现代运用:本方常用于治疗慢性关节炎、类风湿性关节炎、风湿性坐骨神经痛、腰肌劳损、骨质增生症、小儿麻痹等属风寒湿痹日久,正气不足者。

蠲痹汤:来源于《杨氏家藏方》。由当归、羌活、姜黄、炙黄芪、白芍、防风各45克,炙甘草15克组成。以上药物,加生姜5片,水煎服,每服15克。本方具有益气和营、祛风胜湿的功效。

主治病证:风寒湿邪痹阻经络营卫之证(肩项痹痛,举动艰难,手足麻木等)。

现代运用:本方常用于治疗慢性关节炎、类风湿性关节炎、颈椎病等属风寒湿痹阻经络营卫者。

二妙散:来源于《丹溪心法》。由炒黄柏、炒苍术各15克组成。以上二味为末,用开水入姜汁调服;或入丸剂,亦可作汤剂,水煎服。本方具有清热燥湿的功效。

主治病证:湿热下注证(筋骨疼痛,或两足痿软,或足膝红肿疼痛,或湿热带下,或下部湿疮、湿疹等,小便短赤,舌苔黄腻)。

现代运用:本方可用于治疗风湿性关节炎、阴囊湿疹、阴道炎等属湿热下注者。

当归拈痛汤:来源于《医学启源》。由羌活、甘草、茵陈各15克,防风、苍术、当归、知母、猪苓、泽泻各9克,葛根、人参、苦参各6克,升麻、白术、黄柏各3克组成。水煎服。本方具有利湿清热、疏风止痛的功效。

主治病证:湿热相搏,外受风邪证(遍身肢节烦痛,或肩背沉重,或脚气肿痛,脚膝生疮,舌苔白腻微黄,脉弦数)。

现代运用:本方可用于治疗风湿性关节炎、类风湿性关节炎等属湿热内蕴而兼有风湿表证者。

## 七、治疗更年期综合征的常用方剂

知柏地黄丸:来源于《医方考》。由熟地24克,山茱萸、山药各12克,泽泻、丹皮、茯苓各9克,盐炒知母、盐炒黄柏各6克组成。以上药物,共为细末,炼蜜为丸,如梧桐子大,每服6克,温开水送下;或作汤剂,水煎服。本方具有滋阴降火的功效。

主治病证:肝肾阴虚,虚火上炎证(头目昏眩,耳鸣耳聋,虚火牙痛,五心烦热,腰膝酸痛,血淋尿痛,遗精梦泄,骨蒸潮热,盗汗颧红,咽干口燥,舌质红,脉细数)。

现代运用:本方常用于治疗更年期综合征、牙龈炎、慢性肾炎、高血压病、糖尿病、肾结核、肾结石等属肝肾阴虚火旺者。

酸枣仁汤:来源于《金匮要略》。由炒酸枣仁 15 克,知母、茯苓、川芎各 6 克,甘草 3 克组成。水煎服。本方具有养血安神、清热除烦的功效。

主治病证:肝血不足,虚热内扰证(虚烦失眠,心悸不安,头目眩晕,咽干口燥,舌红,脉弦细)。

现代运用:本方常用于治疗更年期综合征、神经衰弱、心神经官能症等属心肝血虚、虚热内扰者。

甘麦大枣汤:来源于《金匮要略》。由甘草 9 克、小麦 15 克、大枣 10 枚组成。水煎服。本方具有养心安神、和中缓急的功效。

主治病证:脏躁证(精神恍惚,常悲伤欲哭,不能自制,心中烦乱,睡眠不安,甚则言行失常,哈欠频作,舌淡红苔少,脉细略数)。

现代运用:本方常用于治疗癔症、更年期综合征、神经衰弱、心神经官能症等属五脏阴血虚者。

逍遥丸:来源于《太平惠民和剂局方》。由炙甘草 15 克,微炒当归、茯苓、白术、白芍、柴胡各 30 克组成。以上药物,共为粗末,每服 6～9 克,煨姜、薄荷少许,共煎汤温服,日三次;或作汤剂,水煎服,用量按原方比例酌减。本方具有疏肝解郁、养血健脾的功效。

主治病证:肝郁血虚脾弱证(两胁作痛,头痛目眩,口燥咽干,神疲食少,或月经不调,乳房胀痛,脉弦而虚)。

现代运用:本方常用于治疗慢性肝炎、肝硬化、慢性胃炎、胃神经官能症、经前期紧张症、更年期综合征、乳腺小叶增生、不孕症、子宫肌瘤等属肝郁血虚脾弱者。

柏子养心丸:来源于《体仁汇编》。由柏子仁 120 克、枸杞子 90 克,麦冬、当归、石菖蒲、茯神各 30 克,玄参、熟地黄各 60 克,甘草 15 克组成。以上药物,共为细末,炼蜜为丸,如梧桐子大,每服 9 克,温开水送下;或作汤剂,水煎服,用量按原方比例酌减;本方具有养心安神、滋阴补肾的功效。

主治病证:阴血亏虚,心肾失调证。精神恍惚,惊悸怔忡,夜寐多梦,健忘盗汗,舌红苔少,脉细数。

现代运用:本方常用于治疗神经衰弱、更年期综合征、心神经官能症等属心肾阴血不足者。

## 八、治疗妇科月经不调的常用方剂

四物汤:来源于《仙授理伤续断秘方》。由酒炒当归12克、白芍9克、川芎6克、熟地12克组成。水煎服。本方具有补血调血的功效。

主治病证:营血虚滞证(头晕目眩,心悸失眠,面色无华,妇人月经不调,量少或经闭不行,脐腹作痛,甚或瘕块硬结,舌淡,口唇、爪甲色淡,脉细弦或细涩)。

现代运用:本方用于治疗妇女月经失调、胎产疾病、荨麻疹,以及过敏性紫癜等属营血虚滞者。

桃红四物汤:来源于《玉机微义》。由酒炒当归12克、白芍9克、川芎6克、熟地12克、桃仁9克、红花6克组成。水煎服。本方具有养血活血的功效。

主治病证:血虚兼血瘀证(妇女经期超前,血多有块,色紫稠粘,腹痛等)。

现代运用:本方常用于治疗妇女月经失调、痛经、闭经等属血虚兼血瘀者。

少腹逐瘀汤:来源于《医林改错》。由炒小茴香1.5克,炒干姜、延胡索、肉桂各3克,没药、川芎、赤芍、五灵脂各6克,当归、蒲黄各9克组成。水煎服。本方具有活血祛瘀、温经止痛的功效。

主治病证:寒凝血瘀证(少腹瘀血积块疼痛或不痛,或痛而无积块,或少腹胀满,或经期腰痛,少腹作胀,或月经一月见三五次,接连不断,断而又来,其色或紫或黑,或有瘀块,或崩漏兼少腹疼痛等)。

现代运用:本方常用于治疗妇女子宫肌瘤、陈旧性宫外孕、月经不调、痛经、功能性子宫出血等属寒凝血瘀者。

苍附导痰丸:来源于《叶天士女科》。由苍术60克、香附60克、陈皮30克、茯苓30克、甘草30克、制半夏120克、制南星30克、枳壳30克、生姜20克组成。以上药物,共为细末,水泛为丸,每服6克;或作汤剂,水煎服,用量按原方比例酌减。本方具有祛痰燥湿、理气行滞的功效。

主治病证:痰湿阻滞胞脉证(月经由后期渐至停闭,可见带下量多,色白如涕,或呕恶痰多,胸脘满闷,饮食不思或倦怠乏力,舌淡苔白腻,脉多弦滑,或见形体肥胖)。

现代运用:本方常用于治疗妇女月经不调、闭经、宫颈炎等属痰湿阻滞胞脉者。

温经汤:来源于《金匮要略》。由吴茱萸、麦冬各9克,人参、当归、白芍、川芎、桂枝、阿胶、丹皮、生姜、甘草、半夏各 6 克组成。水煎服,阿胶烊冲。本方具有温经散寒、养血祛瘀的功效。

主治病证:冲任虚寒,瘀血阻滞证(漏下不止,或血色暗而有块,淋漓不畅,或月经超前或延后,或逾期不止,或一月再行,或经停不至,而见少腹里急,腹满,傍晚发热,手心烦热,唇口干燥,舌质暗红,脉细而涩。亦治妇人宫冷,久不受孕)。

现代运用:本方常用于治疗功能性子宫出血、慢性盆腔炎、痛经、不孕症等属冲任虚寒,瘀血阻滞者。

固冲汤:来源于《医学衷中参西录》。由炒白术 30 克,煅龙骨、煅牡蛎、山茱萸各 24 克,生黄芪 18 克,生杭芍、海螵蛸各 12 克,茜草 9 克,棕边炭 6 克、五倍子 1.5 克组成。水煎服。本方具有固冲摄血、益气健脾的功效。

主治病证:脾肾亏虚,冲任不固证(猝然血崩或月经过多,或漏下不止,色淡质稀,头晕肢冷,心悸气短,神疲乏力,腰膝酸软,舌淡,脉微弱)。

现代运用:本方常用于治疗功能性子宫出血、产后出血过多等属脾肾亏虚,冲任不固者。

清经调血汤:来源于《古今医鉴》。由生地黄 12 克,牡丹皮、当归、白芍、红花、桃仁、莪术、香附、延胡索各 9 克,川芎、黄连各 6 克组成。水煎服。本方具有清热调经、化瘀止痛的功效。

主治病证:瘀热或湿热下注之痛经(症见经前小腹疼痛拒按,有灼热感,腹中剧痛,经行量少,质稠色黯,或有血块,或腰骶胀痛,或低热起伏,或带下黄稠,小便短黄,舌红苔黄腻,脉弦数或滑数)。

现代运用:本方常用于治疗妇女月经不调、痛经、急慢性盆腔炎、急性阴道炎、宫颈炎属湿热瘀结者。

# 参考文献

1. 张静. 自尊问题研究综述[J].南京航空航天大学学报(社会科学版), 2002,4(2)

2. 曾承志.健康概念的历史演进及其解读[J].北京体育大学学报,2007, 30(5)

3. 梁俊雄,陈叶坪.健康教育学[M].南宁:广西师范大学出版社,2006

4. 郑振佺,霍建勋. 健康教育学[M].北京:科学出版社,2008

5. 王健,马军,王翔. 健康教育学[M].北京：高等教育出版社,2006

6. 王东坡.跟《黄帝内经》学养生[M].北京:人民军医出版社,2009

7. 施连芳,高桂莲.《黄帝内经》与中医养生保健[M].北京:中国林业出版社,2004

8. 论敏编译.黄帝内经[M].北京:宗教文化出版社,2003

9. 段逸山.医古文[M]. 北京:人民卫生出版社,2006

10. 程士德.内经[M].北京:人民卫生出版社,1987

11. 江汉声,晏涵文.性教育[M].北京:中国青年出版社,2004

12. 西格蒙德·弗洛伊德著,腾守尧译.性爱与文明[M].合肥:安徽文艺出版社,1987

13. 张清华,罗伟凡.古人谈养生[M].北京:中国社会出版社,2006

14. 孙广仁.中医基础理论[M].北京:中国中医药出版社,2007

15. 张登本.中医学基础[M].北京:中国中医药出版社,2007

16. 周仲瑛.中医内科学[M].北京：中国中医药出版社,2007

17. 汪受传,虞坚.中医儿科学[M].北京：中国中医药出版社,2012

18. 张国玺.养生八法[M].长春:吉林科学技术出版社,2009

19. 傅杰英.中医体质养生[M].厦门:鹭江出版社,2009

20. 高学敏.中药学[M].北京:中国中医药出版社,2007

21. 雷载权.中药学[M].上海:上海科学技术出版社,1995

22. 邓中甲.方剂学[M]. 北京:中国中医药出版社,2003

23. 曾敬光,刘敏如.中医妇科学[M].北京:人民卫生出版社,1986

24. 丰有吉.妇产科学[M].北京:人民卫生出版社,2012

25. 魏淑忠,张涛.实用中医养生[M].广东:广东人民出版社,2003

26. 王培利.中医方剂临床新用[M].北京:人民军医出版社,2005